TRAITÉ

DES MALADIES NERVEUSES

OU VAPEURS.

PREMIER TOME.

DE L'IMPRIMERIE DE CRAPELET.

TRAITÉ

DES MALADIES NERVEUSES

OU VAPEURS,

ET PARTICULIÈREMENT DE L'HYSTÉRIE

ET DE L'HYPOCONDRIE;

Par M. LOUYER VILLERMAY,

Docteur en Médecine de la Faculté de Paris, Médecin de la 3ᵉ Légion de
la Garde nationale, Médecin du 2ᵉ Dispensaire de la Société philantro-
pique, attaché aux Tribunaux du département de la Seine, Membre de
la Société de l'École de Médecine, et de plusieurs Sociétés nationales
et étrangères.

> Il y a des affaires et des maladies que les remèdes aigrissent en
> certains temps , et la grande habileté consiste à connaître
> quand il est dangereux d'en user.
>
> *Réflexion morale de* La Rochefoucault, 296.

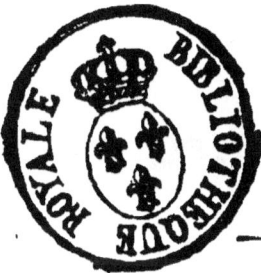

A PARIS,

Chez MÉQUIGNON l'aîné père, Libraire de la Faculté de
Médecine, rue de l'École de Médecine.

1816.

Cet Ouvrage se trouve aussi :

A MONTPELLIER,

Chez SEVALLE, Libraire, Grande-Rue, n° 122.

PRÉFACE.

LES mêmes considérations qui nous engagèrent, il y a quinze ans, à choisir l'hypocondrie pour sujet d'une dissertation inaugurale, nous déter- minent encore aujourd'hui à publier cet ouvrage sur les maladies nerveuses *proprement dites ;* ouvrage dans lequel nous avons fondu notre premier travail. Le désir d'éclairer l'histoire de ces affections dont la nature et le traitement étaient souvent un sujet d'incertitudes ou de discussions, et l'espoir d'être utiles aux personnes atteintes par ce fléau, qui afflige tous les rangs de la société, étaient à nos yeux des motifs puissans. Ajoutons que notre propre expérience ne nous avait que trop appris à bien connaître les souf- frances physiques et morales qui résultent de ce genre de maladies. Nous appréciâmes mieux dès- lors l'influence de leurs diverses causes ; il nous fut également possible de considérer la succession et la variété de leurs phénomènes, de leurs com- plications ; et surtout la valeur des différens moyens curatifs, en examinant les circonstances auxquelles nous dûmes notre rétablissement. Enfin, de fréquens rapports avec les personnes qui, par leur éducation, leur profession, leurs habitudes, ou une sensibilité des plus vives, etc., sont spécialement exposées aux affections nerveuses, nous ont encore aidés à les étudier et à les approfondir.

Quelques soins que nous ayons donnés à ce travail, nous ne pouvons nous dissimuler qu'il est encore très-imparfait, et bien loin de répondre à tous nos vœux ; d'offrir surtout cette précision qu'exigeront les médecins, et cette profondeur de vues, cette force de raisonnemens que permet d'espérer l'heureuse impulsion communiquée à la science médicale. Nous désirons seulement qu'on veuille bien le comparer aux traités qui ont paru jusqu'à ce jour sur le même objet, et l'on conviendra, nous osons nous en flatter, que si nous sommes loin d'avoir fait le mieux possible, on ne saurait du moins nous reprocher d'être restés en arrière. Mais en attendant que des observations nouvelles et une étude constante nous permettent de rétablir quelques faits, de remplir des lacunes, ou de réparer quelques inexactitudes, au risque de prendre, pour le vœu du public, celui de quelques amis indulgens, nous cédons à leurs instances et à nos désirs. Comptant sur la faveur acquise à notre premier essai, nous livrons ce nouveau fruit de nos veilles à la périlleuse épreuve du grand jour (1).

(1) Déjà nous avons tiré un parti utile des avis éclairés

En publiant cet ouvrage, nous n'avons pas eu la prétention de donner un traité complet de tous les désordres compris arbitrairement sous la dénomination de *maladies nerveuses*, nous nous sommes proposés seulement d'exposer l'histoire des affections qu'on désigne plus particulièrement sous le nom de *vapeurs* ou de *maux de nerfs*. En effet, quels rapports ont le tétanos, l'hydrophobie, la danse de Saint-Guy, les névralgies, etc., avec les névroses qui font l'objet de notre étude. Devions-nous faire entrer dans notre cadre tout ce que les gens du monde comprennent hasardeusement sous le titre d'*affections nerveuses*. Mais où nous serions-nous arrêtés ?

Si d'une part les observateurs profonds savent parfaitement distinguer ces maladies, à l'aide d'une attention opiniâtre, de l'autre des hommes superficiels se trompent parfois dans leur diagnostic ; les uns, préjugeant légèrement du tempérament ou du caractère mélancolique d'un individu, supposent à la maladie dont il est atteint une nature analogue à cette disposition ; les autres voient l'hystérie dans presque tous les déran-

qui nous furent donnés lors de notre Dissertation. Également convaincus des avantages qu'on peut espérer d'une bonne critique, des réflexions judicieuses et des faits nouveaux, nous serons toujours disposés à les accueillir avec reconnaissance.

gemens qu'éprouve la santé des femmes; non-
seulement ils l'admettent là où elle n'existe pas,
mais encore dans telle occasion où son existence
n'est pas probable (1).

Combien de fois ne s'est-on pas mépris sur
la nature ou le caractère des affections nerveuses?
Tantôt deux variétés, tantôt les divers degrés
ou des nuances variables de la même névrose
étaient considérés comme des maladies différentes. Ainsi l'on désignait sous le nom d'*épilepsie
utérine*, une variété de l'hystérie, comme nous
le démontrerons ; ainsi la prédominance des
symptômes locaux de l'hypocondrie , l'intensité
des signes sympathiques, ou le fait seul de l'exaltation mentale donnaient lieu à de pareilles méprises. D'autres fois enfin , la multiplicité des
névroses les a fait admettre gratuitement, ou
supposer dans un état de simplicité, lorsqu'elles

---

(1) Ce genre d'erreurs est très-fréquent, et nous en rapporterons un exemple. Une jeune dame ressent des douleurs vives dans l'hypogastre avec dysurie, fièvre et vomissemens. On fait une consultation, et un médecin n'hésite pas à déclarer que c'est *hystérique*. En vain lui repré-
sente-t-on que cette personne est nouvellement mariée à un
homme qu'elle aime beaucoup ; il n'en départ pas. Toutefois le déplacement de la maladie , qui plus tard occupa
successivement l'estomac, la poitrine et la tête, ne laissa
aucun doute sur son principe rhumatismal.

étaient compliquées. Cependant les maladies nerveuses, quoique très-multipliées, ne sont pourtant pas aussi répandues qu'on pourrait le croire,
et il est trop vrai que cette dénomination est
fréquemment un manteau officieux dont se cou-
vrent l'inapplication ou l'ignorance. Quand faute
d'une attention ou de notions suffisantes, quelques praticiens ne parviennent pas à reconnaître
une maladie, ils ont recours à un échappatoire,
et sortent d'embarras en disant, c'est une affection
nerveuse, hystérique ou hypocondriaque. Ma
mémoire seule me fournirait plusieurs preuves
à l'appui de cette assertion; et je l'avouerai,
je n'ai pas toujours été, surtout autrefois,
étranger à ces inadvertances, à ces jugemens
précipités.

Dans un tel état de choses, quel a dû être
notre but? de tracer les premières routes pour
arriver à la vérité, d'écarter tout ce qui pouvait
la déguiser; en un mot, d'exposer, d'après nature, le tableau des affections les plus éminemment nerveuses, de celles qui sont les plus fréquentes, et les causes indirectes du plus grand
nombre d'erreurs. Ce qui justifie encore notre
plan ainsi limité, c'est la question proposée, en
1784, par la Société royale de Médecine. Elle
demandait : « Quels sont les caractères des ma-
» ladies nerveuses *proprement dites*, telles que

» l'hystérie et l'hypocondrie, etc.; jusqu'à quel
» point diffèrent-elles des maladies analogues,
» telles que la mélancolie? Quelles sont leurs
» causes principales, et les indications générales
» que l'on doit se proposer dans le traitement?»

Mais aucun mémoire, aucun traité publié
jusqu'ici n'a embrassé cette question dans toute
son étendue, ne l'a présentée sous son jour véritable : on peut donc dire que les vœux de
cette Compagnie savante n'ont pas été exaucés,
que ses intentions, si favorables aux progrès de
la science, n'ont pas été remplies. Toutefois cette
question nous a paru si bien posée; elle exprime
si clairement, et avec tant de précision, le vrai
point de vue sous lequel on doit considérer les
maladies nerveuses, que nous avons craint de
nous en écarter sensiblement; et les désirs de
cette Société célèbre sont devenus l'objet de nos
efforts. Non-seulement nous avons cherché à
résoudre chacun des élémens de cette proposition, mais nous y avons donné des développemens très-étendus, et qui n'étaient pas indiqués,
ou du moins exigés par le programme. Ainsi nous
avons isolé l'hystérie du mal caduc et des convulsions, etc., l'hypocondrie de l'hystérie, de
la mélancolie, des phlegmasies chroniques, et
des lésions organiques de l'abdomen; nous avons
séparé ces névroses, non-seulement des maladies

qui s'en rapprochent par leur nature ou par leur siége, mais encore de beaucoup d'autres affections qui n'ont avec elles que des similitudes ou des analogies spécieuses.

Pour mieux préparer nos lecteurs à la connaissance de ce travail, nous allons en outre indiquer l'ordre que nous avons suivi.

Cet ouvrage est divisé en deux Parties : dans la première nous traitons de l'affection hystérique, maladie spasmodique dans ses symptômes les plus apparens, mais éminemment nerveuse par sa nature, ses causes, sa marche et ses terminaisons. De l'énoncé de ses sources diverses, nous passons à la description de ses phénomènes et de ses variétés, dont deux que nous admettons méritent une attention particulière ; nous traçons ensuite, dans autant de chapitres, ses terminaisons, ses complications, son diagnostic et son pronostic ; enfin les différentes méthodes curatives qu'il convient d'y opposer.

Le douzième chapitre est consacré au résumé de cette première partie : ces analyses sont profitables aux hommes familiarisés avec l'histoire d'une maladie ; elles leur en rappellent les principaux traits, et permettent de rattacher à ceux-ci des faits moins saillans, mais plus nombreux.

Cette première Partie est infiniment moins éten-

due que la seconde, parce que l'hystérie, quoique
assez fréquente, est cependant bien moins répan-
due que l'hypocondrie : celle-ci d'ailleurs est commune aux deux sexes; elle est familière à un bien
plus grand nombre d'individus, en raison de ses
causes infiniment plus variées et plus nombreuses,
se manifeste pendant le cours presque total de la
vie humaine, et enfin se prolonge beaucoup plus
long-temps. Ce sont en partie ces raisons qui
d'abord nous avaient engagés à réunir, en un
seul volume, ce travail, dans la crainte de le
diviser d'une manière peu régulière; mais considérant ensuite son étendue, nous avons préféré, afin de rendre l'ouvrage plus portatif et
plus commode à la lecture, le partager en deux
tomes qui, rapprochés, ne feront qu'un seul
volume.

Dans la seconde Partie nous avons envisagé
l'hypocondrie sous les mêmes rapports, mais
nous y avons présenté des développemens beaucoup plus considérables, d'après les motifs que
nous venons d'énoncer.

L'histoire de cette vésanie est également divi-
sée en douze chapitres. Le premier traite de ses
généralités, le second nous en offre les causes
principales. Ces causes étant si nombreuses, si
variées, et agissant sur un très-grand nombre de
personnes, leur connaissance enfin étant si im-

portante, nous avons donné à leur étude une application suivie et des soins particuliers à leur exposition. Dans le troisième chapitre, on trouvera des réflexions sur le principe, la nature intime du désordre ; au suivant, sont rattachés tous les phénomènes de la maladie que nous distinguons en symptômes locaux, en signes sympathiques, et en phénomènes moraux.

Cette distinction naturelle, quoique inexacte sous quelques rapports, favorise beaucoup l'intelligence de la marche si variée que suit ordinairement cette affection nerveuse.

Remarquons en outre que les symptômes locaux sont dans l'histoire des maladies ce que sont dans l'histoire des peuples les époques, c'est-à-dire les points sur lesquels on doit s'arrêter. « Mais de même, dit *Bossuet,* que pour aider la » mémoire dans la connaissance des lieux, on » retient certaines villes principales, autour » desquelles on place les autres chacune selon » sa distance, ainsi dans l'ordre des siècles, il » faut avoir certains temps marqués par quelque » grand événement auquel on rapporte tout le » reste (1) ». De même aussi il importe dans l'étude des maladies de s'attacher aux signes essentiels, pathognomoniques, comme à autant de

_____

(1) Disc. sur l'Hist. univ.

points centraux, qui sont aux phénomènes sympathiques, comme l'axe aux rayons.

Le cinquième chapitre est consacré à faire
connaître les variétés et les nuances de cette
névrose; car autant celles-ci sont nombreuses ,
autant les premières le sont peu ; si on les considère comme offrant des phénomènes différens de
ceux qu'on observe dans la marche ordinaire de
la maladie.

Nous exposons ensuite les terminaisons de
l'hypocondrie simple avant d'indiquer ses complications ou les terminaisons de ces dernières :
si celle-là se termine très-rarement d'une manière funeste, tant qu'elle reste simple ; associée trop souvent à d'autres affections très-sé-
rieuses, elle en partage ou plutôt en aggrave les
dangers.

Un autre chapitre reproduit l'hypocondrie
avec son cortége lugubre. Ce sont ses complications, le plus souvent méconnues, qui lui ont
mérité les noms de *morbus herculeus, protheus,
pandoræ pixis,* complications que *Tissot* con-
fondait avec l'hypocondrie simple, lorsqu'il la
jugeait d'une manière si alarmante, et qu'enfin
Lorry nous dépeignait sous le titre de *tabes
melancholica,* consomption mélancolique ou plutôt hypocondriaque. Ce chapitre est le nécrologe
des hypocondres.

« Malheur, dit *Rousseau* (1), à la jeune fille
» qui lira une page de ce roman ; elle est per-
» due ». Malheur aussi aux malades, aux médecins même qui liront ce chapitre; ils se croiront
perdus, s'ils ne comparent la mortalité, d'un
côté, au nombre immense d'individus atteints
par cette affection, et de l'autre, aux chances
multipliées de guérison qu'on peut espérer.

Plus loin nous établissons le diagnostic de
l'hypocondrie, et nous la différencions des maladies que, par analogie, on pourrait confondre
avec elle; nous tâchons également de la signaler
au milieu d'affections nombreuses, et qui, bien
qu'analogues, en sont cependant distinctes.

Le pronostic, qui est à son tour l'objet de notre
examen, est rassurant, considéré dans son application exclusive à cette vésanie non compliquée. Un autre chapitre est destiné à constater
les désordres qu'on rencontre chez les individus
qui ont succombé non à celle-ci, mais par suite
d'une complication.

Après avoir ainsi décrit les origines variées
de l'affection qui nous occupe, sa marche, et
toutes ses particularités, nous arrivons à son
traitement, qui demande à être médité dans son
ensemble et dans ses élémens, sous le rapport

---

(1) Nouvelle Héloïse.

des loix de l'hygiène, des médicamens et de l'application de nos facultés mentales.

Enfin un douzième et dernier chapitre nous rappelle l'histoire entière de l'hypocondrie dans une analyse rapide et serrée.

Toutefois cette exposition anticipée ne peut donner une idée exacte de notre plan; il faut donc pénétrer plus avant dans la route que nous avons frayée, en parcourir toute l'étendue, si l'on veut être à même de juger ce livre, non-seulement sans prévention, mais encore avec connaissance de cause.

TRAITÉ

DES MALADIES NERVEUSES

OU VAPEURS,

ET PARTICULIÈREMENT DE L'HYSTÉRIE ET DE L'HYPOCONDRIE.

PREMIÈRE PARTIE.

DE L'HYSTÉRIE.

CHAPITRE PREMIER.

ÉTYMOLOGIE : *hystérie* des Français, *hysteria* des Latins, ἄπνιξ ὑσεριχὴ des Grecs ; *uteri præfocatio*, suffocation de matrice, *d'ὑσερα, ὑσερον*; *uterus*, qui signifie matrice ; μἦlρα, de μἦlηρ, *mater*, mère.

SYNONYMIE : *hystérie, hystéricie, hystéricisme, hystéralgie, passion et affection hystériques, affection utérine, suffocation de matrice, étranglement de l'utérus, mal de mère :* on a encore appelé cette maladie *vapeurs hystériques, ascension de la matrice.*

A

Le mot *hystérie* nous semble préférable , parce qu'il est plus généralement usité : celui d'*hysté-ralgie* convient mieux à l'inflammation de la matrice, comme paraît le prouver son origine d'ύστρι αλγος, douleur de l'utérus. Chez les femmes hystériques, la sensibilité vitale ou organique de la matrice, d'après *Bichat*, est seule mise en action : en général, elles n'éprouvent aucun sentiment douloureux vers cet organe; dans son inflammation et ses affections chroniques, soit squirrhe, soit cancer, la sensibilité relative y est fort développée, et les douleurs les plus vives s'y font ordinairement sentir : tout moyen excitant porté sur ce viscère exaspérerait les accidens qui, au contraire, céderaient presque toujours dans l'hystérie à l'excitation spéciale de l'organe affec-té; tant il est vrai que dans ce dernier cas la sen-sibilité vitale ou organique est seule exaltée.

Les anciens attribuaient à un prétendu dépla-cement de la matrice le globe hystérique qui parcourt tout l'espace situé entre l'hypogastre et le larynx , et qui paraît dû à une irritation fixée successivement sur tous les rameaux des nerfs grand et moyen sympathiques, ou trisplan-chnique et pneumogastrique : cette expression, d'*ascension de la matrice*, ne peut être conservée dans le langage médical, parce que les mots doivent toujours être en rapport avec les idées qu'on veut exprimer.

CLASSIFICATION. Les nosographes ont très-peu varié sur le rang qu'ils ont assigné à cette maladie : Sauvages et Vogel la classent dans les spasmes; Cullen et Pinel dans les névroses. Avec le nosographe moderne, nous la rangeons dans la classe des *névroses*; ordre, *vésanies*; genre, *névroses de la génération*; espèce, *névroses génitales de la femme*.

Nous comprenons l'hystérie dans la classe des *vésanies*, plutôt que dans les *spasmes*, parce qu'elle se rapproche beaucoup plus des vésanies telles que l'hypocondrie avec laquelle on l'a confondue et même identifiée, que des affections spasmodiques dont la plupart des bons observateurs l'ont presque toujours distinguée.

Si les phénomènes les plus sensibles de l'affection hystérique très-intense se rapprochent des symptômes propres à l'épilepsie, au tétanos et aux convulsions idiopathiques, sa nature, ses causes, son développement, sa marche, son étiologie, ses différentes terminaisons, enfin les moyens curatifs qu'elle réclame, la rattachent aux maladies dites vaporeuses. De même que le délire ne peut faire placer la fièvre ataxique parmi les aliénations, de même les mouvemens convulsifs ne sauraient faire ranger l'hystérie parmi les maladies spasmodiques, quand d'autres considérations aussi variées qu'importantes engagent à la classer parmi les vésanies.

Les erreurs commises dans le diagnostic de l'hystérie sont d'autant plus étonnantes, que cette affection, par sa nature, ses causes, son siége, etc., forme une maladie toute particulière, et par conséquent peu susceptible d'être méconnue. Cependant plusieurs médecins, et même parmi ceux qui ont senti le besoin de l'isoler, se sont trompés sur ce point de doctrine médicale ; ainsi *Hoffman*, qui lui consacre un chapitre particulier, et présente quelquefois l'hystérie bien isolée de toute autre affection, nous offre souvent aussi une hypocondrie, une mélancolie simple ou compliquée qu'il intitule *affection hystérique*.

Sydenham, dont l'exemple a trouvé beaucoup d'imitateurs, l'a si peu spécifiée, qu'il regarde l'hystérie, l'hypocondrie et la mélancolie comme une seule et même maladie, déterminée par les mêmes causes, offrant la même marche, et accessible aux mêmes moyens de curation. Comment l'autorité d'*Hippocrate*, de *Galien*, qui l'a bien décrite, d'*Arétée*, d'*Aëtius*, de *Paul d'Egine*, de *Mercurialis*, de *Forestus*, de *Sennert*, d'*Horstius*, etc., qui ont tous regardé l'utérus comme le siége de cette maladie, n'a-t-elle pas prévenue toute erreur à cet égard, et ne l'a-t-elle pas emporté sur l'opinion de *Lepois*, de *Willis*, de *Sydenham* et de *Boerhaave*, dont les noms, quoique recommandables, ne pouvaient balancer des suffrages d'un bien plus grand poids.

En traitant de l'hypocondrie, nous ferons connaître les caractères qui la différencient de l'hystérie : les ressemblances qu'on a remarquées entre ces deux affections sont si fugitives, leurs causes, leur siége, leur nature si opposés, enfin leur marche et leur traitement si dissemblables, que nous ne pouvons nous rendre raison de la fausse route qu'on a suivie dans le diagnostic de l'hypocondrie et de l'hystérie. Plus loin, nous exposerons le diagnostic de cette dernière maladie, et les traits qui la distinguent de l'épilepsie. Examinons maintenant les circonstances qui ont contribué à faire admettre la prétendue existence de l'affection hystérique chez les individus du sexe masculin. Il est sans doute arrivé que des médecins ont confondu l'hypocondrie et l'hystérie, et regardé comme cette dernière maladie, l'affection hypocondriaque dont une femme était atteinte. Retrouvant ensuite des hommes qui leur présentaient les mêmes accidens, ils n'auront point hésité à déclarer que l'hystérie se manifestait chez l'homme, ainsi que chez la femme. Dans d'autres cas, ils auront méconnu la complication, lorsque l'hystérie et l'hypocondrie étaient réunies, et n'auront vu dans cet ensemble de phénomènes morbifiques qu'une simple hystérie. S'ils observaient ensuite l'homme en proie à une affection hypocondriaque, ils retrouvaient une partie des accidens que leur avait offerts la femme affectée d'une double maladie, et se fondaient sur cette analogie pour avancer une erreur véritable, et qu'une observation plus attentive aurait rectifiée, pour émettre l'opinion que l'hystérie était commune aux deux sexes; bien que l'étymologie du mot hystérie impliquât contradiction.

Une objection plausible, sur laquelle s'appuient les médecins qui admettent l'hystérie chez l'homme, c'est l'analogie qui existe entre cette maladie et les affections nerveuses très-singulières, que l'on a observées sur quelques individus du sexe masculin. *Hoffman* en rapporté un exemple notable; *Willis* nous en fournit un second, et nous en avons observé un troisième, que nous allons transcrire ici.

Un homme marié, âgé de 42 ans, doué d'une constitution nerveuse, avait la peau blanche, les cheveux et les yeux noirs; il avait perdu deux de ses frères enlevés par des convulsions; lui-même fut pris, à la suite d'un chagrin violent, mais sans symptômes précurseurs, le 11 avril 1803, d'un état convulsif général, qui se prolongea pendant trois heures : dans les momens de rémission, il se plaignait de nausées, de douleurs d'estomac et d'une sorte de boule qui paraissait rouler depuis l'épigastre jusqu'au col, où il existait une constriction violente : durant la plus grande intensité des accidens, il y eut perte totale de connaissance. On employa avec le plus grand succès une potion qui contenait un grain d'opium et des frictions sur l'épigastre avec un liniment narcotique.

Ce fait pourrait facilement devenir cause d'erreur ; toutefois l'examen approfondi de cette affection en démontre le caractère ; et d'abord elle était héréditaire dans sa famille, puisque deux de ses frères avaient succombé à la violence des accès ; il eût peut-être également péri, sans les secours qui lui furent administrés. On doit remarquer, en outre, que les narcotiques, employés sous forme de potion et de liniment calmans, eurent dans ce cas-ci un succès très-marqué, tel qu'ils ne l'obtiennent pas ordinairement dans les affections hystériques, et que l'espèce de globe mobile dont se plaignait le malade ne s'étendait pas depuis la région hypogastrique, mais bien depuis l'estomac jusqu'au col. Un caractère qui rapproche cette maladie de l'épilepsie, plutôt que de l'hystérie, c'est la perte totale de connaissance et de la mémoire, lors de la plus grande intensité de l'accès. Il est encore à noter que cet accès fut unique, et qu'une vive affection morale le détermina. En analysant les symptômes spécifiques de cette maladie, sa cause étrangère à l'empire des organes générateurs, la terminaison mortelle dont elle a été suivie chez deux parens du malade, et l'absence d'une boule qui semble s'élever de l'hypogastre, on acquiert la conviction que cet ensemble de phénomènes ne saurait constituer l'affection hystérique, qui est véritablement exclusive à la femme, mais bien une attaque d'épilepsie ou de convulsions. C'est ainsi qu'on peut contester le titre de l'observation II d'*Hoffman*.

Observation II, intitulée Hystérie.

Un jeune homme, âgé de 16 ans, d'une taille élevée et d'une forte constitution, doué d'un embonpoint et d'un tempérament sanguin très-prononcés, avec *exubérance* des forces vitales, se plaignait depuis peu d'une douleur vive à l'anneau inguinal, qui livre passage aux vaisseaux spermatiques : de plus, il éprouvait contre son gré de violentes érections, et était obsédé par des désirs lascifs. Bientôt fièvre légère, revenant chaque jour, et se dissipant après plusieurs semaines; la douleur de l'aine reparaît aussitôt la fièvre finie. D'autres accidens, semblables à ceux de l'hystérie, se manifestent : spasmes horribles, s'étendant de la région du pubis jusqu'au dos, à la région précordiale, au cœur, au larynx et même au cerveau, avec palpitations du cœur, étranglement de la gorge, gêne de la respiration, syncope, assoupissement, mouvemens

convulsifs des articulations. Ce paroxisme se
reproduisait presque tous les mois ; du reste
l'appétit était bon, et il existait une constipation
rebelle aux purgatifs les plus forts ; le pouls,
ordinairement vif et fort, était pendant l'accès
très-inégal et déprimé. —Après divers traitemens
anti-spasmodiques et anti-épileptiques, qui
furent infructueux, *Hoffman* conseilla une saignée de six onces presque tous les mois, des
poudres nitrées pour diminuer l'orgasme du
sang, un exercice doux, et défendit des méditations trop suivies ; bientôt le malade fut entièrement guéri (1).

Cette observation est-elle une véritable hystérie? Je n'hésite pas à répondre négativement,
parce que la matrice n'existe pas chez l'homme.
On m'objectera que les accidens de cette maladie
offrent une analogie presque parfaite avec les
phénomènes hystériques, tels qu'on les rencontre
chez la femme. Je réponds que ce fait isolé prouve
seulement qu'on peut observer par fois chez
l'homme des symptômes très-analogues aux accidens de l'hystérie, et même presque identiques.
Mais combien peu rencontre-t-on d'exemples
semblables ; et lors même qu'il en existerait un
grand nombre, il faudrait encore faire choix d'un
autre mot ou plutôt d'une dénomination qui

(1) Obs. II, §. 1, cap. 5, *de Malo hyst.*

fût, au terme d'hystérie, ce que celui de satyriasis ou de priapisme est à l'expression de nymphomanie ou de fureur utérine. De plus, si l'on
réfléchit qu'il fut administré à ce jeune homme
des remèdes anti-épileptiques et que ses accès
observaient dans leurs retours beaucoup de régularité, on sera disposé à considérer cette maladie comme une véritable épilepsie, ou une
variété de l'affection épileptique, ou enfin une
névrose anomale, et non comme une observation particulière d'hystérie.

Nous croyons, d'après l'analyse raisonnée de
ces observations, et des faits qui s'en rapprochent, que l'homme peut ressentir des accidens
nerveux et même des mouvemens convulsifs,
très-analogues à ceux qui caractérisent l'hystérie, mais qui ne sauraient, malgré leur analogie
plus ou moins spécieuse, être identifiés avec les
phénomènes propres à cette dernière affection.
Ne sait-on pas que la présence des vers dans
l'estomac ou les intestins détermine sympathiquement des accidens qui simulent l'inflammation de la plèvre, et qu'on a nommés *pleurésie
vermineuse?* Dans ce cas, la maladie essentielle
consiste dans l'affection des intestins, et non
dans la phlegmasie de la membrane séreuse : de
même il se peut qu'une irritation quelconque
produise par sympathie des mouvemens convulsifs très-analogues, mais non identiques, aux

phénomènes de l'hystérie. Puisqu'ils ne peuvent dépendre de l'irritation d'un organe qui n'existe pas chez l'homme, on doit les considérer comme des aberrations de la sensibilité ou comme une variété, soit des convulsions, soit de toute autre maladie. Notre but, au reste, n'est pas de prouver *ce que sont* ces maladies qui ont été méconnues chez les individus du sexe masculin, mais seulement de démontrer *ce qu'elles ne sont pas.*

Les accidens que produit un état de continence absolue chez l'homme, sont le priapisme ou satyriasis, le spermatocèle, l'hypocondrie et les aliénations mentales; mais il ne peut occasionner la nymphomanie, ni surtout l'hystérie. Dans tous les cas, il faudrait au moins, comme nous l'avons déjà dit, changer la dénomination. L'hystérie est une affection de l'utérus, et, comme toutes les maladies de cet organe, elle ne peut être observée que chez les femmes. Par la même raison, l'homme seul est exposé aux affections spéciales du testicule, de la verge et de la prostate.

Ce qui ajoute à notre surprise, c'est qu'aucune maladie, parmi celles dont l'homme est passible, ne peut fournir avec l'hystérie une analogie aussi frappante que celle qui rapproche le satyriasis de la nymphomanie : celle-ci aurait, avec plus de vraisemblance, pu être considérée comme

une affection commune à l'homme et à la femme,
puisque le priapisme ou satyriasis offre de telles
analogies avec l'utéromanie, qu'on serait tenté
d'admettre l'identité de ces deux maladies, et
cependant la nymphomanie a toujours été regardée comme exclusive au sexe féminin.

N'est-il pas étonnant que l'hystérie, dont l'ensemble (1) des phénomènes ne se reproduit jamais chez l'homme, ait cependant paru, à un
assez grand nombre de médecins, susceptible
d'affecter également l'un et l'autre sexe ? Mais
par quelles raisons ou par quel mécanisme la
matrice exerce-t-elle sur tout le système nerveux
de la femme une influence telle, que les organes
génitaux de l'homme n'offrent rien de semblable? Cette différence de réaction ou de sympathie
dépend d'abord de l'organisation propre à la
femme douée d'une sensibilité beaucoup plus
vive; mais elle provient encore davantage de la
disposition même de l'utérus, qui tient beaucoup plus intimement à l'économie entière que
les organes génitaux de l'homme : situé plus profondément, l'utérus joue un rôle beaucoup plus
important; il fournit des écoulemens périodiques, il reçoit le produit de la conception et
pourvoit à son développement et à tous les phé-

(1.) Le fourmillement qu'éprouve vers l'utérus la plupart
des femmes hystériques ne peut exister chez l'homme, etc.

nomènes de l'accouchement, fonctions qui lui sont exclusives. Les organes de la génération ne peuvent être retranchés chez la femme, tandis que l'appareil génital de l'homme, tout extérieur, et dont les fonctions sont bien plus limitées, semble former un système comme isolé, et qui peut facilement être enlevé, ou au moins sans que cette opération compromette nécessairement la vie générale.

Pour fixer l'opinion sur la distinction précise de cette névrose, nous la décrirons d'abord bien isolée de toute complication, ensuite nous la présenterons compliquée avec d'autres maladies; et en appliquant la méthode de l'isolement à ces observations *mixtes*, nous ferons ressortir les phénomènes caractéristiques de l'hystérie et ceux des autres affections qui peuvent la compliquer : plus loin nous exposerons les causes de cette maladie, sa marche, ses différens symptômes, ses anomalies, ses terminaisons et ses complications; nous terminerons par établir le diagnostic et le pronostic de l'hystérie, enfin les différentes méthodes curatives que l'expérience et l'observation conseillent d'y opposer.

Hystérie simple par cause morale.

Une jeune personne âgée de dix-sept ans, d'une forte constitution et d'un tempérament sanguin, joignait à une grande sensibilité de la

franchise et un caractère très-aimant : elle de-
meurait avec ses parens, qui n'avaient pas pour
elle la plus tendre affection.

Un jeune homme, admis dans la maison, fut
souvent témoin des peines qu'éprouvait cette
demoiselle : il cherchait à la consoler par ces
soins et ces attentions qu'inspirent si facilement
le malheur et la jeunesse : à ces témoignages du
plus simple interêt succédèrent d'autres sentimens, et un amour réciproque en fut le résultat.

S'étant un jour aperçue que son ami prodi-
guait à une autre dame toute sorte de prévenances, cette jeune personne en ressentit un
violent dépit, mais se contraignit. Dès le soir,
ses règles, qui coulaient depuis deux jours,
s'arrêtèrent ; elle devint d'une pâleur extrême,
tous ses traits étaient altérés, et sa physionomie
était bouleversée : peu d'instans après elle perdit
connaissance, et fut prise de convulsions violentes : tour à tour elle gardait le silence ou
poussait des cris, des soupirs et des gémissemens,
se comprimait ou se frappait la poitrine ; tantôt
elle faisait des efforts pour se mordre ; d'autres fois elle cherchait à déchirer ses vêtemens.
Ses yeux étaient convulsifs et souvent recouverts
par les paupières, les mâchoires presque toujours fortement rapprochées. Pendant la durée
de cet accès la mémoire n'était pas entièrement

abolie, la malade se plaignait d'une boule qui
semblait partir de la matrice et s'arrêter à la
gorge où elle occasionnait une vive constriction,
une sorte d'étranglement. A la fin de l'accès, il
se manifesta une émission considérable d'urine
limpide. Je fus appelé dès le deuxième jour, et
j'annonçai que ces accidens n'auraient probablement aucune suite fâcheuse. Plusieurs accès, peu
différens du premier, se succédèrent. J'employai
les antispasmodiques et les narcotiques, qui furent sans effet pendant six semaines. Dans les
momens de rémission, j'eus occasion de causer
seul avec la malade, et j'obtins la confidence de
son affection secrète : toutes les fois que j'appe-
lais son attention sur des objets étrangers à
son amour, le calme semblait se consolider;
mais aussitôt que les circonstances ou son imagination le lui rappelaient, et sur tout lorsque
ce jeune homme s'offrait à sa vue, les accès
étaient imminens ou même se reproduisaient.
Deux mois s'étaient écoulés, lorsque je fis appliquer douze sangsues à la vulve, et bientôt les
règles reparurent : dès cette époque, les convulsions diminuèrent sensiblement, et la convalescence fut assurée par les témoignages de tendresse que cette jeune personne reçut de son
ami.

Hystérie simple.

Une demoiselle âgée de dix-huit ans, joignait à un tempérament sanguin une très-grande susceptibilité nerveuse. Depuis l'âge de huit ans, époque où elle eut la petite vérole, elle n'éprouva aucune maladie grave et aucun mouvement convulsif.

Un jour, en jouant à l'escarpolette, elle se plaignit d'étourdissemens, de maux de cœur, et rendit les alimens qu'elle avait pris : peu d'instans après, et sans cause connue, elle fut agitée par de légers mouvemens convulsifs qui reparurent le lendemain, mais avec plus de force, et se soutinrent pendant deux jours. Les deux mois suivans furent exempts d'orages, mais bientôt les accès se manifestèrent de nouveau et à des intervalles fort irréguliers.

Avant leur invasion, cette demoiselle était triste, rêveuse, désirait être seule, ne parlait pas : tout lui déplaisait. Elle se plaignait d'abord d'une sorte de frémissement dans la région de l'hypogastre, et ensuite d'une boule qui, du bas-ventre, semblait se porter jusque vers le larynx où elle ressentait un resserrement très-incommode. Peu après, des convulsions générales se déclaraient, accompagnées de cris aigus, de pleurs ou d'éclats de rire non motivés. Le tronc et les extrémités offraient toute sorte de contorsions ; la malade éprouvait en outre une forte oppression et une sorte de compression vers les hypocondres, une douleur locale vers l'occiput; la tête, les muscles de la face, et surtout des yeux étaient fortement en convulsion : il fallait plusieurs personnes pour la contenir et pour empêcher qu'elle ne se blessât ou qu'elle ne blessât ceux qui voulaient la secourir. Chaque accès durait ordinairement quatre ou cinq heures, et se terminait subitement par l'évacuation copieuse d'une urine très-limpide.

Telle est l'analyse d'un Mémoire à consulter, qui nous fut adressé de la province : le pronostic que nous portâmes sur l'issue probable de cette maladie ne fut pas très-alarmant, mais nous ignorons le résultat des conseils que nous avions proposés.

Souvent une cause très-légère donne lieu au développement de l'hystérie, comme nous le démontre le fait suivant :

Clémentine F**, âgée de treize ans, cheveux et sourcils blonds, d'une constitution délicate, ayant les seins et les parties génitales peu développées pour son âge, sensible et très-irritable, avait joui d'une assez bonne santé jusqu'à l'âge de onze ans. Ce fut à cette époque qu'elle éprouva tout à coup un sentiment de strangulation avec suffocation imminente et palpitations légères. Huit jours après il s'y joignit un hoquet qui se

B

répéta très-souvent. On combattit ces accidens
par l'usage des bains; mais après le neuvième,
elle fut prise de convulsions qui revinrent d'abord
tous les huit ou dix jours, et par la suite tous
les jours.

Le 13 germinal an x, M. M** fut témoin d'un
accès qui, au rapport des parens, fut le plus
long et le plus violent de tous ceux qu'elle avait
éprouvés : en effet, il se prolongea depuis huit
heures du soir jusqu'à trois heures du matin.

L'invasion fut subite : la jeune personne tomba
tout à coup, et resta sans mouvement et sans
parole; il y eut ensuite contraction vive des
muscles masséters, grincement de dents, rire
apparent, et mouvemens irréguliers de tous les
muscles soumis à l'empire de la volonté. Bientôt
après, des éclats de rire immodérés se manifestèrent, et furent suivis d'une roideur tétanique
des extrémités inférieures, dans laquelle la pointe
des pieds était fortement tournée en dedans.

Après quelques instans de rémission, les symptômes devinrent plus violens : le cœur battait
tumultueusement, le pouls était plus fréquent,
petit et irrégulier. Les contractions musculaires
étaient si fortes, qu'à peine trois ou quatre personnes pouvaient contenir la malade; elle poussait par intervalle des cris aigus. Lorsque ses
mains étaient libres, elle se meurtrissait violemment; lorsqu'elles étaient retenues, elle cher-

chait à se frapper la tête contre les objets envi-
ronnans. Les courts instans de rémission étaient
marqués par une grande sensibilité : elle embras-
sait sa mère et la caressait tendrement ; mais à
ce calme succédèrent bientôt de nouveaux accès,
signalés par des symptômes différens, tels que
des grimaces et des contorsions ridicules, des
mouvemens convulsifs des doigts des pieds et des
mains, le resserrement total de l'œsophage, les
yeux hagards, la pupille dilatée, tantôt l'impossibilité d'ouvrir la bouche, tantôt celle de la
fermer ; enfin la perte entière de la sensibilité, et
la mort apparente. La respiration n'était plus
sensible, et le pouls avait cessé.

Cet état dura une heure, après laquelle toutes
les fonctions se ranimèrent insensiblement par
l'application de deux synapismes : alors les convulsions recommencèrent avec la même violence ;
elles cessèrent enfin, et la jeune personne parut
calme.

Le lendemain l'attaque fut moins forte, et
offrit quelques phénomènes nouveaux. Dans les
rémissions elle montrait la plus grande insensibilité aux caresses de sa mère ; quelques instans
après elle feignait de vouloir l'embrasser, et tâ-
chait de la surprendre pour la mordre. Elle rendit involontairement une grande quantité de
vents et d'urine.

Le 15 germinal au soir, nouvel accès moins

long que celui du 14, qui offrit également de nouveaux symptômes : l'écume lui vint à la bouche; elle était d'une extravagance extrême, commandant tour à tour l'exercice militaire et les figures de la danse; tantôt avec une voix douce, tantôt avec un son aigu, d'autres fois rauque. L'accès finit par une sorte d'horreur qu'elle manifesta contre sa mère. Peu après il succéda un raisonnement assez juste et suivi; elle se mit à pleurer, se plaignant de ce que sa mère lui refusait tout, etc.

A force de questions j'appris que cette aversion pour sa mère, qu'elle aimait et caressait si tendrement dans les accès du 13, tenait à ce qu'elle lui avait refusé une montre en or l'avant-veille, après la lui avoir promise. Lorsqu'elle eut obtenu la montre elle se soumit à tout : on lui fit prendre une potion calmante et un lavement avec un gros d'assafœtida. Les accès ne reparurent plus, et la guérison fut consolidée par le séjour à la campagne et un exercice soutenu. (*Journal de Méd., frim. an xi.*)

L'âge de la malade, son extrême sensibilité, et l'époque de la puberté, constituent dans ce cas les causes prédisposantes des accès d'hystérie, qui ont été déterminés par un refus qui contraria trop vivement cette jeune personne.

Hystérie simple. '

Une jeune fille âgée de dix-huit ans, d'un tempéramment flegmatique et sanguin, et dont les menstrues coulaient irrégulièrement, fut prise, à la suite d'un refroidissement, d'une toux violente et convulsive : celle-ci calmée, elle ressentit un accès d'hystérie très-prononcé, envies de vomir réitérées, constipation, dysurie, froid des extrémités, palpitations du cœur, battemens des artères de la tète, figure rouge et gonflée. Quand elle recouvrait la connaissance, le pharynx restait étranglé, au point que les alimens et même les boissons ne pouvaient passer. Le pouls était faible et débile. Au bout d'une demi-heure, l'accès revenait, et après une saignée du pied, il y eut une rémission de huit heures ; mais bientôt l'orage reparaît avec plus de violence et accompagné de mouvemens *épileptiques* (1) : la déglutition présentait les mêmes obstacles.

Hoffman conseilla des lavemens, des linimens nervins sur la nuque et l'épine, et des pédiluves. A l'intérieur, il prescrivit les antispasmodiques et les diaphorétiques. Tous les accidens étaient dissipés, lorsqu'un écart dans le régime fit craindre de nouveaux accidens : un léger purgatif, non-

(1) C'est-à-dire, convulsifs.

seulement les prévint, mais contribua à l'entier
rétablissement de la malade.

Hystérie simple.

Une demoiselle âgée de trente-deux ans, d'un
tempérament sanguin, joignait à une constitution assez robuste une vive sensibilité. A vingt-six
ans, elle éprouva de la pesanteur dans les hypocondres et à l'épigastre ; ses digestions devinrent
difficiles : on remédia à ces divers accidens par
l'usage des pilules savonneuses, des eaux ther-
males ferrugineuses, et les sucs d'herbes. A vingt-
huit ans, et sans cause connue, mademoiselle
D*** fut atteinte d'accès hystériques, caractérisés
par le sentiment d'une boule qui semblait partir
de l'utérus, remonter à l'estomac, en y déve-
loppant une vive chaleur, et de là au cou, où
elle occasionnait une forte constriction et rendait la respiration difficile et accélérée. Au bout
d'un an, ces paroxysmes devinrent plus fréquens,
et la susceptibilité nerveuse de la malade augmentant de jour en jour, on réclama les conseils
d'un médecin qui employa, sans succès, les an-
tiphlogistiques, un régime adoucissant, puis les
antispasmodiques et différens moyens hygiéni-
ques. A la fin de la deuxième année, les paroxysmes étaient accompagnés de perte de connaissance, de mouvemens convulsifs et de ren-
versement du corps en arrière ; ils duraient

quelquefois jusqu'à deux heures, et plongeaient la malade dans un état de mort apparente.

Une commère fut appelée, donna des boissons dont la composition était un mystère, et pratiqua vers les parties génitales diverses manœuvres. Mademoiselle D*** ressentit aussitôt dans l'organe irrité une douleur vive qui s'apaisa assez promptement, et depuis lors elle a joui d'une très-bonne santé. Pendant toute la durée de cette affection hystérique, les règles et l'appétit n'avaient point éprouvé de dérangement.

Hystérie compliquée d'Hypocondrie (1).

Une jeune personne, aussi distinguée par sa beauté que par ses vertus, âgée de dix-huit ans, d'une complexion délicate, mais douée d'un esprit pénétrant et d'un caractère très-mobile, fut recherchée en mariage par un jeune homme qui l'avait vue fréquemment pendant une maladie qu'elle venait d'essuyer.

Sa santé, à peine rétablie, fut de nouveau dérangée : dès-lors, douleurs au dos et aux lombes (2), *tremblemens et contractions spasmodiques des*

---

(1) Hoffman, *de Malo hysterico,* obs. 3, p. 59, tom. 2.

(2) Les symptômes caractéristiques de l'hystérie, dans les deux observations qui vont suivre, seront écrits en caractères italiques : les autres symptômes appartiennent à l'hypocondrie.

membres, perte des forces et de l'appétit, constipation, tenesmes, envies d'uriner ; bientôt *syncopes*, *sentiment de strangulation*, froid des extrémités, horripilations suivies d'une chaleur
incommode, *respiration difficile*, *resserrement
spasmodique*, anxiétés précordiales presque constantes ; pouls varié, tantôt foible et fréquent,
tantôt petit et inégal ; *urines limpides*, quelquefois avec un sédiment rouge ; sommeil difficile
ou nul, augmentation de l'anxiété précordiale ;
quand elle prenait de la nourriture ou des médicamens, règles peu abondantes, séreuses, âcres
et intensité plus grande des symptômes vers l'é-
poque de la menstruation. Plusieurs médecins
furent consultés et d'avis différens. Les uns
voyaient une fièvre quotidienne : l'amaigrissement considérable faisait soupçonner à d'autres
unè fièvre hectique ; enfin plusieurs accusaient
la faiblesse de l'estomac et les flatuosités de
l'abdomen. De là l'abus des remèdes stomachiques, carminatifs, nervins, emménagogues,
laxatifs, martiaux : elle fut même saignée du pied,
mais le mal augmenta. Au bout de trois mois
Hoffman est appelé : il recherche de suite la
cause de la maladie, défend tous les remèdes,
recommande, pour boisson ordinaire, le lait
d'ânesse, coupé avec les eaux acidules de *Sedlitz* ; des lavemens et des frictions sur les lombes ;
l'exercice sous un ciel serein et pur, surtout en

voiture, et pendant quelque temps la cessation de toute correspondance ou entrevue avec le jeune homme. Il permit ensuite le lien conjugal, qui fut l'époque du retour à la santé. Au bout d'un an, elle devint enceinte; de légers accès d'hystérie qui se déclarèrent pendant les couches, furent bientôt calmés, et depuis lors, la santé se maintint parfaite.

Dans l'observation d'hystérie hypocondriaque que nous venons de rapporter, les symptômes d'hystérie sont les plus prononcés; dans la suivante, au contraire, ce sont les phénomènes de l'affection hypocondriaque qui prédominent.

Une femme célèbre, à la fleur de l'âge, était depuis quelque temps sujette à une affection hystérique très-violente : elle éprouvait des douleurs intolérables vers la cuisse gauche, *des convulsions*, *des anxiétés*, *de la dyspnée*, un hoquet, des inquiétudes, de l'insomnie, etc. Elle ressentait en outre une douleur vers la rate, et portait une tumeur considérable dans l'hypocondre gauche; il s'y joignait des flatuosités, des gonflemens dans l'abdomen et l'utérus, des rots, des borborygmes, des douleurs vagues, des vents dont l'issue soulageait la malade; enfin une constipation extrême.

Tous les moyens antihystériques de la pharmacie furent employés sans succès : on prescrivit ensuite un bon régime, quelques eaux minérales, et surtout celle de *Sedlitz*, et cette affection grave fut bientôt entièrement dissipée. (*Hoffman.*)

Je considère le gonflement ou la tumeur de l'hypocondre gauche comme le résultat du spasme ou des vents qui dilatent quelquefois les intestins d'une manière surprenante, ou enfin comme un engorgement du tissu cellulaire qui environne la rate : il est également possible qu'il ait existé une affection de la rate même ; mais cette opinion me paraît peu vraisemblable : les douleurs de la cuisse étaient-elles rhumastimales ou symptômes de l'hypocondrie ? Je l'ignore (1).

Les caractères de l'hystérie qu'on peut déduire non-seulement des observations précédentes, mais même d'un grand nombre d'histoires particulières relatives à cette maladie, avaient été indiqués déjà par *Astruc* et *Pinel.* Au début de l'accès, *impression sourde que la malade ressent dans la matrice, bientôt resserrement du col et de la poitrine, et sorte de compression circulaire le long des fausses côtes, sentiment d'une boule mobile, qui de l'utérus se porte jusqu'au larynx ; souvent mouvemens convulsifs, syncope ordinairement incomplète, lésion partielle de l'ouie et*

---

(1) Je me borne à ce petit nombre d'observations, me réservant d'en rapporter d'autres à l'appui des opinions que j'émettrai dans la suite de ce travail.

presque toujours de la mémoire pendant la durée des accès.

Mais en décrivant l'histoire de cette maladie, et en traitant du diagnostic, nous acheverons d'en faire connaître les caractères.

CHAPITRE II.

Causes de l'hystérie.

Nous pensons avoir démontré, 1°. que l'utérus est le siége de cette névrose; 2°. que celle-ci peut exister sans que cet organe soit atteint de lésions physiques; 3°. que le système nerveux est seul affecté; 4°. que le mouvement d'ascension ou n'a pas lieu ou est fort borné et vermiculaire; 5°. que les accidens éprouvés au-delà de la matrice sont sympathiques; 6°. enfin, que cette connexion s'établit par les filets du grand sympathiques, et surtout du pneumogastrique. Voyons maintenant de quelles sources provient ordinairement l'hystérie.

On peut distinguer ses causes en disposantes et en déterminantes : mais cette manière de les envisager nous semble peu importante, d'autant que c'est le degré d'intensité d'une cause souvent identique qui la fait considérer comme disposante ou déterminante.

Outre les causes qui provoquent l'hystérie, il faut encore distinguer celles qui en décident les

retours : les mêmes agens, en général, occasionnent l'invasion et les retours de l'hystérie ;
mais on en observe qui concourent plus particulièrement à la production de celle-ci qu'à la production des accès. Du reste, nous aurons soin
d'indiquer, à mesure que nous examinerons les
causes, celles qui ont une part plus active sous
l'un ou l'autre rapport.

Quand une femme ou une jeune personne sont
disposées à cette maladie, la cause la plus légère
suffit pour la déterminer (1). Il convient de se
rappeler cette assertion, sans quoi l'on pourrait
fréquemment révoquer en doute l'influence très-
réelle d'une foule de circonstances, en apparence
plus ou moins inertes. Sans doute, plusieurs des
agens, ou des occasions que nous citerons comme
propres à déterminer l'hystérie, ne la produisent
que très-rarement ; nous ignorons même si toutes
les causes que nous énonçons l'ont réellement
produite ; mais il nous suffit, pour être autorisés
à les indiquer, que leur nature, et une analogie
bien constatée, les rendent susceptibles d'un
pareil résultat. Les causes de cette affection sont
trop variées et trop nombreuses pour que nous
omettions d'en référer quelques-unes, par cela
seul que nous ne connoissons point d'exemples

_____

(1) Voyez l'observation page 17.

où leur influence, quoique bien vraisemblable, ait eu lieu d'une manière évidente. Nous n'avons point vu l'action intérieure ou extérieure des cantharides amener l'hystérie, mais nous savons qu'elle a plusieurs fois occasionné la nymphomanie. D'après l'analogie qui existe entre ces deux affections, on doit penser qu'un agent qui peut plus, peut moins; que les cantharides, qui ont causé dans plusieurs circonstances la nymphomanie, sont également capables de causer l'hystérie.

Nous suivrons dans l'examen des causes de cette maladie la division admise par le professeur *Hallé*, pour les matériaux de l'hygiène.

PREMIÈRE SECTION.

Causes physiques.

La part que peuvent avoir au développement de cette maladie les agens répandus dans l'atmosphère est incontestable.

Une température excessive en froid ou en chaud, une exposition méridionale, un sol aride, des vents brûlans, l'impression d'une forte pluie, d'un froid violent, de l'humidité ou d'un vent très-vif, une exposition prolongée à l'action des rayons solaires, peuvent favoriser l'invasion de l'hystérie, ou en ramener, avec plus ou moins de fréquence et d'intensité, les retours.

On conçoit également le rôle que joueront, à

cet égard, les émanations répandues dans l'atmosphère, surtout quand celle-ci sera très rarefiée
ou circonscrite, et quand les personnes qui y
sont exposées seront très susceptibles; mais cette
influence varie suivant la sensibilité des individus et l'idiosyncrasie. La vapeur du charbon a
déterminé chez une dame, à laquelle j'ai donné
des soins, une hypocondrie très-grave, dont
elle a parfaitement guéri. Je présume que cette
cause eût pu également produire l'hystérie, si
cette dame y avait été disposée.

Je ne pense pas qu'on ait observé cette affection avec un caractère épidémique ou endémique,
et je doute également qu'elle puisse être propa-
gée par un principe contagieux, car on ne doit
pas considérer comme tel l'empire de l'exemple.

L'exercice concourt efficacement au maintien
de la santé; mais l'abus du mouvement, l'extrême fatigue, de longues courses par un temps
défavorable, sous un soleil brûlant, etc., la
danse, portée jusqu'à une lassitude absolue,
des efforts démesurés, les veilles prolongées ou
des excès contraires, une vie trop sédentaire,
un exercice trop circonscrit, comme les soins
exclusifs du ménage, le travail d'une profession
exempte de déplacemens, frappent toute l'économie d'une atonie qui forme une disposition
plus ou moins prochaine à cette affection.

Un trop long séjour au lit, un grand nombre

de couvertures, un coucher trop mou, effeminé, agissent de la même manière, et impriment en même temps aux organes générateurs une sorte d'éréthisme, une exaltation qui est souvent le principe de l'hystérie.

On peut redouter les mêmes inconvéniens des substances irritantes appliquées sur notre corps, de l'action des synapismes, de l'urtication, des éruptions accidentelles ou de celles produites par l'art, et surtout de l'action des cantharides : on connaît l'influence singulière qu'elles exercent sur les organes urinaires et génitaux, et l'on doit pressentir facilement quels effets peuvent produire leurs préparations chez les femmes disposées à l'hystérie, ou très-accessibles, par suite de leur idiosyncrasie, à l'influence sympathique ou immédiate de ces insectes, surtout quand leur application sera inconsidérée.

Les compressions appliquées à la surface du corps, les ligatures trop serrées, les vêtemens trop étroits, trop lourds, trop légers en exposant à l'impression du froid, les bains tièdes ou chauds, et même froids lorsqu'ils sont trop réitérés, une propreté trop recherchée, des ablutions très-fréquentes, et l'habitude énervante des parfums, coopèrent plus ou moins à la formation de l'hystérie.

Après avoir examiné les agens qui, par leur impression sur la surface du corps, peuvent présider au développement de l'hystérie, nous allons passer en revue les substances qui, portées dans l'intérieur de notre économie, sont susceptibles des mêmes résultats.

Nous signalerons d'abord, à ce sujet, l'excès ou l'habitude des alimens réputés aphrodisiaques, ou doués d'une excitation spéciale sur l'appareil génital, les truffes, les écrevisses, les champignons, le chocolat aromatisé, les moules, les fraises, les framboises, une nourriture trop succulente, trop variée, les alimens préparés avec force épices ou aromates, les vins recherchés, l'abus des liqueurs alcooliques, un état d'ivresse, la surcharge produite par les alimens, leur mauvaise qualité, et peut-être une abstinence plus ou moins absolue et trop prolongée. En première ligne, nous indiquerons encore les pastilles dans lesquelles on fait quelquefois entrer la teinture ou une très-petite dose de cantharides. Des lavemens composés avec des substances irritantes ont produit, à ma connaissance, une nymphomanie avec mouvemens convulsifs : il est naturel de penser que des lavemens aussi irritans pourraient amener de véritables accès d'hystérie.

On doit placer sur la même ligne l'impression que produisent certains alimens. J'ai connu une dame, en proie à une affection d'autant plus profonde qu'elle était dissimulée, qui était prise de convulsion hystérique toutes les fois qu'elle déjeunait avec une tasse de café au lait (1).

Non-seulement le trouble de nos digestions, mais encore le dérangement de nos sécrétions, est une des causes qui compromettent le plus souvent notre santé; c'est ainsi que toutes les circonstances qui portent le désordre dans nos principales fonctions, peuvent du plus au moins contribuer à la formation de l'hystérie. On doit distinguer sous ce rapport les causes qui ont une part plus active en raison de leur fréquence ou de leur intensité, et celles dont l'influence est relative à un rapport plus ou moins immédiat avec les organes où siége la maladie.

La transpiration, en général, dont l'exercice régulier entretient la santé, qui, d'autres fois, par un mouvement spontané, forme la crise de nos maladies, les détermine fréquemment aussi, quand son jeu naturel est interverti : telle est une des sources de l'hystérie, et plus souvent encore de ses retours.

Le trouble des fonctions de l'utérus entraîne plus directement-encore les affections hystériques : à cet ordre de causes se rattachent le retard du flux menstruel, sa suppression ou rétention, sa diminution, ses anomalies, sa ces-

_____

(1) Chaque fois qu'elle entrait dans une église, elle éprouvait, de retour chez elle, le même accident.

sation spontanée ou accidentelle, tardive ou
prématurée, les ménorrhagies sthéniques ou
atoniques, les écoulemens leucorrhoïques, leur
dérangement, leur âcreté, leur extrême abondance, les blénorrhagies vénériennes ou de nature différente qui peuvent se propager, quoique
rarement, dans la vessie et l'utérus, peut-être
aussi la rétention de la liqueur spermatique (qui
paraît très-abondante chez quelques femmes).
Nous rangerons dans la même série un état de
pléthore sanguine, produit par le trouble de la
menstruation, ou coïncidant avec son cours
régulier, l'omission d'une saignée habituelle,
enfin des pertes de sang ou hémorrhagies, soit
spontanées, soit artificielles. Dans d'autres cas,
ce sont des phénomènes différens qui conduisent
au même but; tels qu'un embarras gastrique,
une surabondance de bile ou de sucs intestinaux, etc., une constipation opiniâtre (qu'on
observe fréquemment à la suite des couches, d'un
séjour au lit très-prolongé), un dévoiement considérable, l'abus des purgatifs ou l'omission d'une
purgation habituelle, enfin la suppression d'un
exutoire, ou une suppuration excessive; mais
plusieurs de ces causes n'agissent que très-indi-
rectement, ou d'une manière secondaire, et seulement en diminuant l'énergie des forces vitales
et en exaltant d'autant la sensibilité générale, et
particulièrement celle de la matrice.

Il est également probable que diverses maladies, qui ont leur siége aux parties génitales ou aux environs, peuvent participer au développement de l'hystérie : à ce sujet, nous mentionnerons les affections dartreuses situées au pourtour de l'anus, au pli de l'aine, sur les grandes lèvres, et même à l'intérieur, peut-être aussi certains catarrhes du vagin ou des ascarides placés au sphincter du rectum ; quant aux affections plus graves de l'utérus, telles que les engorgemens, les squirrhes, les ulcères et cancers de cet organe, c'est une complication, une terminaison assez rare de l'hystérie, et non le principe. La grossesse ne nous paraît pas incompatible avec les convulsions hystériques ; mais nous pensons qu'elle ne les produit que rarement, parce qu'on doit distinguer les mouvemens convulsifs, occasionnés par un accouchement difficile ou douloureux, des mêmes accidens produits par l'irritation nerveuse de l'appareil génital chez les jeunes vierges ou les jeunes veuves, ou même chez les femmes mariées.

Si nous examinons, sous ce rapport, l'impression qu'exercent les tempéramens, nous verrons que les femmes ou les jeunes personnes qui ont reçu en partage un système nerveux très-prononcé, ou une vive sensibilité nerveuse, et un tempérament éminemment sanguin, y sont fort disposées. Celles qui ont le teint brun ou très-co-

loré, les yeux noirs et vifs, la bouche grande, les
dents blanches, et les lèvres d'un rouge incarnat
les cheveux abondans, le système pileux fourni et
couleur de jais, dont les caractères sexuels sont
prononcés, et chez qui les menstrues coulent
abondamment, jouissent encore de cette fâcheuse prérogative.

La puberté et le terme de la vie sexuelle, désigné sous le nom d'époque critique, disposent
au développement de l'hystérie ; mais l'état de
continence volontaire ou involontaire détermine très-fréquemment cette maladie. On
doit distinguer la continence relative et celle
qui est absolue : pour telle femme, la privation
totale des plaisirs vénériens est plus facile qu'un
usage modéré des mêmes habitudes pour telle
autre. Chez un certain nombre, il ne suffit pas
que le but de la nature soit rempli, il faut, en
outre, que le vœu du cœur soit exaucé ; c'est
ainsi qu'on voit des femmes mariées, jouissant
des droits de l'hymen, qui éprouvent des accès
d'hystérie parce qu'elles sont sous l'empire
d'une inclination qui n'est pas satisfaite. On distingue, en outre, la continence première, celle
des jeunes vierges, qui diffère de la continence
secondaire, qui suit la jouissance : telle est celle
des jeunes veuves, des femmes séparées de leur
mari, ou qui, quoique mariées, vivent dans une
sorte de célibat.

Mais des causes très-différentes, et même opposées, peuvent donner lieu à cette maladie.
C'est ainsi qu'elle est quelquefois produite par
l'onanisme, ou même par l'abus des plaisirs vénériens, qui, en énervant la constitution de
certaines femmes, en exaltent la sensibilité, et
les placent dans la situation physique et morale
la plus propre à l'invasion des affections hystériques.

C'est donc une opinion trop générale que
celle énoncée dans l'*Encyclopédie méthodique*,
art. HYSTÉRIE. L'auteur prétend que les femmes
mariées, que celles qui jouissent des plaisirs
de l'amour, et surtout les filles publiques, ne
sont jamais affectées d'accès hystériques. Il est
bien vrai qu'une continence absolue et involontaire est la cause la plus ordinaire de ce désordre; mais les affections morales, celles principalement qui donnent les émotions les plus
vives, et les autres agens déterminent quelquefois ces accidens chez les femmes qui jouissent
des plaisirs de l'hymen : mon observation particulière me porterait tout au plus à croire que
l'hystérie est alors moins prononcée.

DEUXIÈME SECTION.

Causes morales.

Mais une considération importante, et qui se
rattache intimement à notre objet, c'est l'in-

fluence qu'exerce sur la production de l'hystérie
la vie sexuelle, considérée particulièrement dans
ses phénomènes moraux. Cette influence ne
peut être contestée, puisque l'hystérie n'existe
presque jamais (ou peut-être jamais) avant le
premier développement de la vie sexuelle, ni
au-delà de sa cessation, vulgairement nommée
époque critique.

On connaît les phénomènes généraux et sympathiques que provoque cette révolution locale
qui a lieu dans l'utérus, et qu'on n'observe pas
ou qu'imparfaitement chez les personnes du
sexe à qui la nature a refusé cet organe.

La femme dès-lors est assujettie à un tribut men-
suel ; ses formes se développent, sa voix change,
ses facultés intellectuelles s'agrandissent ; elle
éprouve plus impérieusement de nouveaux besoins : plus ils seront prononcés, plus, toute
chose égale d'ailleurs, on devra redouter l'invasion de cette névrose, si le vœu de la nature
n'est pas rempli, si le besoin de l'organisation
n'est pas satisfait.

Ce sentiment qui appelle l'un et l'autre sexe à
se rapprocher et à s'unir intimement est une loi
commune, un résultat constant de notre organisation : maîtrisé par la volonté, et en général,
par l'empire de notre entendement, ce sentiment
forme le premier anneau de la vie sociale et de
notre bonheur ; mais quand ce besoin est trop

impérieux, lorsqu'il devient une passion dominante, il fait craindre non-seulement pour la
santé, mais encore pour la félicité individuelle
et pour l'intégrité de notre plus bel apanage,
pour nos facultés mentales. La continence, au
contraire, est un état contre nature, et qu'on
ne doit prolonger que le moins possible chez les
personnes du sexe, lorsque le désir d'une union
intime est fortement prononcé, ou quand le
tempérament est très-développé.

Diverses circonstances morales peuvent favoriser, retarder ou empêcher le développement
de l'hystérie. Dans la première série on place
une vive sensibilité morale, une constitution
délicate et nerveuse, une éducation soignée, un
ensemble de goûts et d'habitudes qui portent les
jeunes personnes à s'attacher à tous ceux qui les
entourent; quand leur susceptibilité a été trop
ménagée, lorsqu'elles ont été entourées de soins
trop recherchés, ou prévenues jusque dans leurs
moindres désirs, elles éprouveront souvent une
forte commotion par suite d'une contrariété légère, et dont l'invasion de l'hystérie sera quelquefois le résultat, surtout s'il existe chez elles
une disposition plus ou moins prononcée à cette
maladie.

Transportées dans une autre sphère, dans le
monde, ou même au sein des sociétés les plus
choisies, de combien de prestiges enchanteurs

elles sont environnées! combien de genres de
séduction viennent les assaillir! Les soins affectueux qui leur sont prodigués, les éloges offerts
comme autant de témoignages de bienveillance,
la perspective des avantages qui les attendent,
du plaisir qui leur est promis, du bonheur
qu'elles doivent répandre, les promesses séduisantes, les caresses trompeuses, flattent, excitent, exaltent leurs sens; le besoin de la reconnaissance vient les tromper. A ce premier sentiment d'une âme douce et compatissante succède
le premier élan d'un cœur sensible : heureux
moment d'innocence, et bientôt d'ivresse! La
pudeur éclate, le visage se colore au doux mot
d'amour. Ignorante, incertaine, la jeune vierge
fait un nouveau pas : ici une carrière inconnue
s'ouvre devant elle ; ce n'est plus un enfant ti-
mide qui s'avance les yeux baissés. Ferme de
l'appui qu'elle trouve dans la tendresse de ses
parens, elle marche sans regrets et sans remords
à l'autel.

Telles sont beaucoup de jeunes personnes qui,
favorisées par un concours de circonstances heureuses, échappent au danger dont elles étaient
menacées.

Un autre spectacle vient frapper nos yeux :
leur jeune compagne, douée d'une sensibilité
moins douce, mais d'une imagination plus active, a suivi une route différente : elle a franchi

la barrière d'un pas léger, en s'étourdissant sur la pente ; et des bras d'une mère bienveillante, mais facile à tromper, elle a passé dans ceux d'un amant. Bientôt frustrée dans son espoir, ou arrachée à l'objet de son affection, elle ne peut renoncer à des liens malheureusement contractés, aux plus douces habitudes, à ces illusions trompeuses d'une passion dominante, dont on a dit si justement :

> Amour, douce folie,
> Épisode trop court du roman de la vie.

Dès-lors un trouble sensible se manifeste : la nature, trompée dans son attente, souffre ; le désordre de l'organisation est renforcé par le trouble moral ; la santé s'altère, des accidens se déclarent, et déjà l'hystérie est imminente.

D'autres, en plus grand nombre, arrivent souvent aux mêmes conséquences par une route différente. Tantôt une circonstance imprévue, tantôt un tendre attachement ou une passion violente, éveillent des besoins qui existaient sans être sentis, ou du moins sans être impérieux, et qui dès-lors deviennent prédominans.

D'autres fois c'est l'empire des organes reproducteurs qui provoque le désordre, sans nulle participation des facultés mentales ; si le besoin de la nature était satisfait, l'orage serait bientôt dissipé. Mais qui ne sait à combien d'entraves

les jeunes personnes sont exposées? Souvent c'est
un aveu qu'elles n'osent faire, et qu'elles vou-
draient qui leur fût arraché ; dans d'autres cas,
leur inclination n'est pas partagée. Le sentiment
le plus naturel, du moins à cette période de la vie
humaine, le plus général, le plus énergique, et
qu'on se plaît tant à communiquer, doit être
concentré, dissimulé ou étouffé ; fréquemment
il faut cacher le cœur le plus épris, la sensibilité
la plus aimante, l'amour le plus passionné, sous
le voile de l'indifférence ou de la simple amitié,
sous le masque d'une prévention ou d'une haine
simulées. Dans d'autres cas, elles sont forcées
de répondre par une apparente insensibilité aux
expressions les plus passionnées, aux instances
les plus pressantes, et quand au fond de leur
âme elles approuvent le langage d'un amour
qu'elles partagent, leur bouche doit démentir
leurs affections les plus chères, et donner le
change sur l'état véritable de leur cœur.

Si leur secret s'est trahi, ou s'il leur a été surpris, d'autres obstacles les attendent encore.
Elles connaissent la sollicitude de leurs parens ;
mais elles savent aussi quelles barrières vont leur
opposer les préjugés ; d'autres fois la raison, les
convenances sociales ou des principes trop sévères.

L'époque de la puberté est donc celle des affections hystériques. Jusqu'alors les organes de

la génération n'ont joui, en quelque sorte, que d'une vie végétative, ou mieux, organique; mais quand leur énergie vient à s'éveiller, quand un sentiment naturel fait désirer de nouveaux rapports, l'influence de ces organes est toute-puissante chez les personnes du sexe, et imprime à tout leur être des modifications surprenantes. Ces effets sont surtout remarquables chez les jeunes personnes qui sont vives, ardentes, colères; celles encore qui sont très-pensives ou mélancoliques sont particulièrement exposées aux atteintes de cette névrose.

Sans doute l'époque de la puberté varie quant à son développement : on peut le retarder, ou régulariser son influence par des moyens physiques et moraux conformes à la saine morale, à l'intérêt individuel et à l'ordre public.

L'époque critique est encore une condition favorable au développement de cette maladie; et nous verrons parfois les effets de cette révolution se prolonger long-temps après la cessation du tribut périodique.

Mais outre cet état moral qui tient à deux périodes bien remarquables dans la carrière des femmes, toutes les affections vives de l'âme peuvent devenir causes déterminantes, ou plutôt occasionnelles de l'hystérie : je dis occasionnelles, parce que le plus souvent les émotions vives de l'âme ne sont que l'occasion qui donne naissance à la maladie, et celle-ci ne se développerait pas, si une disposition particulière n'avait ainsi secondé leur action.

Nous allons suivre l'influence des causes mentales, d'abord dans les sens, puis dans les affections morales, enfin dans les facultés intellectuelles.

La vue d'un objet désagréable, surtout s'il existe une prévention forte, ou même une véritable antipathie; ainsi la vue d'un aliment, d'une substance médicamenteuse, de certains insectes ou animaux, un spectacle d'horreur ou d'épouvante, peuvent produire l'hystérie; mais dans ce dernier cas et dans quelques autres, les sens n'agissent que comme moyens de transmission; c'est le sentiment d'indignation ou d'effroi qui détermine la maladie.

D'autres fois un sentiment tout contraire amène le même résultat; tel le plaisir qu'éprouvent quelques femmes à la vue de l'homme dont elles sont éprises, à la vue des objets qui leur rappellent leur tendresse, ou qui excitent leurs regrets ou leur colère.

Le son d'un instrument, comme l'harmonica, etc., le bruit que fait une scie appliquée sur certaines matières très-compactes, comme la pierre, le marbre, etc., une forte détonnation, la continuité d'un même bruit, conduisent parfois au même résultat. Telles sont encore les conséquences que peuvent entraîner les impressions exercées sur le sens de l'odorat. On a vu des femmes vaporeuses éprouver des migraines violentes, des suffocations et des convulsions véritables, toutes les fois qu'elles étaient forcées de respirer pendant quelque temps des odeurs antipathiques. Ces considérations sur les odeurs n'avaient point échappé à nos devanciers : suivant *Hygmor*, les substances odorantes, comme le musc, la civette, etc., déterminent l'affection hystérique : *suaveolentia moschus, zibetha, etc. affectionem hystericam promovent*. On peut en dire autant de l'action, dans quelques cas, des odeurs fétides, quoiqu'on les ait considérées comme moyens curatifs.

On connaît également le trouble qu'excitent en nous le langage des yeux, le chant, la voix d'un être chéri ; ne sait-on pas quelles émotions provoque le toucher, quel égarement inspire souvent un tendre baiser : c'est par un mécanisme analogue qu'agissent diverses circonstances de la vie ; l'habitude des promenades publiques, des spectacles, des bals, des concerts, des réunions nombreuses, la vue de tous les objets relatifs au luxe, aux arts : ce sont autant de sources fécondes d'illusions, d'autant plus dangereuses, qu'elles sont plus séduisantes.

Tantôt les organes des sens ou les sens moraux, tantôt les sens physiques, c'est-à-dire les

organes génitaux, indépendamment de toute
influence morale, font naître le désir et le besoin
impérieux de l'union des sexes, ou les accidens
même de l'hystérie. Cet effet sera surtout sensible
chez les jeunes personnes dont les organes génitaux seraient exposés à une excitation locale,
ou qui auraient contracté de funestes habitudes.
Dans le plus grand nombre des cas, il existe une
action simultanée ou une influence réciproque
des sens physiques et des sens moraux : nul doute
qu'une telle exaltation ne dispose plus puissamment, et ne donne lieu à tous les accidens d'une
hystérie très-prononcée.

Le plus communément, les causes mentales ne
donnent pas lieu aux phénomènes hystériques,
tant que la femme n'y a pas été préparée par les
circonstances énoncées dans les paragraphes précédens : s'il suffisait, pour déterminer les accidens de l'hystérie, d'une impression morale,
brusque et pénible, on les verrait beaucoup plus
souvent qu'on ne les observe ; toutefois les affections morales les plus tristes y donnent fréquemment naissance ; mais la cause la plus ordinaire,
la plus puissante et la plus durable, c'est le sentiment de l'amour, surtout quand la jeune personne est obligée de le dissimuler, et d'en con-
centrer en elle-même les expressions et jusqu'au
moindre témoignage, ou jusqu'au plus léger indice. Quand à l'aveu d'une inclination succède

un tendre retour, quand surtout il s'y joint l'espoir d'une union légitime ou l'accomplissement des vœux les plus ardens, on voit bientôt diminuer l'intensité des accidens hystériques et la fréquence des accès : ceux-ci se rapprochent au contraire, ou acquièrent une nouvelle vigueur, s'il éclate entre les deux individus un mouvement de jalousie ou des contrariétés, et spécialement lorsque l'espoir d'une alliance désirée se trouve éloigné, affaibli ou anéanti. Mais cette névrose touche à son terme, si, dans une douce union, les vœux de la nature et du cœur sont également remplis : un veuvage prématuré, des séparations trop longues ou trop fréquentes, un abandon plus coupable et plus cruel, des peines domestiques qui blessent le cœur et l'amour-propre d'une femme sensible, la placent de nouveau dans les circonstances les plus propices à l'hystérie, et soumettent souvent les jeunes femmes à l'empire de cette maladie.

Un chagrin produit par une cause étrangère à la passion de l'amour conduit quelquefois au même résultat, mais plus rarement : il sera plus susceptible de provoquer le retour d'un accès que d'entraîner l'invasion première de l'hystérie; il en est ainsi des autres affections de l'âme, terreur, emportement, etc. On peut encore relater ici les regrets, les chagrins qu'éprouvent d'autant plus les femmes à leur époque critique,

qu'elles sont plus affectées de la perte des illusions de la jeunesse ou de l'âge adulte.

De toutes les fonctions de l'entendement, l'imagination est celle qui d'abord dispose le plus à
cette maladie, et qui par suite la détermine le
plus souvent : en examinant l'influence des autres
causes, on s'assure presque constamment qu'elle
a été préparée ou secondée par cette faculté puissante. Tous les agens que nous avons considérés
comme pouvant influer sur les organes des sens
ont une action incontestable sur l'imagination ;
mais on doit en outre placer ici l'influence si
prononcée des lectures lascives, celle des romans
et des livres érotiques, de ceux même dont le
but est moral, mais qui offrent la description
animée des passions amoureuses, les conversations qui roulent sur cet objet, quand surtout
elles ont lieu entre des personnes du même âge
et de sexe différent ; l'habitude des promenades
publiques, des spectacles, des bals, des concerts,
des réunions nombreuses, des repas splendides,
enfin la culture prématurée ou trop continue
des sciences et des beaux-arts, qui agit puissamment sur l'imagination, surtout en multipliant les
rapports entre les jeunes gens de l'un et de l'autre
sexe.

La mémoire, en reproduisant à l'esprit de la
jeune femme les traits de son amant, ses discours
et ses caresses, ou en offrant à la jeune vierge

des images voluptueuses, des tableaux lascifs, des expressions brûlantes, peut également influer sur l'invasion de cette névrose.

Enfin elle est quelquefois provoquée par une sorte d'imitation. « Une demoiselle était en proie » à un accès d'hystérie ; la servante de la maison, » entrant dans la chambre au moment où sa » maîtresse fut atteinte de convulsions, tomba » aussitôt dans le même état ». (ALIBERT, *Nouv.* *Élém. de Thérap.*, t. II, p. 32.) Je pourrais citer plusieurs exemples analogues ; je me borne au fait suivant : Une jeune hystérique, au moment de l'accès, était entourée de plusieurs dames ; dès le soir, deux de celles-ci furent affectées de la maladie qu'elles avaient observée le matin chez leur amie : elles n'avaient pas eu auparavant la moindre atteinte de cette névrose. La communication provient, dans ce cas, d'une part, du penchant qui nous porte à l'imitation ; de l'autre, de la frayeur que cause la vue d'une personne en proie à de pareils accidens. C'est sans doute le spectacle moins effrayant qu'offre l'hystérie qui la rend moins susceptible, que l'épilepsie, de la contagion produite par l'exemple.

Mais, outre les causes de la maladie, il faut encore distinguer celles des accès.

D

Causes des Accès.

Lorsqu'une femme ou une jeune personne a déjà ressenti plusieurs accès d'hystérie, ceux-ci peuvent se reproduire plus ou moins fréquemment, et avec une intensité variée. On doit distinguer les causes des accès de celles qui ont produit en premier lieu l'invasion de la maladie; bien que les causes de ceux-ci soient en général les mêmes que celles qui ont provoqué la première atteinte de l'hystérie. Nous ferons observer que le plus ordinairement ces dernières devront être plus puissantes que les autres, parce qu'il est plus facile de renouveler un accident, vu que l'économie y est disposée, que de produire un premier désordre, auquel parfois l'organisation n'est nullement préparée : cette distinction des causes de la maladie et de celles des accès est conforme à l'observation. Une jeune personne, d'un tempérament ardent, conçoit pour un jeune homme une passion violente, qu'elle est obligée de dissimuler, et ressent par suite une première atteinte d'hystérie : quelques autres succèdent spontanément, mais à des époques éloignées, et en l'absence de l'objet aimé. Bientôt les circonstances viennent à changer; elle se rencontre fréquemment en société avec le même individu, et chaque fois elle éprouve une nouvelle attaque. N'est-il pas évident que son tempérament, son amour et l'état de continence ont produit la maladie, et que les accès en sont renouvelés par la vue du jeune homme?

Si on désire un exemple plus tranchant, on le trouvera dans l'observation suivante.

Une jeune femme devint hystérique peu de temps après la mort de son mari : les accès étaient en général peu rapprochés, et aucune cause morale n'y donnait lieu. Au bout de deux ans, elle fit connaissance d'un homme qui ne répondit pas à ses vœux, et chaque fois qu'elle le voyait, elle était certaine d'éprouver, de retour chez elle, un paroxysme d'hystérie.

Dans ce cas, la cause de la maladie diffère de celle des accès.

On a vu la saignée ramener les accès hystériques : mais je crois que leur retour, dans ce cas, était plutôt dû à l'impression morale qu'à la douleur physique ou à l'effusion du sang ; toutefois, dans quelques cas, la saignée imprime une commotion vive au système nerveux, et peut alors opérer par son influence physique le retour des accidens.

CHAPITRE III.

Siége et principe de l'Hystérie.

PASSONS maintenant à l'examen du siége et de la cause interne ou immédiate de cette affection.

Si l'on cherche à connaître quel est le siége de

cette maladie, et quel dérangement des organes de la femme produisent les phénomènes de l'hystérie, on est bientôt convaincu que l'utérus est le siége de cette névrose, et qu'il existe vers cet organe une irritation, un spasme, qui se fait le plus souvent sentir aux malades elles-mêmes, et qui est indépendant d'une lésion organique ou d'une altération de tissu : *passio hysterica sæpè oritur, ubi nullum omninò uteri vitium organicum adest, quam tamen causam in utero hærere ipsæ sentiant ægræ et fateantur.* Pendant les accès d'hystérie, la main placée sur l'hypogastre reconnaît un mouvement vermiculaire, qui se fait également sentir au doigt introduit dans le vagin.

Les accidens qui se manifestent hors de l'utérus sont produits par une action sympathique.

Ce sont les nerfs de cet organe qui influent sur tout le système nerveux de l'économie. Dans un petit nombre de circonstances, le système nerveux général peut être affecté primitivement, et modifier à son tour l'action nerveuse ou la sensibilité de l'utérus. Quand la maladie est produite par l'énergie du système générateur, on pourrait présumer que la présence d'une liqueur spermatique très-abondante provoque le spasme de cet organe, et par suite, celui de tout le système nerveux général. Ce qui semble confirmer notre opinion, c'est l'extrême fréquence de l'hystérie chez les femmes dont l'imagination est très-lascive, ou le tempérament utérin très-développé, et la guérison qui résulte presque toujours de l'union des sexes.

Ne sait-on pas qu'une pratique infâme, *clitoridis titillatio, id est, uteri secretio*, dissipe le plus souvent les accès? Mais lorsqu'il existe une inclination contrariée, et qui s'était manifestée avant le développement des accidens de l'hystérie, il est très-probable alors que le moral a été primitivement affecté, et que le système nerveux général a influé sur celui de l'appareil génital, et a produit ainsi l'affection hystérique : dans ce cas, la pléthore spermatique peut exister, mais elle est consécutive. De même, quand les anomalies de la menstruation, et surtout la suppression des règles, ont amené cette névrose, on peut présumer que le reflux du sang irrite tous les nerfs de l'économie; car souvent les symptômes de la turgescence sanguine surviennent vers la tête ou la poitrine, et l'affection de l'utérus n'en est que la conséquence.

CHAPITRE IV.

HISTOIRE DE L'HYSTÉRIE.

Considérations préliminaires.

CETTE maladie fut connue dans les temps les plus reculés : il paraît qu'elle est devenue plus fréquénte depuis les siècles derniers, et surtout depuis quelques années (1); plus commune dans les grandes villes que dans celles d'un rang secondaire. quand surtout les mœurs, les besoins et les coutumes n'y sont pas les mêmes que dans les cités très-populeuses. Elle est presque inconnue dans les pays peu ou point civilisés, et rare dans les campagnes, où cependant on l'observe quelquefois : ce que cette névrose perd en fréquence parmi les villageoises, elle le recouvre du côté de l'intensité; en effet, si les accès d'hystérie sont plus rares parmi les femmes de la campagne, ils sont en général beaucoup plus forts que ceux qu'on observe à la ville, parce qu'alors la maladie tient moins à la sensibilité exaltée qu'à l'énergie de la constitution, à la force surabondante du tempérament utérin, ou au désordre des évacuations sanguines; rarement elle est produite dans les campagnes par les affections morales ou par l'empire d'un amour contrarié. Un autre fait tend à prouver que l'hys-

---

(1) Cette opinion n'est pas générale; on peut croire au contraire, a dit un médecin fort instruit, que l'hystérie est moins fréquente depuis ces temps modernes, parce que la révolution, en imprimant aux genres nerveux de vives secousses, les a fortifiés, et parce que la diminution des fortunes a obligé beaucoup de femmes à des occupations plus actives : cette assertion me semble plus ingénieuse que fondée.

térie ne dépend pas toujours des vices de l'éducation, de l'exemple pernicieux ou de la dépravation des mœurs : j'en ai observé des symptômes très-prononcés chez une jeune aveugle, élevée par des religieuses ; et dans les principes de morale que professent ces femmes respectables il semblait que l'organisation s'était développée chez elle avec d'autant plus d'énergie, que la nature ne faisait que peu de frais du côté des facultés mentales. En effet, dès l'âge de 11 ans, son physique était aussi avancé qu'il l'est ordinairement chez les autres femmes à 20 ou 25 ans, et dès cette époque, elle fut très-abondamment réglée. A l'aide d'un régime peu restaurant, de l'usage de quelques bains, des boissons réfrigérantes, d'un exercice soutenu, et des occupations mécaniques, on parvint à faire une diversion favorable, et à calmer les accidens que cette jeune personne éprouvait.

Marche de la maladie.

Cette affection présente dans sa marche beaucoup d'anomalies : et d'abord elle varie quant à ses causes, à son intensité, à la rapidité de son développement, à la succession progressive des paroxysmes, à sa durée, à sa résistance aux moyens curatifs, à sa terminaison, enfin à ses complications diverses ; et de plus, les accès hystériques, considérés isolément, varient par leur rapproche-

ment, leur longueur et leur intensité; car, depuis
le symptôme intermédiaire entre l'état de santé
parfaite et l'atteinte d'hystérie la plus légère et
la plus rapide, jusqu'aux accès portés au plus
haut degré de violence, de durée et de fréquence,
les nuances et les variétés sont infinies.

Outre ces différences générales, il existe encore des modifications relatives aux individus :
l'âge, le tempérament, les habitudes physiques
et morales, la nature particulière de la cause, la
sensibilité spéciale, modifient, dans quelques cas,
les phénomènes hystériques : de cette source
dérive la différence des accès et de la maladie
considérée en elle-même. Ou l'invasion est subite, et dès le principe ceux-ci parviennent
au *summum* ; ou bien l'hystérie se développe
par degrés, la sensibilité paraît se monter insensiblement à ce point d'énergie nécessaire au
développement des accès : dans ce cas, on peut
observer plus facilement et les préludes et les
différens stades de la maladie (1).

Symptômes précurseurs.

Les symptômes précurseurs existent ordinai-

(1) Pour qu'on puisse prononcer qu'il existe une affection
hystérique, ou intituler ainsi une observation, il faut un
ensemble de phénomènes qui ne permette pas de doute sur
l'existence de la maladie, et non pas seulement quelques
symptômes nerveux isolés, peu prononcés ou passagers.

rement quand la cause agit par degrés, comme on l'observe fréquemment chez la jeune fille qui reçoit les premières impressions, éprouve le premier sentiment, et ressent en elle-même un trouble dont elle ne peut se rendre compte : bientôt elle devient craintive, dissimulée, incertaine; sa sensibilité s'exalte ; elle cherche la solitude; ses idées sont d'abord vagues, errantes; par la suite elles se fixent, se concentrent sur un seul objet : en vain elle veut en éloigner l'image, le souvenir ne peut s'effacer de son esprit pendant la veille, et des songes durant la nuit le lui retracent encore. Le sommeil est souvent interrompu, la santé s'affaiblit; la pâleur succède au coloris, à l'éclat de la fraîcheur; des maux de tête se manifestent de temps à autre; il s'y joint des vertiges, des engourdissemens dans les membres, des bâillemens le plus souvent interrompus, des pandiculations, des alternatives de rougeur et de pâleur, des palpitations, des angoisses; des instans de délire, ou plutôt d'absence. Les malades pleurent involontairement ou jettent des éclats de rire ; quelquefois elles chantent ou tiennent momentanément, et comme par distraction, des propos incohérens : elles sont ordinairement tristes et rêveûses. D'autres phénomènes précurseurs, mais analogues, se remarquent quand la cause dépend d'une affection morale différente, dont l'impression n'a été ni très-forte ni très-brusque, de l'approche des règles ou d'un dérangement dans le flux menstruel.

Souvent la maladie avorte dès le principe; dans d'autres cas, elle ne parvient qu'à son premier stade ou au second; parfois elle franchit le troisième degré. Ces variations tiennent à l'intensité et à la durée de la cause, qui peut être fort légère ou très-prononcée, à une disposition favorable ou contraire dans l'organisation individuelle, et enfin aux résultats divers des moyens curatifs mis en usage; il ne faut donc pas conclure de ce que nous suivons la marche de la maladie dans toutes ses périodes, qu'elle présente constamment ce *summum*, ce *nec plus ultrà* d'intensité chez toutes les personnes du sexe qu'elle affecte; mais il importe, pour en donner un tableau exact, de l'observer dans son ensemble comme dans ses détails, et de suivre le développement progressif de ses accès les moins prononcés comme les plus intenses.

Premier degré.

Nous distinguons des stades dans l'ensemble et la succession des phénomènes hystériques, quoique la ligne de démarcation ou la transition d'un degré à l'autre soit souvent imperceptible. Il faut en outre remarquer que la division de l'hystérie en trois degrés appartient plutôt à l'intensité de la maladie qu'à la succession des phénomènes;

que les trois degrés sont plutôt trois variétés de
la même affection que trois périodes qui se succèdent, quoique cette dernière circonstance puisse
aussi arriver quelquefois.

L'hystérie peut monter de suite au deuxième
ou au troisième degré, sans avoir aucunement
parcouru les intermédiaires, suivant l'intensité
ou la multiplicité des causes et les dispositions
du sujet : cette névrose existe ; elle est même
prononcée lorsque, par une des causes désignées,
les femmes éprouvent le sentiment d'une boule
que les modernes appellent *globe hystérique*,
une impression sourde et un mouvement obscur
vers la matrice, le resserrement du thorax et de
la gorge, une sorte de suffocation. Ce globe est
le produit d'une irritation nerveuse : les malades le comparent ordinairement au sentiment
ou à la gène que leur ferait éprouver un corps
étranger, une arète, un morceau de viande engagés dans la gorge. Il s'élève communément de
la région qu'occupe la matrice, et cet organe est
probablement lui-même le point de départ : il
semble suivre le trajet du nerf *trisplanchnique*
ou *grand-sympathique*, et le parcourir par un
mouvement oscillatoire, monte et descend un
nombre de fois indéterminé : c'est là ce que les
anciens, *Hippocrate* lui-même, j'en excepte
Galien, regardaient comme l'ascension de la
matrice.

De l'utérus, ce globe, qui s'accompagne ordinairement d'un sentiment de froid glacial ou
d'une chaleur plus ou moins vive, se porte le long
de l'abdomen vers l'estomac, traverse la poitrine,
et s'avance jusqu'au col, où il gêne fortement
la respiration. Ce phénomène constitue un des
signes caractéristiques de cette névrose, mais
n'est point exclusif aux personnes du sexe,
puisqu'il existe parfois chez l'homme; dans ce
dernier cas, il n'est ni aussi fort, ni aussi constant que chez la femme, et commence presque
toujours à l'épigastre, loin de la région hypogastrique (1). Souvent l'abdomen est en même
temps déprimé, tendu; les malades accusent le
sentiment d'un cercle qui comprimerait les
fausses côtes. Il existe fréquemment aussi une
douleur locale très-circonscrite, qu'on a nommée *clou hystérique*, qui fait éprouver tantôt
la douleur d'une aspérité qu'on enfoncerait dans
les chairs; d'autres fois, un tiraillement très-
incommode. Bientôt le ventre se gonfle, ainsi
que la poitrine et le col; le visage rougit et pâlit
alternativement; les extrémités se refroidissent
par suite des anomalies de la chaleur. Le pouls
devient petit, irrégulier, tandis que les bat-

---

(1) Pourrait-on expliquer ce globe par la contraction successive des fibres musculaires du canal intestinal et du
pharynx?

temens sont grands et forts vers la tête ; les palpitations du cœur sont parfois précipitées ; dans d'autres cas, elles sont faibles.

La digestion est facilement troublée dans le moment d'un pareil orage : ainsi, chez plusieurs malades, la déglutition est souvent difficile, et par moment tout-à-fait impossible. Quelquefois il survient des nausées, des vomissemens bilieux ou alimentaires, ou bien il existe un goût d'œufs pourris ; mais, le plus ordinairement, les fonctions digestives sont peu dérangées ; et, dans l'intervalle des accès, elles s'exécutent fort bien. A la fin du paroxysme, il s'écoule fréquemment par le vagin une liqueur muqueuse ou spermatique ; l'urine coule en abondance ; elle est alors limpide, inodore, et même insipide. Ces différens caractères de l'urine sont très-remarquables, et ont fait reconnaître des affections nerveuses qui simulaient d'autres maladies.

L'éternuement annonce parfois la fin des accès, surtout quand ceux-ci ne sont pas très-prononcés : leur retour s'annonce chez plusieurs hystériques par divers symptômes nerveux, tels que le sentiment du globe, des spasmes, des resserremens au larynx, des suffocations instantanées, une douleur à la région de l'estomac, ou la dépression spasmodique de l'épigastre, etc.

Ce qui caractérise le premier degré, c'est la

lenteur dans le développement de la maladie, et
le peu d'intensité des phénomènes.

Deuxième degré.

Celui-ci nous présente une plus grande intensité, et doit être considéré comme la marche
que suit le plus ordinairement l'affection hystérique. L'invasion est presque toujours subite, et
cette névrose marche brusquement : au début,
perte ordinairement incomplète des fonctions
des sens et de l'entendement ; état de syncope
plus ou moins prononcé, mais rarement absolu ; sentiment du globe hystérique, qui, de la
matrice, se dirige vers les parties supérieures, et
parcourt successivement tous les plexus nerveux
intérieurs ; léger délire qui se dissipe toujours
avec l'accès ; resserrement de l'abdomen ; palpitations tumultueuses ; gonflement extraordinaire
de la poitrine, du col et de la face, qui devient
d'un rouge violet ou reste très-pâle (il existe
chez plusieurs malades une sorte de salivation ou
d'écume à la bouche ; mais ce symptôme n'est
point aussi prononcé ni aussi constant que
dans l'épilepsie) ; constriction douloureuse au
larynx ; respiration difficile, et même crainte de
suffocation ; resserrement comme tétanique de
la mâchoire inférieure ; le spasme s'étend bientôt
à tous les muscles soumis à la volonté ; les membres, le tronc, la tête, sont agités de mouvemens

convulsifs ; les malades se frappent communément la poitrine ; une effusion de larmes ou des
éclats de rire non motivés se succèdent alternativement, et la physionomie semble quelquefois
prendre tour à tour l'expression de la joie ou
celle de la tristesse. Dans cette maladie, les nerfs
du système générateur entraînent les muscles
dans le désordre. Les mouvemens convulsifs et
l'affection cérébrale sont sympathiques, et se
dissipent aussitôt que le spasme de l'utérus est
terminé. On remarque chez quelques femmes
des contractions très-pénibles vers l'utérus : la
douleur circonscrite que ces malades éprouvent
dans un point quelconque, tantôt à la tête, tantôt à la poitrine, mais communément vers le
sinciput, est plus prononcée que dans le degré
précédent. Il existe tantôt un sentiment de froid
glacial ; d'autres fois une chaleur vive, dont le
siége, l'étendue et la persévérance varient singulièrement : on remarque assez fréquemment
une constipation opiniâtre.

Revenue à elle-même, la femme conserve ordinairement un souvenir confus de ce qui s'est
passé pendant la durée de son accès : quelques-
unes cependant n'en ont aucune idée : nous n'a-
vons jamais rencontré cet oubli absolu de
l'accès.

Troisième degré.

A l'agitation nerveuse la plus intense, aux convulsions les plus violentes, succède le trouble le plus effrayant de la respiration et de la circulation ; tout fait craindre une congestion cérébrale, une sorte d'apoplexie hystérique ; d'autres fois les malades tombent dans une espèce de collapsus. Les fonctions du cœur et des poumons paraissent suspendues ; le pouls est insensible, et la chaleur animale semble entièrement éteinte ; les malades sont froides, pâles, insensibles, immobiles, et restent dans un état plus ou moins prolongé de mort apparente, qui peut se terminer par l'extinction totale de la vie.

Bonnet (*Sepulc. lib.* 3, *obs.* 9) transmet l'observation d'une demoiselle qui, entre autres symptômes hystériques, éprouvait fréquemment des syncopes effrayantes qui duraient quelquefois plus d'une demi-heure.

Les accès du troisième degré ont persisté quelquefois pendant deux et trois jours, et ont donné lieu à des méprises terribles. *Ambroise Paré, Raulin* et *Lepois* (*Piso*) rapportent des exemples de femmes hystériques ainsi restées dans un état de mort apparente, et que l'on se disposait à ensevelir.

Pline le Naturaliste nous a conservé l'histoire d'une femme qui paraît bien avoir été hystérique, et qui resta sept jours dans un état que l'on prit pour une mort véritable.

Au rapport de *Lancisi*, une jeune personne donna des signes de vie pendant que l'on célébrait son service à l'église.

Vezale voulut disséquer le prétendu cadavre d'une femme depuis long-temps en syncope : elle se plaignit vivement du premier coup de scalpel.

Je rappelle ici l'accident arrivé à *Asclépiade :* il rencontra le convoi d'une dame qu'on portait en terre, s'en approcha, et reconnut qu'elle n'était pas morte.

Le fait le plus notable est celui cité dans le *Journal des Savans* (1745), relatif à la femme d'un colonel anglais (milady Roussel). Elle était si tendrement aimée de son mari, qu'il ne put se persuader qu'elle fût morte : il la laissa dans son lit beaucoup au-delà du temps prescrit par l'usage du pays, et quand on lui représenta qu'il était temps de l'enterrer, il répondit qu'il brûlerait la cervelle à celui qui serait assez hardi pour vouloir lui ravir le corps de sa femme. Huit jours se passèrent ainsi, sans que le corps présentât le moindre signe d'altération, mais aussi sans qu'il donnât le moindre signe de vie. Quelle fut la surprise du mari, qui lui tenait les mains qu'il baignait de ses larmes, lorsqu'au son des cloches d'une église voisine, milady se ré-

E

veilla comme en sursaut, et se levant sur son séant, dit : *Voilà le dernier coup de la prière ; allons, il est temps de partir.* Elle se rétablit par- faitement, et vécut encore long-temps.

Supposons tous ces faits bien authentiques, il resterait encore à démontrer le genre ou l'espèce de l'affection, car le mot *syncope* ou *vapeur* n'est pas toujours synonyme d'*affection hysté- rique.* Cependant, d'après le témoignage des auteurs, on serait porté à croire qu'autrefois, les accès d'hystérie parvenaient à une intensité ef- frayante, et que souvent même ils se termi- naient par la mort, puisque *Arétée* admet cette terminaison comme assez fréquente, et puisque *Forestus* regarde comme un signe mortel l'écume à la bouche ; mais de nos jours l'hystérie ne se termine presque jamais de cette manière, à moins qu'il ne s'y joigne quelques complications fâcheuses, telles qu'un sommeil léthargique qui peut faire craindre une apoplexie : *In hypo- condriacis et hystericis lethargus apoplexiam an- nuntiat.* Peut-être s'est-on mépris, dans quelques cas, sur la nature véritable de la maladie : tou- tefois les autorités les plus recommandables sont trop d'accord sur le danger que présentent certains cas d'hystérie, pour qu'on puisse re- garder ces craintes comme erronées, exagérées, ou le résultat d'erreurs commises dans le dia- gnostic. Nous avons d'ailleurs rencontré nous-mêmes cette névrose, parvenue quelquefois à ce troisième degré, comme dans l'observation ci-jointe.

Une jeune personne âgée de vingt et un ans, douée d'une bonne constitution et bien réglée, jouissait habituellement d'une parfaite santé.

Elle rencontra plusieurs fois, dans la société, un jeune homme qui parvint à lui inspirer une violente passion. Les parens de cette demoiselle s'opposèrent à l'union qu'elle désirait : dès-lors on remarqua un léger dérangement dans sa santé ; le cours des menstrues fut irrégulier. Pendant l'espace de six mois elle éprouva plusieurs accès d'hystérie avec mouvemens convulsifs, sentiment de strangulation de clou et de boule hystériques, fourmillement vers l'utérus, etc. On se contenta de prescrire l'application de quelques sangsues à la vulve.

Peu de temps après, cette jeune personne aperçut entre les mains de ses parens une lettre de son ami, qu'ils refusèrent de lui communiquer. Aussitôt elle fut prise d'une attaque beaucoup plus forte que les précédentes, et qui fut accompagnée d'un assoupissement comme léthargique, de perte absolue, de sentiment et de mouvement, de trismus, et d'un resserrement du pharynx tel que la déglutition était presque impossible. Dans cet état, le médecin ordinaire conseilla une forte saignée, au moyen de six sangsues appliquées

E 2

derrière chaque oreille ; mais les accidens ne furent point diminués, et trois jours se passèrent sans aucun changement. C'est alors que je fus appelé. Je trouvai la malade privée de connaissance, ne répondant point aux questions qu'on lui faisait : elle paraissait souffrante et ne point entendre. La figure était un peu animée et rouge, l'œil fixe, les paupières étaient constamment fermées, les arcades dentaires rapprochées, et l'obstacle à la déglutition était toujours le même, la respiration gênée, le pouls régulier, assez mou, peu développé, voisin de l'état naturel. Je prescrivis l'infusion de tilleul et une potion antispasmodique, et fis appliquer deux vésicatoires aux cuisses.

Le lendemain, la malade était à peu près dans le même état ; cependant elle proférait quelques mots, mais sans suite dans les idées, quoiqu'ils fussent relatifs à son inclination : il s'annonçait en outre un commencement de moiteur générale. On convint d'appliquer un nouveau vésicatoire à la nuque, et quand la transpiration serait finie, des compresses d'eau salée et de vinaigre sur la tête (c'était au mois d'octobre). On fit en outre pratiquer des frictions sur le cou avec l'huile, le camphre, le laudanum et l'éther ; enfin on ordonna des lavemens et des demi-lavemens avec le camphre et l'assa fœtida.

Au bout de sept jours, cette jeune personne

recouvra l'usage de ses sens , ayant conservé seulement un souvenir vague de la crise qu'elle avait ressentie.

Les parens s'opposant toujours à son mariage avec le jeune homme dont elle était éprise , nous leur conseillâmes de la faire voyager. Des objets et des rapports nouveaux affaiblirent le sentiment qui la maîtrisait , et le calme de l'esprit suivit bientôt l'entier rétablissement de l'organisation physique.

Le docteur *Jeanroi*, qui fut un des praticiens les plus distingués de la capitale , m'a rapporté qu'il n'avait rencontré qu'une seule fois dans sa longue pratique une attaque d'hystérie aussi violente , ou parvenue à ce troisième degré. La jeune personne resta trois jours dans un état léthargique sans connaissance apparente , sans parole , etc. Deux vésicatoires furent appliqués aux jambes, et dès le lendemain, la malade prononça plusieurs phrases sans délire bien marqué; elle se plaignit de grandes lassitudes, et en peu de jours elle fut parfaitement rétablie.

L'observation suivante nous fera connaître un exemple d'hystérie abandonnée à la nature , et qui probablement n'eût pas été mortelle , si on y avait opposé les efforts d'une médecine active et bien dirigée; elle nous dévoilera en outre les ravages qu'occasionne la maladie dans l'organisation.

Hystérie terminée le troisième jour par la mort.

Une jeune fille, âgée de quinze ans, présentait déjà tous les signes de la puberté confirmée : son tempérament était sanguin et sa taille petite, mais fort bien prise ; elle était vive, alerte, et très-gaie ; exempte de chagrins et de passions, elle vivait dans l'état de domesticité.

A l'âge de huit ans, elle eut une attaque de convulsions qui ne se renouvela depuis en aucune manière, jusqu'à l'âge de quatorze ans.

Elle était bien réglée depuis huit mois ; et cette évacuation, en général assez abondante, fut supprimée vers la huitième époque, à la suite d'une frayeur vive : néanmoins il ne résulta de cet accident rien de fâcheux ; mais au retour suivant, les règles ne firent que paraître et s'arrêtèrent tout à coup : dès-lors malaise général, engourdissement dans les jambes et les cuisses, soif, et de plus, chagrins relatifs à son service. Le deuxième jour, cet état fut aggravé vers le soir par un sentiment de strangulation, tel que l'aurait déterminé un collier très-serré ; la respiration devint fort gênée, la région hypogastrique était le siége d'un gonflement marqué ; les parties génitales extérieures faisaient éprouver une sorte de gêne, comme si elles eussent été très-tuméfiées ; les membres et le tronc étaient agités de mouvemens convulsifs répétés ;

la constriction et le spasme du pharynx ne per-
mettaient pas à la malade de prendre la moindre
quantité de liquide, quelque besoin qu'elle res-
sentît de boire ; et quelque effort qu'elle fît pour
y parvenir, cela lui fut toujours impossible. Il
y eut, durant cet accès, une excrétion abondante d'urine claire et limpide : le troisième
jour, elle fut conduite à l'Hôtel-Dieu, vers midi.
La suffocation et l'anxiété étaient portées jusqu'au désespoir ; la malade se lamentait et poussait des cris aigus ; elle se plaignait constamment
d'être étranglée ; sa voix était cependant peu
changée ; elle conservait d'ailleurs toute sa raison
et répondait juste aux questions qu'on lui faisait.
Les mouvemens convulsifs de toutes les parties
continuaient ; ils étaient extrêmement fréquens
et étendus ; l'abdomen s'élevait et s'abaissait alternativement d'une manière très-considérable.
La malade portait à tout moment la main à son
cou, comme pour en arracher le fatal collier ;
elle priait qu'on ne lui présentât aucun liquide,
parce que les efforts infructueux qu'elle faisait
lui causaient trop de douleur. La gêne de la
respiration était inexprimable, et à tout moment il y avait menace de suffocation. Le pouls
était serré, dur, fréquent et très-irrégulier ; les
mouvemens du cœur offraient le même caractère ; ils étaient fort sensibles au tact et même à
la vue : la peau était rouge et couverte de sueur.

Cette malade expira six heures après son entrée,
au milieu d'une violente exacerbation, et se
plaignant d'être étranglée.

Par une fatalité inconcevable, cette infortunée ne reçut pas le moindre secours pendant
les trois jours que dura cette horrible maladie.

Ouverture. Le ventre était peu distendu, le
pharynx, l'œsophage et l'estomac étaient entièrement vides et n'offraient aucune particularité,
seulement l'estomac était resserré et fortement
revenu sur lui-même; le cœur était vide de sang
dans ses cavités gauches: il en était ainsi de toutes
les artères et des veines pulmonaires; les cavités
droites du même organe, et surtout son oreillette,
étaient au contraire remplies d'une énorme quantité de sang noir, en grande partie coagulé, qui
remplissait aussi l'artère pulmonaire et tout le
système vasculaire à sang noir. On ne trouva
dans tout l'encéphale, dans son prolongement
rachidien ou ses enveloppes, et dans les nerfs,
aucune altération appréciable; les veines cérébrales et les sinus de la dure-mère contenaient
beaucoup de sang. Les ganglions du nerf trisplanchnique furent trouvés, les uns un peu plus
gros que de coutume, les autres un peu moins.
Les viscères, dont il n'est fait aucune mention,
s'éloignaient peu de leur état naturel.

Les organes extérieurs de la génération parurent ceux d'une fille vierge: le clitoris et l'uté-

rus ne donnèrent lieu à aucune remarque. Les ovaires étaient très-volumineux ; ils avaient une grande fermeté : une sorte de tunique albuginée, mais transparente dans plusieurs points, leur servait d'enveloppe. Ces organes contenaient à l'intérieur une foule de vésicules arrondies, gorgées d'un fluide muqueux extrêmement abondant, qui ne s'écoulait que par une ouverture faite à chaque vésicule en particulier. (*Rullier*, *Dissertation*).

N'est-il pas raisonnable de penser qu'une forte saignée du pied pratiquée dès le principe, des vésicatoires sur les membres abdominaux, et les antispasmodiques, ainsi que les narcotiques administrés à l'intérieur et à l'extérieur, etc., eussent prévenu une pareille catastrophe?

La femme peut quelquefois empêcher ou retarder l'invasion des accès; dans d'autres cas, rien ne peut différer ou prévenir l'explosion, ni la présence d'un grand nombre de témoins, ni la majesté du lieu, ni aucun sentiment d'amour-propre. Les mêmes circonstances influent assez ordinairement sur la durée ou l'intensité des accès, mais plus souvent encore, ceux-ci se prolongent indépendamment de toute influence étrangère.

CHAPITRE V.

Variétés de l'Hystérie.

Les variétés de l'hystérie sont moins nombreuses et moins remarquables que les anomalies hypocondriaques, et surtout que les variétés propres aux diverses espèces d'aliénation : on pourrait même dire que l'hystérie n'offre en général aucune variété bien constante; elle présente plutôt des nuances ou des particularités accidentelles. En effet, l'âge, le tempérament, la constitution, le climat, la température, n'exercent pas ordinairement une influence très-notable sur les phénomènes de cette maladie (1).

Cependant les accès hystériques ne se présenteront pas avec le même appareil de symptômes, lorsqu'ils se développeront chez une femme faible et délicate, dont le chagrin a depuis long-temps exalté la sensibilité et usé les forces, et quand ils se manifesteront à la suite d'une hémorrhagie suprimée chez une femme vigoureuse et très-sanguine. Ils diffèrent en outre dans quelques cas, et c'est ce qui nous a engagés à admettre les deux variétés suivantes, que nous

---

(1) C'est par la raison que les observations d'hystérie diffèrent peu sensiblement entre elles, que nous n'en rapporterons qu'un petit nombre; tandis que les histoires particulières d'hypocondrie offrant des différences bien plus tranchées, nous en relaterons des exemples plus nombreux.

proposons d'appeler *hystéricisme* et *hystérie épi-leptiforme.*

Première variété. Hystéricisme.

Des médecins, dont le suffrage nous semble devoir former autorité, ont admis une variété d'hystérie qu'ils ont nommée *hystéricisme.* C'est une affection nerveuse qu'on observe surtout chez les jeunes personnes de douze à quinze ans, dont la constitution commence à se développer, et chez qui l'éruption menstruelle se prépare, mais n'a point encore eu lieu ; l'utérus semble alors exercer une réaction plus ou moins sensible sur le reste de l'économie, et spécialement sur le système nerveux général.

Nous en rapporterons deux exemples.

Premier exemple d'hystéricisme.

Mademoiselle Caroline B***, âgée de quatorze ans, a toujours eu l'apparence extérieure d'une santé parfaite : à un embonpoint modéré elle joignait un teint frais et un caractère très-gai. Dans son plus jeune âge, on remarqua qu'elle avait le ventre gros et dur ; à sept ans environ, cette disposition physique disparut, et presque tous les hivers il se formait sur le cuir chevelu des engorgemens qui se terminaient par suppu-ration. Depuis l'âge de dix ans à peu près, elle éprouvait, quand elle courait, des palpitations

avec douleur au côté gauche de la poitrine,
qui par la suite firent place à une difficulté de
respirer, suivie d'une forte oppression. Cette
jeune personne ressentait presque toujours, dans
la veille comme pendant le sommeil, et avec
plus ou moins d'intensité, une oppression ou
plutôt un râlement qui n'était accompagné
d'aucune douleur, mais auquel il se joignait souvent un embarras, une sorte de resserrement
dans la gorge, qui de la région de l'estomac se
porta au larynx, et alla toujours en augmentant
depuis l'âge de douze ans.

On soupçonna qu'une humeur particulière
était la cause de ce désordre : on y opposa pendant deux ans, et sans succès, un vésicatoire
au bras ; plus tard, on accusa un état de pléthore
sanguine, parce que les règles n'avaient pas
encore paru, et on appliqua des sangsues au
siége ; mais il n'en résulta aucun amendement.
Les opinions alors se partagèrent, et l'on sup-
posa tour à tour que la maladie était spasmodique ou le résultat des obstructions.

Telle est l'analyse d'un mémoire à consulter,
que je reçus en 1807. Je conseillai l'exercice,
l'usage d'une potion antispasmodique avec l'o-
pium gommeux ℥ß et l'éther Əj ; l'application
de serviettes chaudes autour du bassin, les bains
de siége tièdes, un régime tonique, une bonne
rôtie au vin pour souper, etc. etc. Enfin, je pres-

crivis conditionnellement, dans le cas où les symptômes deviendraient plus violens, de faire appliquer des sangsues à la vulve.

Les accidens diminuèrent de suite, et trois mois après, j'appris que l'apparition des règles avait été le signal d'un entier rétablissement.

Deuxième exemple d'hystéricisme.

Une demoiselle âgée d'environ quinze ans, d'un tempérament sanguin et nerveux, jouit d'une bonne santé dans sa première enfance, et annonça une intelligence très-précoce. Ses parens faisaient succéder aux lectures et à l'étude les promenades au dehors et les recréations convenables. Son régime était bien ordonné et régulier. Quelque temps après la guérison d'un catarrhe pulmonaire, qui fut très-prononcé et tenace, mademoiselle *** fut prise de légers mouvemens convulsifs dans les membres ; sa respiration était fréquente et entrecoupée ; la malade répétait continuellement, et avec vélocité ce son : *bia bia.* Elle conservait évidemment la connaissance de tout ce qui se passait autour d'elle ; le pouls était petit, serré, naturel, quant à la fréquence des pulsations : dix gouttes de liqueur d'*Hoffmann* firent cesser l'accès, et furent plusieurs fois suivies du même succès ; les attaques se répétaient trois et quatre fois par jour : du reste, le sommeil était bon généralement, et la santé parfaite pen-

dant les intermissions. Le médecin ordinaire de
la malade, M. *Depasse* de Guingamp, praticien
très-éclairé, attribua les accidens à l'extrême
susceptibilité nerveuse de la jeune malade, à
son accroissement rapide, et surtout à une sorte
de puberté anticipée, bien plutôt qu'à une disposition vermineuse dont rien ne constatait
l'existence. Par le traitement qu'il prescrivit, il
chercha à remplir une double indication, à diminuer la sensibilité exaltée, en fortifiant toute
l'économie, et spécialement le système musculaire : il conseilla les bains légèrement tièdes, les
frictions sèches sur le rachis, les lombes et les
membres abdominaux, une infusion de tilleul
et de feuilles d'oranger, des lavemens tantôt
simples, et tantôt avec un gros *d'assa-fœtida*,
enfin un exercice varié, et les amusemens propres
à l'âge de la jeune malade.

Après avoir fait observer ce régime pendant
un mois, on vit diminuer les accès, et au bout
de quelque temps, ils cessèrent totalement pour
reparaître six semaines plus tard. Les paroxysmes
présentaient les mêmes symptômes : dyspnée,
contractions involontaires et irrégulières des
muscles ; l'appétit et le sommeil étaient bons, et
dans l'intervalle des accès, la santé paraissait
parfaite.

Le calme reparut pendant trois mois, et durant cette intermission, la jeune malade prit de

la force et acquit même de l'embonpoint ; mais l'orage revint avec autant d'intensité que par le passé, mais aussi avec quelques différences. Les accès commençaient souvent par des bâillemens, quelquefois par des éclats de rire ou des pleurs non motivés ; tantôt la malade se roulait sur son lit ou sur le parquet, tantôt montait sur les meubles : du reste, elle était capable de suivre un raisonnement, et répondait avec beaucoup de. finesse aux questions et aux observations qu'on lui adressait ; mais pendant la durée de son accès, elle s'éloignait sensiblement du respect et de la tendre affection qu'elle portait à ses parens.

Telles sont les particularités les plus remarquables de cette singulière maladie.

Les conseils que nous adressâmes aux parens, M. *Pinel* et moi, différaient très-peu des moyens mis en usage par le médecin ordinaire : cette affection fut d'abord affaiblie par le traitement rationnel mis en usage, par l'exercice, et surtout par un long voyage, et s'est ensuite dissipée complètement à l'aide du même régime, à mesure que la constitution de cette jeune personne s'est fortifiée, et surtout depuis que le flux menstruel est régulièrement établi.

Deuxième variété. Hystérie épileptiforme.

Il est une autre variété d'hystérie que plusieurs médecins ont bien reconnue, signalée, et à laquelle ils ont donné le nom d'*épilepsie utérine* (1). Cette dénomination nous semble inexacte, 1°. parce que la maladie nommée *épilepsie*, ou *mal caduc*, ne dépend presque jamais, et peut-être jamais d'une lésion de l'utérus (2); 2°. parce que les accidens désignés sous le nom d'*épilepsie utérine* dépendent d'un mode d'irritation de l'utérus, et non du cerveau : en vain présenteraient-ils plus ou moins d'analogie avec les symptômes propres à l'épilepsie, ils ne pourraient constituer cette affection, puisque, loin d'appartenir à une lésion du cerveau ou du système nerveux, ils dépendent d'une affection particulière de la matrice. Examinons en outre que les causes qui ont donné lieu à ces prétendues épilepsies utérines sont celles qui donnent presque toujours naissance à l'hystérie; que la marche de ces maladies, sous beaucoup de rapports, se rapproche plus de celle de l'hystérie que de la progression de l'épilepsie : ainsi elles cèdent ordinairement au même moyen qui triomphe presque toujours des

---

(1) Parmi ces auteurs nous citerons spécialement *Sennert, Jonston* et *Lansonius.*

(2) Quand la suppression des règles détermine l'épilepsie, ce n'est point par suite d'une lésion existant dans la matrice, mais bien par l'effet du trouble dont est affecté le cerveau ; c'est ainsi que dans la péripneumonie, résultat d'une aménorrhée subite, le poumon seul est atteint plus ou moins fortement, et l'utérus ne participe point au désordre.

névroses utérines; abandonnées à la nature, elles n'offrent presque jamais de terminaisons fâcheuses; enfin, lorsque les rapports sexuels ont dissipé le désordre, il se reproduit bientôt de nouveau quand les malades reviennent à leur état de continence. Souvent encore la fin du paroxysme est signalée par l'émission d'une urine limpide et par des évacuations utéro-vaginales.

Appuyons maintenant cette opinion par quelques faits :

Premier exemple d'Hystérie épileptiforme.

Une veuve âgée de trente-un ans, d'un tempérament sec et ardent, livrée à la vie sédentaire, éprouve du dérangement dans le flux menstruel, et s'abandonne à un usage copieux du vin : tout à coup elle tombe à terre, sa bouche écume, son corps est violemment agité et ses membres fortement rétractés. Ayant recouvré sa connaissance, elle ne conservait aucun souvenir de son accès, qui se répéta deux fois dans le même mois. Plusieurs médicamens furent employés sans succès. Un second mariage lui est alors conseillé; elle choisit un mari jeune et très-amoureux, devint bientôt enceinte, et se rétablit parfaitement. (*Obs. de Lansonius.*)

Dans cet exemple nous retrouvons la cause ordinaire de l'hystérie, une continence forcée, et non la frayeur ou les lésions cérébrales, sources

F *

si constantes des affections épileptiques ; nous
voyons en outre la maladie céder aux plaisirs de
l'amour, qui dissipent presque toujours les névroses utérines. Il faut en convenir, il est bien
rare que l'épilepsie soit guérie aussi facilement ;
d'où je crois pouvoir conclure, malgré quelques
symptômes plus ordinaires à l'épilepsie, que
cette jeune veuve était devenue hystérique par
suite de son veuvage, qu'elle s'est rétablie en
faisant cesser l'état de continence, et que cette
observation serait mieux caractérisée par les
noms d'*hystérie épileptiforme* que par la dénomination d'*épilepsie utérine* ; mais étayons par
d'autres preuves cette proposition.

Les *Éphémérides des Curieux de la Nature*
renferment deux faits qui viennent encore à
l'appui : le premier surtout offre une sorte de
contre-épreuve.

Premier cas. Une jeune fille, qui passait depuis dix ans pour épileptique, s'abandonne avec
un soldat aux jouissances vénériennes, et guérit :
son amant est rappelé sous les drapeaux, aussitôt
elle est atteinte de fureur utérine. (*Déc.* 3,
ann. 1, obs. 12, *p.* 29.)

Cette dernière maladie succède bien plus souvent à l'hystérie qu'à l'épilepsie, et le siége qui
lui est commun avec l'affection hystérique nous
confirme que cette fille était sujette, non au mal
caduc, mais à une névrose utérine qui a cédé

une première fois *strenuâ cohabitatione*, et qui aurait cédé de nouveau au même moyen.

Deuxième cas. Une demoiselle, de très-haute extraction, fut prise d'accès épileptiques à la suite de la suppression de ses règles : un médecin lui conseilla le mariage ; bientôt elle devint grosse, et après un heureux accouchement elle recouvra une santé parfaite. (*Déc. 1, ann. 1, obs.* 86.)

Ces deux faits nous démontrent également que la continence est le principe du désordre, que celui-ci provient de l'utérus, et que, dans l'un et l'autre cas, les changemens survenus dans cet organe ont été le signal de la guérison. *Hoffmann* cite une histoire analogue, que nous avons rapportée page 741.

Dans l'observation suivante, où l'on retrouve encore plusieurs des symptômes propres à l'épilepsie, nous ne voyons cependant qu'une *hystérie épileptiforme*, et non une épilepsie véritable.

Deuxième exemple d'Hystérie épileptiforme.

Alexandrine D**, âgée de quarante-un ans, d'un tempérament sanguin, d'un embonpoint et d'une stature ordinaires, éprouve, à l'âge de vingt-sept ans, de violens chagrins, qui déterminent la suppression de ses règles. Après six mois de cette aménorrhée elle fait choix d'un amant ; bientôt l'écoulement sexuel reparaît, une grossesse se déclare, et au huitième mois son

ami l'abandonne. Des convulsions surviennent
aussitôt : elles sont caractérisées par un cri per-
çant qui précède la perte de connaissance, par le
tremblement et la flexion des membres, par les
mouvemens convulsifs des yeux et l'écume à la
bouche : l'accès ne durait qu'un quart d'heure.

L'accouchement fut heureux ; mais neuf jours
après, retour des accès qui se manifestent chaque mois, le second ou le troisième jour des
règles, ou à une très-petite distance. Le même
désordre subsiste pendant plus de huit ans ; et
durant le même laps de temps, la malade observe
une continence absolue.

En 1811 elle habite de nouveau avec un homme, ne ressent aucune atteinte de sa névrose, et
devient enceinte une seconde fois. Pendant les
trois derniers mois de sa grossesse elle éprouve
de nouvelles attaques, qui lui semblent causées
par la lenteur avec laquelle procède son amant,
puisqu'elles n'ont pas lieu lorsque, dans l'acte,
celui-ci arrive promptement au but.

Après l'accouchement, Alexandrine D** re-
nonce à tout commerce amoureux ; mais les accès
reparaissent vers l'époque des règles, et comme
par le passé. Ce qu'il y a maintenant de remarquable, c'est que depuis les neuf derniers mois
qui viennent de s'écouler, elle n'a éprouvé que
trois attaques. D'après cette amélioration survenue *spontanément*, on peut espérer que cette

maladie convulsive se dissipera entièrement lorsque la sensibilité de l'utérus sera plus émoussée, ou quand la vie qui est propre à cet organe
aura entièrement cessé : c'est aussi l'opinion
de la malade, qui avoue que son tempérament s'affaiblit de jour en jour, surtout depuis
qu'elle s'est condamnée à une sorte de retraite,
et qu'elle ne fréquente plus la société des
hommes.

Nous ne répéterons pas ici les réflexions que
nous avons déjà mentionnées, mais nous ferons
remarquer que, chez Alexandrine, le siége de la
névrose existait bien certainement dans l'utérus,
puisque les accès ont été constamment influencés
par les divers états de ce viscère, et que la continence, le coït, la grossesse et la cessation progressive de la vie sexuelle, ont exercé sur les
phénomènes de cette maladie une influence que
l'on n'observe pas chez les personnes atteintes
d'épilepsie.

D'après ces diverses considérations nous proposons d'appeler cette variété d'hystérie *hystérie
épileptiforme*, et de remplacer ainsi par une dénomination exacte et précise une dénomination
tout-à-fait fautive.

L'hystérie se présente parfois sous la forme
d'une syncope, et sans l'appareil convulsif qui
lui est ordinaire. Dans l'observation ci-jointe,

que j'emprunte au docteur *Nacquart*, nous verrons un exemple de cette variété.

« M. P** se lève, croyant laisser sa femme
» jouir d'un profond sommeil ; deux heures
» après on entre dans la chambre, elle conti-
» nuait à paraître dormir. Une heure plus tard,
» étonné de ce sommeil prolongé, contre son
» habitude, on veut la réveiller : vains efforts,
» toutes les tentatives sont inutiles. Lorsque je
» la vis vers midi, la respiration était facile,
» peu étendue ; la position dans le lit naturelle ;
» les membres étaient souples, non agités ; les
» yeux fermés ; la coloration dans l'état ordinaire.
» Au bout de six heures, cet état, qui avait été
» amené par de vives contrariétés, se dissipa
» entièrement, et la malade, qui avait déjà
» éprouvé plusieurs accès pareils, n'en conser-
» vait aucun souvenir ». (*Journal général de Méd.*
décembre 1812. *Paris.*) Mais cette observation
est-elle une hystérie ou une syncope ?

Parmi les variétés d'hystérie, la suivante nous
a paru remarquable.

Madame D**, âgée de vingt quatre ans, est
douée d'une bonne constitution et d'une sensibilité extrême au physique comme au moral.
Les affections vives de l'âme lui font éprouver
du malaise, des spasmes nerveux avec perte incomplète de connaissance, et même avec convulsions. Le bruit qui la surprend, ou le choc réitéré

d'un verre renouvellent ces accidens : la sensibilité des organes de la génération est fort peu
développée. Néanmoins, cette dame est devenue
mère plusieurs fois ; mais lorsque, dans le rapprochement des sexes , elle ne ressent aucun
plaisir, ce qui arrive le plus souvent , elle est
prise d'une suffocation très-pénible , tombe en
syncope et dans des convulsions violentes, mais
peu prolongées. Quand au contraire le spasme
voluptueux se fait sentir chez elle, il ne lui
survient aucun accident.

Ce fait est une variété d'hystérie, car les accidens partent bien certainement de l'utérus. Du
reste, cette dame, pendant l'accès, ne perd pas
entièrement connaissance.

L'observation suivante nous offre l'exemple
d'une particularité très-singulière (1). Une demoiselle âgée de cinquante ans, douée d'une
grande sensibilité , fut atteinte, vers l'époque de
la puberté, de convulsions fréquentes; elle vécut
célibataire , et parvint , avec une santé faible et
une constitution très-irritable , à l'âge de quarante-cinq ans. Lors de la tourmente révolution-
naire, une vive affection morale lui occasionna
des convulsions violentes qui durèrent deux
jours. A peine eut-elle recouvré ses sens, qu'elle
s'aperçut d'une dépression considérable à la ré-

___

(1) Mém. de la Soc. méd. d'Émul.

gion épigastrique : depuis cette époque, elle
éprouva chaque jour un accès hystérique, qui
fut rebelle aux antispasmodiques pendant huit
mois. L'apparition momentanée d'un engorgement au genou gauche affaiblit ces symptômes.
Tout à coup, et trois mois après la cessation de
tout médicament, il se manifeste une évacuation
alvine très-copieuse, et l'estomac revient comme
par enchantement dans sa position naturelle;
mais bientôt le chagrin de la mort de sa mère
la plonge de nouveau dans les mêmes accidens,
qui cèdent aussitôt que les douleurs du genou
reparaissent.

Quatre années se passent dans un calme absolu, et cette dame atteint tranquillement son
époque critique. A cinquante ans l'estomac disparaît pour la troisième fois. Les accès hystériques se reproduisent également : convulsions
effrayantes, figure animée d'un rouge noirâtre,
respiration laborieuse, convulsions des muscles
du col avec menace de suffocation, dépression
très-sensible à l'épigastre, sans aucun gonflement dans le voisinage; symptômes d'embarras
gastrique, auxquels on opposa les délayans,
l'eau émétisée, etc. L'estomac reprit sa place
naturelle; les accès devinrent moins fréquens et
moins intenses, et la convalescence fut cimentée
par un vésicatoire au bras.

Telle est l'analyse d'une observation dont je

ne prétends pas garantir ou nier l'exactitude, et qu'on trouve dans les *Mémoires de la Société médicale d'Émulation*, t. IV, p. 211.

On a divisé l'hystérie en idiopathique, sympto-matique, sympathique et métastatique; mais les particularités qu'elle présente, dans les diverses circonstances où l'on a cru devoir admettre ces divisions, ne nous semblent pas assez notables pour constituer des espèces distinctes, ou même des variétés.

Baillou et *Rivière*, et d'après eux le célèbre *Morgagni*, admettent une fièvre hystérique; mais le docteur *Chambon* ne reconnait dans l'observation de *Rivière* que des symptômes ano-maux appartenant à la fièvre, et je partage l'avis de ce médecin. Ne voyons-nous pas admettre fréquemment l'existence de l'hystérie ou sa com-plication, d'après la simple observation de quel-ques phénomènes nerveux, tout à fait indépen-dans de l'action de l'utérus, étrangers à cette névrose, ou trop éphémères pour la caractériser?

Mais outre les variétés qui existent dans l'en-semble des symptômes que présente un cas par-ticulier d'hystérie on rencontre assez souvent, chez les personnes hystériques, des particularités ou des phénomènes qui méritent d'être consi-dérés isolément, tels que le strabisme acciden-tel, des illusions d'optique auxquelles on a sans doute donné trop d'importance, en les dési-

gnant sous le nom d'*amauroses périodiques* (1).
Le développement extraordinaire de l'ouïe ,
une sorte de catalepsie , les nausées , le vomissement , le hoquet , l'envie de mordre et l'horreur de l'eau que *Lieutaud* assure avoir observée
plusieurs fois; ce dernier phénomène a été, dans
quelques circonstances , un sujet de méprise , et
a fait prendre pour une hydrophobie une véritable affection hystérique ; le contraire est également arrivé , et un médecin d'un très-grand
mérite a regardé comme atteinte d'un accès
d'hystérie une femme en proie à une hydrophobie
déterminée par l'usage imprudent de l'*asarum*
(ou herbe au pauvre homme) que lui conseilla
un herboriste.

On a rapporté dans un journal de médecine
l'histoire d'une dame affectée d'hystérie, et qui
laissait dégager , par le moindre contact , des
étincelles électriques : j'ai vu beaucoup d'exemples de la maladie hystérique , et je n'ai jamais
rencontré cette particularité chez une personne
sujette à cette névrose; mais comme on l'observe
dans d'autres circonstances , ce fait ne nous
semble offrir en lui-même rien d'invraisembla-
ble : le phénomène suivant, dont nous avons la
certitude , paraîtra tout aussi extraordinaire :
c'est le développement d'un emphysème essentiel

_____

(1) Nosogr. phil. , 2ᵉ édit., t. 3.

chez une femme hystérique, sans aucune lésion extérieure, et sans aucune communication avec les poumons.

Enfin on a remarqué quelquefois chez les jeunes personnes sujettes à cette névrose un changement prompt d'un ton fort et profond de la voix à un ton faible et haut. Dans certains cas encore, les accès violens de la passion hystérique sont accompagnés d'une chaleur brûlante que les malades ressentent particulièrement dans le bas-ventre et la poitrine : cet accident est sans fièvre générale, et n'offre pas d'inquiétude.

Après avoir énuméré la majeure partie des accidens ou symptômes anomaux que peut offrir à l'observation la réunion d'un grand nombre de femmes hystériques, nous allons examiner l'influence de cette maladie sur un des phénomènes les plus importans de la vie sexuelle. Parmi les auteurs qui ont écrit sur l'hystérie, les uns ont pensé que les personnes sujettes à cette affection étaient plus aptes à devenir enceintes (ce qu'on peut expliquer par leur sensibilité plus exquise et des passions plus ardentes); d'autres, au contraire, ont regardé cette maladie comme pouvant former obstacle à la conception : ces deux opinions méritent d'être examinées. Sans doute il est possible que des personnes hystériques soient stériles toute leur vie, et les auteurs qui ont émis cette dernière opinion auront probablement observé

des exemples à l'appui ; mais le plus souvent les
femmes qui ont été sujettes aux accès d'hystérie
sont très-fécondes, et cet avis du moins nous
paraît plus conforme à l'observation. Nous pourrions citer à ce sujet plusieurs témoignages,
mais nous nous bornerons à mentionner le suivant. Une jeune femme éprouve, avant son mariage, des accès d'hystérie très-violens : à dix-
sept ans on la marie ; deux mois après, ses règles
se suppriment, et une grossese se déclare ; à
dix-huit ans, suppression des menstrues par la
même cause. Dans l'espace de neuf ans, elle eut
huit enfans : chaque année elle portait un enfant ;
telle était son aptitude pour la *fécondation* (qu'on
nous pardonne cette expression), qu'après chaque couche, elle devenait enceinte aussitôt
qu'elle habitait avec son mari.

Les femmes, au contraire, dont les organes
génitaux n'exercent qu'un faible empire, celles
surtout qui n'éprouvent aucune jouissance dans
l'acte vénérien, sont en général peu habiles à la
conception, quoique susceptibles cependant de
devenir mères.

Telles sont les particularités les plus remarquables qu'offre cette névrose utérine pendant
son cours ; voyons à présent comment elle se
termine.

CHAPITRE VI.

Terminaisons des accès et de la maladie.

La durée des accès varie ; ils se prolongent depuis deux et trois heures à dix et douze heures, et dans quelques cas plus rares, à sept ou huit jours. Lorsqu'un paroxysme hystérique touche à son déclin, ce qui arrive après un laps de temps très-variable, les convulsions diminuent progressivement ; les malades étendent les bras et les jambes, et se livrent à des bâillemens et des éternuemens ; la respiration n'est plus aussi gênée, la circulation s'exécute avec ordre, et on entend ordinairement des borborygmes : *obmurmurant intestina.* La fin de l'accès est plus spécialement assurée lorsqu'un liquide particulier vient lubrifier les parties génitales. Rarement cette sécrétion est elle accompagnée d'une sensation voluptueuse, analogue à celle du coït. Cependant *Galien* rapporte l'exemple d'une femme dont les crises hystériques se terminaient par une émission spontanée de liqueur spermatique, émission accompagnée d'une sensation voluptueuse. *Zacutus Lusitanus*, et plusieurs autres médecins ont répété la même observation. Les malades, pour la plupart, rendent une quantité prodigieuse d'urine extrêmement limpide. En même temps la physionomie devient plus calme, les yeux ne sont plus égarés, la voix

recouvre son timbre ordinaire ; après un moment de stupeur et d'étonnement, les sens sont
susceptibles d'impressions et de sensations exactes; enfin l'exercice régulier des fonctions de l'entendement se rétablit. A la fin de l'accès, dont la
terminaison absolue est plus ou moins rapide,
il reste un grand accablement; les malades se
plaignent de ressentir de grandes lassitudes et
et des douleurs dans les membres; quelquefois
un premier accès est unique; mais le plus souvent il survient, d'une manière irrégulière, un
nombre indéterminé d'atteintes, dont les intermissions, l'intensité et la durée sont elles-mêmes
très-variables.

L'hystérie peut alterner avec une autre affection, ou se convertir en d'autres maladies. Le
docteur *Alibert* rapporte, dans ses *Nouveaux
Élémens de Thérapeutique*, qu'une femme ressentait tour à tour les symptômes d'une fièvre
catarrhale, et les accès violens d'une maladie
hystérique. *Backer* parle d'une dame qui éprouva
pendant plusieurs années des attaques d'hystérie auxquelles succéda un asthme convulsif très-
violent, qui alternait avec des crampes d'estomac fort intenses. Au rapport de *Cheyne*,
l'étisie tuberculeuse (ou phthisie) est souvent la
suite des fortes hystéries. *Sydenham* a vu cette
dernière affection se convertir en hématémèse,
étisie, goutte, apoplexie, paralysie, syncope;

mais rappelons-nous que ce médecin, si justement célèbre, a cependant confondu l'hystérie avec l'hypocondrie.

Pendant la grossesse, la névrose de l'utérus se trouve en quelque sorte suspendue : *Hystericæ tempore graviditatis quo impetum principii vitalis uterus attrahit, à spasmis et affectibus nervosis liberæ sunt.* **Hoffmann** nous a transmis plusieurs exemples qui pourraient étayer cette opinion, mais nous nous bornons à citer le suivant, que nous abrégeons (*obs.* 4). Une femme, âgée d'environ trente ans, est prise tout à coup de convulsions à la suite d'un refroidissement : elle tombe à terre ; sa tête et ses pieds offraient les mouvemens convulsifs les plus singuliers, tandis que les mains en étaient exemptes : elle vociférait et se mordait les lèvres. Les paroxysmes revenaient vers l'époque des règles, et sans signes précurseurs ; ils étaient suivis de lassitudes, etc. Cette dame devint enceinte, et pendant toute la durée de sa grossesse, elle n'éprouva aucun accès, et accoucha heureusement. Vers le dixième jour, les lochies diminuèrent et furent remplacées par une sérosité sanguinolente ; la malade était en outre très-constipée : les maux de tête, les vertiges, les flatuosités, les convulsions, etc., revinrent ; mais enfin les lavemens carminatifs et huileux, les pilules tempérantes, balsamiques, le castoréum, le safran, et l'usage des eaux miné-

rales contribuèrent efficacement à la guérison de
cette maladie. Cependant les femmes enceintes,
quoique exemptes en général des accès hystériques, n'en sont pas constamment à l'abri ; ils
dépendent alors presque toujours de l'influence
qu'exercent les affections morales. *Exemple :*
Une demoiselle sujette, par suite d'une menstruation irrégulière, à des atteintes d'hystérie,
se marie à l'âge de vingt et un ans : le désordre
cesse ; mais dès le quatrième mois de son mariage,
de violens chagrins ramènent les accidens hystériques, qui continuent pendant la grossesse et
l'allaitement, et se dissipent enfin avec le retour
du calme moral. D'autres fois cette névrose n'est
que suspendue pendant un certain laps de temps,
ou durant le cours d'une autre maladie. Une
femme hystérique éprouve à la suite de ses couches un abcès auquel succède un ulcère sinueux ;
pendant six mois, il ne se manifeste aucun mouvement convulsif ; mais l'hystérie reparut dès
que l'ulcère fut guéri. (*Reil.*) J'ai vu, dit-il, une
autre hystérique qui n'éprouva point d'accès
pendant toute la durée d'une fracture. Certainement, ajoute-t-il, dans ce cas-ci, aucun transport
d'humeur n'avait lieu. *Aliam vidi mulierem,
spasmis hystericis subjectam, cui, cùm os fronge-
retur, paroxysmus non accidebat ; certè in hâc
specie nulla materiæ migratio facta erat.* (*Reil,*
p. 179, *Médecine clinique.*)

L'hystérie peut encore se terminer par une paralysie. *Lepois* rapporte qu'une religieuse, sujette depuis plusieurs années à des accès d'hystérie, en fut délivrée une première fois par la paralysie du bras et de la jambe gauches, et une seconde fois par la paralysie du bras seul.

On voit, dans quelques cas, cette névrose offrir une terminaison funeste, comme nous l'avons annoncé déjà ; mais de plus, elle conduit quelquefois à d'autres maladies très-graves : c'est ainsi que mon ami le docteur *Nacquart* a vu une dame qui avait conservé de son état hystérique des borborygmes perpétuels : elle avait été obligée de se retirer du monde, et est morte phthisique, peu de temps après, à l'âge de trente-cinq ans.

En parlant des complications, nous fournirons, en assez grand nombre, des exemples de ces terminaisons fâcheuses.

Crises de l'Hystérie.

Les crises de l'hystérie sont variées et nombreuses, moins cependant que celles de l'hypocondrie. Comme nous ferons connaître ces dernières avec détail, nous indiquerons très-succinctement les particularités relatives aux crises de l'hystérie : celles-ci, en outre, peuvent être complètes ou incomplètes. Cette affection se juge par les différens modes de crises, par des

G

éruptions qui se manifestent sur le système cutané, par des sueurs, des sécrétions diverses, des
abcès ou des suppurations dans le tissu cellulaire, par des hémorrhagies, par des diarrhées
propres au système muqueux intestinal, par des
urines très-abondantes, le plus ordinairement
par la sécrétion du mucus vaginal, et quelquefois par une émission spontanée de la liqueur
muqueuse ou *spermatique*, émission qui peut
être accompagnée d'un sentiment voluptueux ;
enfin par d'autres maladies qui se terminent
elles-mêmes promptement et favorablement.

Une jeune fille, au rapport de *Zacutus Lusitanus* (*obs.* 94), en proie aux spasmes hystériques les plus violens, n'éprouvait aucun soulagement des moyens réputés antihystériques, et
fut guérie par une sensation voluptueuse excitée
vers l'utérus, et par une émission spermatique
abondante : *Titillatione et fervore quodam in utero
concitato, copiosum semen excernens, ab acces-
sione sævâ superstes remansit. Zacutus* demande
ensuite si ce moyen peut être permis par un
médecin religieux, et n'osant résoudre la question, il renvoie à d'autres autorités : *Raphael
Moxius, lib.* 2, *de curandis morbis muliebribus,*
17, *etc. Carrerius disput.* 69, *ad lib.* 6, *de locis
affect. Galen : et apologia tertia doctoris Didaci
Morani Lusitani, in quâ de epilepsiâ hystericâ egit
luculenter.*

Nous sommes loin de penser qu'un pareil expédient puisse être autorisé par les médecins ; nous croyons au contraire qu'il doit être interdit ou laissé dans l'oubli, quand ceux qui entourent ces malades n'en ont pas connaissance. En effet, si les accès sont peu intenses, il faut les abandonner à la nature, ou s'efforcer de les guérir de quelque autre manière ; si au contraire ils sont portés au degré le plus violent, à ce point, qu'on rencontre très-rarement, de menacer la vie des malades, nous doutons que ce moyen réussisse à les sauver du péril auquel elles sont exposées ; cette condition serait cependant la seule qui pourrait faire enfreindre la mesure prohibitive et générale.

CHAPITRE VII.

Complications de l'Hystérie.

Nous distinguerons les complications de l'hystérie en accidentelles et en conséquentes ou dépendantes de la maladie première : ainsi une péripneumonie qui surviendrait chez une femme hystérique serait une complication accidentelle, tandis qu'une nymphomanie, une aménorrhée, une phthisie pulmonaire, une manie érotique, seraient la conséquence de l'affection hystérique : ces dernières maladies peuvent être encore une conséquence médiate ou immédiate de l'hystérie ;

ainsi l'aménorrhée, la nymphomanie, les lésions organiques de l'utérus dérivent immédiatement de la névrose de ce viscère, tandis que la manie érotique, la phthisie, peuvent bien, à la vérité, en dépendre, mais indirectement.

Nous allons parcourir succinctement les affections qui, par leur fréquence, leurs rapports et leurs sympathies, ont une sorte d'affinité avec l'hystérie. De ce nombre sont, la phthisie pulmonaire, l'aménorrhée, l'hypocondrie, la mélancolie, la manie, la nymphomanie, l'épilepsie, l'aphonie, les lésions organiques de la matrice et de ses annexes.

Rarement l'hystérie vient-elle se joindre à une phthisie bien confirmée; il semble que l'irritation qui existe alors vers la poitrine garantisse les organes sexuels; mais souvent les retours multipliés des accès hystériques troublent les fonctions du poumon par les agitations convulsives dont ces malades sont affectées. Ce viscère qui, après le cerveau, est celui dont la texture est la plus délicate, devient le siége d'un trouble ou d'une lésion dont il importe singulièrement d'arrêter le plus tôt possible les progrès ultérieurs. Aussi n'est-il pas rare de rencontrer, dans la pratique médicale, de jeunes personnes qui, contrariées dans leur inclination, deviennent sujettes à des accès d'hystérie plus ou moins violens: si leurs vœux les plus chers ne sont point exaucés, la santé dépérit, et l'habitude des agitations convulsives ne tarde pas à établir vers l'organe pulmonaire un foyer d'irritation.

L'aménorrhée est plus fréquemment cause que complication de l'hystérie; cependant elle peut compliquer celle-ci, ou même en être le résultat. Citons quelques exemples à l'appui de ces assertions.

L'impression du froid détermine chez une femme la suppression des règles, et par suite les accès hystériques surviennent : dans ce cas, l'aménorrhée a produit l'hystérie. La dissertation de M. *Royer Collard* renferme l'observation intéressante d'une suppression de menstrues, à laquelle l'hystérie s'est jointe consécutivement (1).

Celle-ci, chez une autre malade, est provoquée par des affections de l'âme très-pénibles : la santé générale se dérange, les règles s'annoncent, et l'invasion d'un accès convulsif les supprime. Ici l'hystérie a bien évidemment occasionné la suppression des menstrues.

Une jeune personne, âgée de dix-huit ans, était depuis long-temps sujette à des atteintes de cette névrose. Elle éprouve un jour une vive frayeur dans l'instant de sa menstruation; celle-ci s'arrête, et ne reparaît plus. Dans ce troisième

_____

(1) Voyez *Dissertation sur l'Aménorrhée*, par M. *Royer Collard*, page 45.

exemple, l'aménorrhée est indépendante de l'hystérie , et constitue encore une complication.
Toutes les maladies auxquelles l'aménorrhée ou
le dérangement des menstrues donnent si fréquemment naissance, peuvent alors compliquer
la névrose utérine. L'hypocondrie et cette dernière sont souvent associées l'une à l'autre, et
cette réunion a sans doute contribué à faire admettre leur prétendue identité. Pour éviter l'erreur dans ce cas, il faut d'abord se rappeler
que cette complication ne peut pas exister chez
l'homme , ainsi que nous l'avons démontré , et
se garder ensuite de prendre pour une véritable
hystérie quelques symptômes nerveux plus ou
moins prononcés, et analogues à ceux qu'éprouve
la femme atteinte de cette dernière affection.

Dans l'observation ci-jointe, *Frédéric Hoffmann*
nous a transmis un exemple assez bien caractérisé
d'hystérie hypocondriaque.

Une jeune veuve, âgée de trente ans, ne fut
pas, pendant ses couches, exempte de ses accès
hystériques. Quelque temps après la mort de son
mari, elle se livre à une vie dissipée, danse avec
excès, s'expose à des refroidissemens subits en
s'asseyant presque nue sur le gazon, fait ses délices des fruits de la saison et des acides. Bientôt
ses forces et son estomac s'affaiblissent au point
qu'elle éprouve des anxiétés précordiales, de la
gêne à respirer, des douleurs dans le dos et de

la constipation ; une sérosité visqueuse, qui coule à l'époque des règles, et même après, remplace cette hémorrhagie, et s'arrête elle-même à la suite d'un froid vif ressenti vers le bas-ventre. Une tumeur large de quatre doigts et longue d'un palme, avec douleur pongitive, survient à l'aine ; il s'y joint d'autres symptômes graves : tout à coup la malade tombe à terre privée de mouvement, de sentiment et de connaissance ; la figure était gonflée et rouge, les seins très-enflés, et sa sueur teignait le linge en rouge ; le ventre était distendu par des vents, le pouls plein et fort, les pieds étaient froids. Une saignée dissipa promptement cette attaque : le même accès se renouvela plus de cinquante fois avec plus ou moins de force dans moins d'un mois, sans toutefois amener une grande perte de forces, bien qu'on ne pût diminuer ou dissiper les accidens qu'à l'aide de la saignée. *Hoffmann* défendit des saignées si fréquentes, et surtout du bras ; il conseilla les pédiluves tièdes, les lavemens huileux et carminatifs, des poudres tempérantes, etc. Bientôt la malade se trouva un peu mieux ; et s'étant mariée, elle fut dès-lors parfaitement guérie.

Je suis très-porté à croire que le mariage a fortement contribué à la guérison de cette veuve, et cette opinion me confirme dans l'idée d'une affection hystérico-hypocondriaque.

Les aliénations compliquent parfois l'hystérie. *Zacutus Lusitanus* a consigné l'observation d'une jeune personne qui, à la suite d'un amour contrarié, devint hystérique, et tomba ensuite dans une sorte de lycanthropie : elle hurlait comme un loup, mais elle ne se croyait pas changée en cet animal.

Le penchant au suicide peut aussi s'associer aux affections hystériques. *Forestus* nous a conservé l'histoire d'une jeune personne qu'il vit en proie aux accès d'hystérie les plus violens. La malade résolut de périr d'inanition; mais ce médecin, ayant reconnu la cause de son désespoir, engagea ses parens à la marier selon ses désirs, et la promesse de cet hymen assura sa convalescence.

On trouve dans *Chambon* (tom. II, p. 167) l'exemple d'une jeune femme très-libertine, qui, après un retard de quatre mois, fut atteinte d'accès hystériques, puis de manie, et enfin de convulsions générales, auxquelles elle succomba.

La réunion de l'hystérie et de l'épilepsie offre une des complications les plus fâcheuses : elle est heureusement assez rare. J'en emprunte un exemple au docteur *Maisonneuve.* (*Observation analysée.*)

Élisabeth **, d'une forte constitution, d'un caractère très-turbulent et presque maniaque, naquit de parens sains et aisés. A quelques fièvres intermittentes près, sa santé avait toujours été bonne jusqu'à douze ans, époque où elle éprouva un premier accès épileptique, occasionné par la peur qu'elle eut d'une poupée. Conduite à la Salpêtrière, elle y fut traitée par les bains, les saignées, et eut peu d'attaques jusqu'à 13 ans.

L'écoulement menstruel parut alors accompagné de beaucoup de maux d'estomac; il fut régulier pendant quinze mois, et durant tout ce temps elle n'eut pas un seul accès. De retour dans sa famille, un retard de deux mois ramena les accidens, pendant huit jours consécutifs, à cinq ou six reprises.

Elle fut ramenée à la Salpêtrière, où elle est depuis deux ans et demi. Ses accès sont relatifs, pour la fréquence et l'intensité, à l'état des règles. L'accès arrive tantôt subitement, tantôt après des symptômes précurseurs, étourdissemens, agitation, sentiment de strangulation, puis chute, perte de connaissance, contraction tétanique des muscles, des membres, de la tête qui se penche en arrière, mouvemens convulsifs par intervalles, tension de diverses parties. Les yeux sont ouverts, fixes, louches, des tremblemens, des agitations, des mouvemens violens de tout le corps se succèdent; la respiration est laborieuse et bruyante, le visage rouge; les jugulaires sont gonflées; il y a peu d'écume à la bouche; le pouls est insensible. Par instans, la

malade frappe sa tête avec force à poings fermés;
et délire. Les accès sont plus ou moins forts; il
s'y joint quelquefois une tension partielle des
muscles de la face; ce qui rend le visage hideux.
D'autres fois le cou se gonfle, la figure est livide, etc.; et alors il y a beaucoup d'écume à la
bouche.

Cette maladie nous offre très-probablement
l'exemple d'une complication hystérico-épilep-
tique; toutefois elle présente bien aussi quelques
rapports avec les hystéries épileptiformes dont
nous avons parlé pag. 81 et suiv.; mais ce qui
nous décide à reconnaître dans ce cas l'existence
d'une complication, c'est d'abord l'opinion d'un
observateur tel que M. *Maisonneuve*, et la cause
première de la maladie, la frayeur, d'où provient
si souvent l'épilepsie. La réunion de ces deux
maladies a pu être méconnue, et aura conduit
quelques praticiens à les identifier. Pour reconnaître la complication, il faut une attention
réfléchie et des recherches multipliées; par cet
examen, on découvrira peut-être les causes spéciales de l'une et l'autre affection, leur invasion
successive ou même simultanée, ce qui doit être
beaucoup plus rare; enfin leurs symptômes res-
pectifs, etc. Nous les exposerons incessamment
en parlant du diagnostic de l'hystérie.

M. P**, praticien très-distingué, assure que
l'hystérie, qui résiste aux moyens rationnels, ou

qui se perpétue faute de traitement, ou par une
sorte d'habitude, dégénère à la longue en épilepsie. Cette assertion me paraît un peu hasardée, et surtout beaucoup trop générale ; je
pense au contraire que les accidens, dépendans
de la sensibilité organique de la matrice, s'affaiblissent ou se dissipent souvent faute d'aliment,
c'est-à-dire par la cessation de la vie particulière
à l'organe qui en était le foyer. Les exemples
que nous avons rapportés pages 81 et 83 en sont
la preuve, et la saine physiologie nous semble
devoir confirmer cette opinion, ainsi que les
faits que nous avons rapportés à l'appui.

L'aphonie pourra compliquer cette névrose,
quand surtout celle-ci aura été causée par la
suppression des menstrues : cette complication
est spécialement produite par les rapports sympathiques qui existent entre l'utérus et le larynx (1) ; mais si l'aphonie est incomplète, si elle

(1) Cette connexion nous est démontrée par les phénomènes
qu'éprouve la voix lors de la puberté, par l'affaiblissement et
la perte de cette faculté après l'accouchement. J'ai connu
trois jeunes femmes qui avaient chacune un talent très-distingué comme cantatrices, et toutes les trois ont été fort
long-temps sans recouvrer pleinement l'étendue de sons
qu'elles possédaient avant leurs couches. On peut encore
remarquer que, passé quarante-cinq ans, il est fort rare de
trouver chez une femme un beau talent pour le chant : nos
théâtres n'en offrent aucun exemple, tandis qu'on en voit
plusieurs chez des acteurs de cinquante à soixante ans.

dure depuis peu de temps, ou si elle provient de la
même source d'où dérive l'hystérie, par exemple
la suppression des règles, on doit la considérer
plutôt comme un symptôme que comme une
complication ; mais quand la perte de la voix est
complète, quand son origine est étrangère à la
cause d'où est émanée l'affection hystérique,
elle forme alors une véritable complication.
Horstius en cite un exemple.

La matrice étant le siége de l'hystérie, et cette
affection sévissant avec une sorte de prédilection
chez les femmes vers l'âge de retour, il est présumable que cette double disposition peut favoriser les altérations organiques de l'utérus,
d'autant que celles-ci sont un des tristes attributs
de cette période, qui, sous ce rapport, est bien
justement nommée *époque critique*.

Rapportons maintenant l'exemple d'un désordre extraordinaire, qui peut-être n'a pas été un
résultat de l'hystérie, mais dont la marche a été
modifiée par cette névrose.

Une dame âgée de soixante-six ans, éprouva,
vers sa quarante-sixième année, des symptômes
hystériques, tantôt une boule qui se portait de
l'hypogastre à la poitrine et au cou, tantôt un
sentiment de strangulation et de constriction
spasmodique vers le larynx ; d'autres fois il s'y
joignait des mouvemens convulsifs avec syncope incomplète. Ces accidens subsistèrent très-

long-temps ; par la suite ils s'affaiblirent, mais leur diminution fut le signal d'un autre ordre de phénomènes. Le ventre acquit un développement qui fit des progrès sensibles pendant plusieurs mois, et resta ensuite stationnaire ; au travers des parois abdominales on reconnut une tumeur dont la nature parut squirrheuse, et dont un des ovaires fut présumé être le siége. Des douleurs vives survinrent dans l'abdomen ; elles partaient de l'utérus qui devint, ainsi que tout l'appareil génital, le siége d'une irritation particulière et d'un écoulement muqueux très-abondant. Cette dame était quelquefois tourmentée par ses vapeurs hystériques ; plus souvent elle était en proie à des douleurs insupportables dans l'abdomen, et surtout vers l'utérus et dans le vagin. Par l'effet des progrès de la maladie, et peut-être aussi par suite des convulsions hystériques, la tumeur du bas-ventre parvint à séparer les muscles droits, à ce point qu'on pouvait la cerner et l'isoler en la saisissant avec le bord cubital de l'une et l'autre main, au travers des tégumens, où elle faisait hernie. Cette dame succomba après de longues souffrances.

L'ouverture nous offrit une tumeur grosse comme la tête d'un fœtus à terme, qui était isolée, mais qui tenait à l'ovaire gauche par un pédicule d'une à deux lignes d'épaisseur, et long de sept à huit pouces. Le kyste ouvert, on

vit une matière huileuse, entremêlée d'adipo-
cire, et en dernière analyse, une petite portion
osseuse, analogue au germe d'une dent; et des
cheveux bien distincts, dont la quantité fut éva-
luée à deux onces : c'était le résultat d'une grossesse, ou plutôt d'une conception extra-utérine.

Les complications accidentelles sont encore
plus fréquentes, mais n'ont point un rapport
aussi direct avec l'affection hystérique. On trouve
dans la plupart des recueils d'observations, et
particulièrement dans *Hoffmann*, des exemples
nombreux de ces complications accidentelles.

Nous bornerons nos citations, en ce genre,
aux deux suivantes :

Une femme de quarante ans, sujette à des accès
d'hystérie, était du reste bien portante. A la suite
d'un effort, le bas-ventre devint dur et tendu;
elle éprouvait des douleurs et une angoisse inexprimable vers la région précordiale, des palpitations du cœur violentes et continuelles; le cœur et
les deux carotides offraient 130 pulsations dans
une seule minute, et, dans le même laps de temps,
on ne sentait que 70 pulsations à l'artère radiale.
Au bout de quatorze jours, l'ascite survint, l'angoisse et les palpitations cessèrent, mais la mort
arriva peu de temps après. (*Reïd*, p. 204.) On
peut soupçonner ici une hystérie qui a été compliquée et même terminée par une affection organique du cœur ou des gros vaisseaux.

Le docteur *Jacquemin* (*Journ. génér. de Méd.* t. XXX, p. 264) a recueilli le fait très-singulier d'une jeune demoiselle sujette à des convulsions hystériques, qui a eu trois ou quatre fois une éruption de vésicules sur l'avant-bras et la poitrine, de la grosseur d'une châtaigne ; lesquelles ont formé, en s'ouvrant spontanément, une plaie semblable à celle des vésicatoires. Il paraît, ajoute l'auteur, que ce pemphigus était héréditaire.

Nous pourrions multiplier de semblables citations ; mais les faits précédens feront suffisamment sentir la différence que nous avons établie entre les diverses complications de cette névrose. Nous allons maintenant indiquer la route qui nous paraît la plus propre à guider le praticien dans ses recherches pour parvenir à la connaissance de cette maladie, quand elle existe à l'état de simplicité ; dans d'autres cas, pour la distinguer au milieu de ses complications ; enfin, pour reconnaître une autre névrose simulant l'hystérie, et pouvant, par suite de cette similitude, donner lieu à des erreurs très-fâcheuses.

CHAPITRE VIII.

Diagnostic de l'Hystérie.

Il importe d'autant plus de bien établir le diagnostic de cette maladie, qu'on admet, en général, beaucoup trop facilement l'existence des affections hystériques, et surtout de leurs complications. Une femme éprouve-t-elle un léger sentiment de boule hystérique ou un resserrement passager vers le larynx, souvent même un simple accident nerveux, dépendant de toute autre maladie, on proclame de suite qu'il existe une hystérie; mais entre l'influence qu'exerce la matrice sur l'économie et l'altération des propriétés vitales ou du système nerveux de cet organe, la distance est grande. Je le répète, pour qu'on puisse reconnaître la présence d'une affection ou d'une complication hystériques, il faut que les symptômes de celles-ci soient évidens, plus ou moins permanens, et suffisamment prononcés, par la même raison qu'on ne regardera ni comme un catarrhe pulmonaire, ni comme une pleurésie, la toux accidentelle, rare ou momentanée qui survient chez une personne bien portante d'ailleurs, ou atteinte d'une autre affection. Il est encore un autre genre de méprises pour les observateurs superficiels.

Une femme, en proie à une affection grave, se plaint-elle de symptômes nerveux analogues ou identiques à ceux de l'hystérie, on en conclut quelquefois qu'elle est simplement hystérique, et on néglige de reconnaître et par conséquent de combattre l'affection véritable ou la maladie la plus importante, lorsqu'il y a complication.

D'autres fois, l'erreur a pris source dans une

autre cause : on sait qu'un amour contrarié détermine fréquemment l'hystérie, et l'on a considéré, dans quelques cas, comme une affection
hystérique, une maladie différente, parce qu'elle
provenait d'une inclination malheureuse : telle
nous paraît avoir été la méprise qui a été com-
mise dans le cas ci-contre. L'auteur l'intitule :
Hystérie prise pour une phthisie (1). Je n'affirme
point positivement qu'il ait existé une phthisie
pulmonaire chez cette malade ; mais je me per-
mettrai, contradictoirement avec l'auteur, de
ne point reconnaître une névrose utérine dans
l'ensemble des accidens qu'a éprouvés la jeune
personne dont il est mention. Il se fonde sans
doute, pour désigner ainsi la maladie, sur la
cause qui l'a occasionnée ; mais les maladies
produites par un amour contrarié ne sont pas
toutes identiques, et ne constituent pas toujours
l'hystérie ; l'identité de causes n'amène pas toujours les mêmes résultats, de même que l'identité des résultats ne prouve pas toujours la similitude des causes. Je passe maintenant à l'exposition du fait, sur lequel je reviendrai.

« Une demoiselle âgée de vingt-neuf ans,
» d'une constitution assez bonne, mais un peu
» nerveuse, fut atteinte d'un amour qu'elle

---

(1) Observation extraite d'un Journal de Médecine. *Paris,*
1811.

H

» n'osait déclarer, et qui la jeta dans la con-
» somption. Des médecins la crurent phthisique,
» parce qu'elle avait la poitrine étroite, le dos
» voûté, de la toux, du dégoût, les pommettes
» rouges, etc. Le traitement de la phthisie étant
» infructueux, on crut que la maladie était ré-
» duite à une simple affection nerveuse, et les
» eaux minérales furent prescrites »; (l'auteur ne
dit pas quelles eaux minérales) « mais la malade
» y éprouva des symptômes prolongés, et voulut
» retourner dans sa patrie. Elle était alors d'une
» faiblesse extrême; son esprit s'aliéna en quelque
» sorte, et offrit parfois les caractères du som-
» nambulisme; elle conversait par demandes et
» réponses sur les objets qui la frappaient le plus,
» et répondait néanmoins assez juste aux ques-
» tions qu'on lui faisait. Cette altération de l'en-
» tendement revenait par accès irréguliers; l'on
» observa que la malade, qui était taciturne,
» triste, silencieuse durant les intervalles, deve-
» nait véridique, même à son détriment, gaie,
» babillarde, prête à faire un voyage, une partie
» de plaisir, à danser, quoique cela lui fût im-
» possible ». C'est dans ces accès que M. D**, qui
commençait alors à traiter la malade, parvint à
démêler la cause de tout ce désordre. Il ordonna
beaucoup de distractions agréables, l'eau mar-
tiale pour boisson, le jus ou la gelée de bonnes
viandes, et deux à trois cuillerées, par jour,

de teinture d'ellébore dans une tasse d'infusion d'armoise. Après avoir prescrit l'usage de cet emménagogue pendant trois jours de suite, il l'interrompit durant une semaine, et le fit reprendre ensuite. A cette dernière époque, les règles reparurent dès la seconde cuillerée. Le remède fut supprimé; l'appétit, les forces, l'embonpoint se rétablirent, et, un mois après, mademoiselle ** avait enfin recouvré pleinement sa santé.

Je le répète, rien ne me semble justifier le titre d'affection hystérique donné par l'auteur à cette observation, et j'y reconnaîtrais bien plutôt, et d'après son propre récit, une disposition à la phthisie pulmonaire. Je ne vois même aucun des symptômes, non-seulement pathognomoniques, mais même ordinaires de cette névrose; l'état de consomption, la poitrine étroite, le dos voûté, les quintes de toux, la rougeur des pommettes, appartiennent aux lésions des organes pulmonaires, et sont étrangers à l'hystérie. Plus bas l'historien ajoute : « Son esprit s'aliéna en quelque » sorte, et offrit parfois les caractères du som- » nambulisme ». Cette aliénation, cette altération de l'entendement et des facultés morales, caractérisent la manie. Quant aux accès de somnambulisme, je suis porté à croire que c'est tout simplement l'agitation que l'on rencontre chez la plupart des maniaques pendant la nuit.

En résumé, et sauf erreur de ma part aussi, je considère cette maladie comme une disposition à la phthisie (par suite d'un amour contrarié), à laquelle la manie s'est associée : l'une et l'autre affection ont été guéries par le traitement très-rationnel que M. D** a mis en usage.

Mais poursuivons le diagnostic de l'hystérie, sur lequel nous ne présenterons qu'un petit nombre de considérations, afin d'éviter des répétitions inutiles; d'autant que l'histoire de cette maladie, telle que nous l'avons tracée jusqu'ici, peut suffire pour éclairer le médecin quand il aura à prononcer sur l'existence d'une affection hystérique : il devra surtout prendre en considération l'âge de la malade, la cause qui a donné naissance aux accidens, la nature des symptômes idiopathiques, le globe et le clou hystériques, la syncope, qui arrive le plus souvent sans perte absolue de mémoire, le sentiment de strangulation, les mouvemens convulsifs avec accès irréguliers; enfin, l'absence des phénomènes propres aux autres affections qui s'en rapprochent. En effet, ce n'est point sur un seul symptôme isolé que doit reposer le diagnostic des maladies : leurs caractères se déduisent des causes spéciales ou propres à chaque affection, de la marche et de l'ensemble de leurs phénomènes, de leurs complications, de leurs terminaisons, du résultat des moyens curatifs, etc.

Quoique l'hystérie soit facile à distinguer de toute autre affection, on l'a cependant très-souvent méconnue. C'est ainsi qu'on l'a fréquemment confondue avec l'épilepsie. Pour faire éviter dorénavant de pareilles erreurs, nous allons établir les différences qui existent entre ces maladies analogues (1).

_____

(1) Il importe à l'humanité, au bonheur des familles et à l'ordre public, que ces maladies soient bien distinguées l'une de l'autre. Combien de fois n'a-t-on pas fait enfermer, dans des maisons destinées aux épileptiques, de jeunes personnes affectées d'hystérie ! Quel spectacle pour ces jeunes malades, que celui d'une compagne en proie à une attaque d'épilepsie ! et quel chagrin devait leur faire éprouver l'idée d'être réduites au même sort, destinées à la même condition, à devenir à leur tour un spectacle de douleur et d'horrible commisération ! Dans un recensement que fit le docteur *Pinel* parmi les personnes du sexe détenues à l'hospice de la Salpêtrière comme épileptiques, ce médecin reconnut un très-grand nombre de jeunes filles et de femmes qui n'étaient qu'hystériques. On sentira combien cette distinction est importante, si l'on réfléchit que beaucoup de jeunes personnes ont été et sont encore, par suite de cette méprise, repoussées de la société dont elles feraient l'ornement, repoussées par leurs parens dont elles seraient le bonheur ou l'orgueil, mais dont le cœur se brise et se dessèche à l'idée d'une maladie..... qui n'existe pas.

Différences de l'Hystérie et de l'Épilepsie.

Les circonstances qui amènent le développement de l'une et l'autre de ces affections varient singulièrement. Les causes les plus fréquentes de l'hystérie sont la privation des plaisirs de l'amour, les chagrins relatifs à cette passion, et les dérangemens de la menstruation. L'épilepsie, au contraire, est le plus souvent déterminée par la frayeur. Sur dix femmes ou filles hystériques, neuf le sont par continence; sur dix épileptiques, on en trouvera six, sept, et quelquefois huit qui le sont devenues à la suite d'une peur subite (1). *Ira atque terror inter causas epilepsiæ haud ultimum sibi vindicant locum* (2). HOFFM.

_____

(1) Cette dernière assertion paraîtra peut-être hasardée ; elle est cependant la conséquence d'une observation attentive et multipliée. Tout récemment encore j'ai soigné une jeune épileptique âgée de douze ans; je demandai si l'enfant n'avait point éprouvé de frayeur, on me répondit négativement; mais de nouvelles informations m'apprirent, au bout de quelques jours, qu'on avait fait une peur violente à cette jeune fille : un vésicatoire sur l'endroit d'où partait l'*aura epileptica* l'a parfaitement guérie.

(2) D'après cette assertion d'*Hoffmann*, on serait porté à croire que la colère est une des causes les plus fréquentes de l'épilepsie; cependant elle n'a contribué au développement d'aucune des histoires particulières qu'il rapporte; et parmi

Sur six observations de mal caduc rapportées par
Hoffmann, et dont il indique les causes, quatre,
suivant son rapport, ont été le résultat d'un
effroi subit. La peur, dit *Tissot* (1), est sans
contredit la cause qui produit le plus souvent
l'épilepsie, et celle qui la renouvelle le plus ordinairement. Sur soixante observations, dont les
causes sont exposées dans l'ouvrage du docteur
Maisonneuve, quarante ont été occasionnées par
la frayeur. Mon honorable ami, le docteur *Es-*
quirol, cite vingt faits pareils, dont huit proviennent d'épouvante (2). Cette névrose succède
quelquefois aux aliénations mentales, et spécialement à la manie : l'hystérie, au contraire,
n'est presque jamais la conséquence de la folie.
Les approches de la puberté et l'âge critique
forment l'époque du plus grand nombre des affections hystériques ; tous les âges de la vie sont
accessibles aux invasions de l'épilepsie : toutefois l'enfance, plus susceptible des impressions
de terreur, en est plus souvent atteinte ; d'où
vient sans doute que des auteurs l'ont appelée

un assez grand nombre d'épilepsies que j'ai observées, je n'en
ai pas trouvé un seul exemple qui fût déterminé par cette
affection morale. Enfin M. *Maisonneuve*, dans son intéres-
sant et volumineux recueil, ne la mentionne que deux ou
trois fois.

(1) Traité de l'Épilepsie, p. 45.
(2) Art. ÉPILEPSIE, *Dict. des Scienc. médic.*

morbus infantilis ac puerilis. Quelquefois on
apporte cette dernière maladie en naissant, ou
elle est transmise par les parens ; tandis que
l'hystérie ne paraît, en général, que long-temps
après la naissance, et ne se développe ordinairement qu'aux approches de l'âge pubère, pendant tout le cours de la vie sexuelle et jusqu'à
l'époque critique. Il est rare de voir des accidens
hystériques au-delà de cette période (qui est à
la vérité plus ou moins différée, suivant le tempérament des individus, leurs habitudes, ou la
température du climat) ; au-delà de ce terme,
les fonctions et les sympathies de l'utérus s'affaiblissent sensiblement. *Chambon* dit cependant
avoir observé des symptômes d'hystérie chez une
de ses parentes, âgée de quatre-vingt-quatre ans ;
mais alors les accidens doivent être peu prononcés.
Cette affection est exclusive à la femme : l'épilepsie, au contraire, est commune à l'un et
l'autre sexe. L'abus des plaisirs de l'amour, et
surtout l'onanisme, feront naître ou aggraveront
les attaques du haut-mal, tandis que les accidens
de l'hystérie dérivent rarement de cette source.
Le premier dépend, dans quelques cas, de l'imitation ou de l'empire de l'exemple ; mais l'autre
affection en provient plus rarement. Cette influence sympathique peut produire l'épilepsie
dans tous les âges ; elle est surtout favorisée par
la frayeur ; ce qui explique pourquoi l'une de ces

maladies est plus que l'autre susceptible de cette sorte de contagion, et plus ordinaire aux enfans et aux personnes du sexe.

On observe, en général, entre l'époque des règles et l'invasion des accès hystériques, une coïncidence très-sensible ; tandis que les retours de la menstruation n'influent que très-peu sur les attaques d'épilepsie ; cependant celles-ci coïncident chez quelques femmes avec l'époque de l'écoulement menstruel, quand surtout il est irrégulier.

Les changemens rapides de température et les fortes détonnations électriques provoquent bien plus souvent les accès épileptiques que ceux d'hystérie. Les premiers sont plus sous l'influence des révolutions lunaires, et surtout de la nouvelle et de la pleine lune. Toutes les fois que les accidens hystériques ne sont point entretenus par une cause permanente ou très-énergique, ils disparaissent pendant plus ou moins de temps, et ne se reproduisent ordinairement qu'alors qu'une cause particulière vient les renouveler. Souvent, au contraire, l'épilepsie reparaît spontanément, et sans qu'aucun accident la provoque. L'ivresse rappelle parfois l'attaque du mal caduc, mais n'a pas la même efficacité pour la production des accès hystériques : ceux-ci sont ordinairement augmentés par l'inspiration de l'acide acétique, de l'ammoniaque, de l'éther, etc., qui paraissent prévenir l'invasion ou diminuer la violence des crises épileptiques. J'ai vu cependant un exemple contraire chez une dame hystérique : dès l'instant qu'elle sentait de la constriction vers la gorge, des demi bâillemens, symptômes qui chez elle étaient communément les avant-coureurs d'un violent accès, si elle respirait de l'éther, elle voyait disparaître de suite ces symptômes, et faisait avorter le paroxysme : quand elle ne pouvait se procurer assez promptement cette liqueur, l'accès se développait avec la plus grande intensité, et se terminait toujours par une évacuation utérine considérable.

Les affections de l'âme tristes et pénibles aggravent les accidens de l'une et l'autre maladie ; mais la moindre contrariété relative à l'inclination de la jeune hystérique suffit pour en renouveler les atteintes. L'habitude des travaux du cabinet est très-défavorable aux épileptiques : si cette habitude se rencontrait chez une personne hystérique, elle n'aurait presque aucune influence fâcheuse sur cette dernière névrose ; elle serait au contraire, comme moyen de diversion, plus propre à en affaiblir l'intensité ou à en éloigner les retours qu'à les aggraver ou à les renouveler.

Dans l'épilepsie, les maux de tête sont habituels ; ils n'existent qu'accidentellement dans l'autre maladie. La première se rapproche plus des affections convulsives; la seconde se rattache davantage aux vésanies par ses causes, sa nature et ses diverses terminaisons, comme semble le prouver la tendance qu'ont eue les auteurs, et surtout *Sydenham,* à identifier l'hystérie et l'hypocondrie.

Les accès épileptiques sont en général beaucoup moins longs que les paroxysmes hystériques, qui se prolongent parfois pendant toute une journée, et même au-delà. Les premiers, dans le principe, sont rarement très-rapprochés; ils le deviennent quand la maladie est fort ancienne, et plus ou moins disposée à se terminer par la mort.

Mais aussi l'affection hystérique n'a point de retours fixes, constans; et l'on observe, au contraire, presque toujours une sorte de périodicité dans les attaques du haut-mal. Un accès d'hystérie peut être unique ou suivi d'un petit nombre d'autres paroxysmes; dans l'épilepsie, les attaques se succèdent ordinairement avec une intensité croissante, et ne sont annoncées ordinairement par aucun phénomène précurseur; souvent les personnes sujettes à l'hystérie sont averties de l'orage qui les menace par un malaise général, de la constriction vers la gorge, des demi-bâillemens, ou quelques autres accidens, qui sont pour elles un indice certain. Ceux-ci se déclarent

le jour, ou du moins ne les voit-on presque jamais
survenir pendant le sommeil; ceux-là se manifestent souvent la nuit, au milieu du sommeil
le plus profond, et s'élèvent ordinairement de
l'extérieur du tronc ou de l'extrémité d'un membre; les premiers semblent toujours partir de la
région occupée par la matrice.

Quand l'épilepsie commence, ou n'a encore
acquis que peu d'intensité, souvent on ne remarque qu'une sorte de distraction, un air de
préoccupation, avec léger mouvement convulsif
qui ne dure que deux ou trois minutes au plus.
Un médecin était dans l'état que je viens d'indiquer, et les personnes qui vivaient habituellement
avec lui s'en apercevaient à peine; mais depuis
son mariage les symptômes ont singulièrement
augmenté. La disposition, même la plus légère
aux névroses utérines, présente d'autres signes.

Dans le mal caduc, la chute soudaine et brusque
de la personne (comme dans la syncope complète), et la perte plus ou moins absolue de
connaissance, précèdent l'accès, c'est-à-dire, l'ensemble des phénomènes convulsifs; tandis que,
dans l'hystérie, les contractions spasmodiques,
et parfois même les mouvemens convulsifs signalent la perte, ordinairement incomplète, de
connaissance, et la chute du corps, qui n'arrive
que dans les cas les plus graves. Chez les épileptiques, l'écume à la bouche est bien plus ordi-

naire et plus abondante, leurs mouvemens convulsifs sont plus constans et plus universels,
cependant plus forts quelquefois d'un côté ou
dans les membres thorachiques, les convulsions
des muscles de la face sont plus violentes, et la
rendent hideuse; le tronc et les membres se roi-
dissent; les bras sont portés dans la pronation
ou une extension continuelle; c'est une sorte de
roideur et de tremblement tétaniques qui diffèrent encore de l'agitation convulsive propre
aux hystériques; chez ces malades, les membres
sont tour à tour portés dans la flexion et l'extension, plus rarement dans la pronation et la supi-
nation; ils sont agités tous à la fois ou successivement.

On a donné comme caractère distinctif et
constant la perte absolue de la mémoire et du
sentiment chez les épileptiques, tandis que la
femme hystérique conserve presque toujours un
souvenir plus ou moins exact de la crise qu'elle a
éprouvée; toutefois la perte de la mémoire, dans
le premier cas, n'est pas toujours absolue, car
dernièrement encore j'ai vu, à assez peu d'intervalle, deux hommes tomber dans les convulsions
du mal caduc; au milieu des contractions les plus
violentes, de la perte de connaissance et de l'insensibilité la plus complète, du moins en apparence, ils indiquaient manifestement, et tous les
spectateurs le reconnurent, la poche de leur

habit dans laquelle était un flacon d'éther. Il me
paraît hors de doute que la mémoire subsistait
au moins partiellement chez ces individus, dont
le paroxysme présenta tous les phénomènes de
l'épilepsie. Le flacon qu'ils portaient sur eux
prouve que cette affection était sujette à des
retours.

Une femme veuve éprouve des accès épileptiques dont elle attribue l'origine à une frayeur
vive : ces accès, dont la date est antérieure à son
mariage, n'ont pas été diminués par ce changement d'état, ce qui contribue à éloigner l'idée
d'une affection hystérique. Autrefois ils s'annon-
çaient brusquement par une syncope des plus
prononcées, par la chute du corps, et s'accompa-
gnaient de mouvemens convulsifs et d'écume à la
bouche. Depuis que cette malade a été soumise à
mes soins, les attaques sont beaucoup moins
fortes, la malade ne tombe plus à terre ; elle a
le temps de s'asseoir, et se rappelle en grande
partie les accidens qu'elle vient d'éprouver. Ainsi
voilà une épilepsie qui a été d'abord avec perte
absolue de connaissance, et qui maintenant n'offre plus ce phénomène. Joignons ici un dernier
exemple. Une pauvre femme est prise d'une
attaque d'épilepsie dans la rue ; elle tenait sur
son bras gauche, qui était serré contre sa poitrine,
un jeune enfant ; avec le bras droit elle frappait
le pavé : tout son corps était en convulsion. On

crut devoir, par prudence, lui ôter son enfant; mais pendant toute la durée de l'accès, cette infortunée, par ses regards, ses cris, et même ses gestes, semblait le réclamer : la mémoire existait donc chez elle.

On peut cependant assurer que la perte de la mémoire et du sentiment est bien plus entière et bien plus ordinaire dans l'épilepsie : en effet, toutes les fois qu'une attaque est complète, le malade est plus ou moins insensible aux irritans les plus forts, et ne conserve le plus souvent aucun souvenir de son accès ; dans l'hystérie, la perte de connaissance peut exister, mais la femme est sensible aux divers stimulans, et surtout garde la mémoire des événemens qui lui sont survenus. Ce caractère distinctif, apprécié à sa juste valeur, est un fanal qui concourt à éclairer le diagnostic du médecin.

La physionomie est autrement altérée dans l'un et l'autre cas; dans l'épilepsie, elle est plus ou moins rouge; à la fin de l'accès, elle est sombre, affaissée, et annonce une sorte de stupeur; les yeux sont renversés ; dans l'autre affection, la physionomie est en général moins rouge, moins bouleversée, et revient plus tôt à son état naturel; les yeux sont animés, égarés, souvent recouverts par les paupières. Le pouls des épileptiques est ordinairement plus fort, plus développé; ceux-ci respirent manifestement : chez les fem-

mes hystériques la respiration paraît suspendue.
Dans le haut-mal seul, en général, on remarque la contraction comme tétanique du pouce
dans l'intérieur de la main ; l'hystérique éprouve
presque toujours une constriction très-forte
avec gonflement vers la gorge, et des douleurs
de poitrine et d'estomac, dont elle désigne le
siége en portant les mains sur ces parties. Les
épileptiques restent ordinairement dans le même
cercle ; ils n'exercent qu'une locomotion très-
peu étendue. On voit des femmes hystériques
tomber, se relever ou changer de place plusieurs
fois de suite ; elles perdent et recouvrent successivement le libre exercice de leur entendement. Dans ce dernier genre d'affection, il y a des
rémissions qui durent quelques instans ou des
heures entières, et d'autres qui se prolongent
pendant plusieurs jours ; de sorte qu'on peut
considérer les accidens ou comme une suite d'accès, ou comme un paroxysme très-violent, interrompu par des rémissions d'une longueur indé-
terminée. Rarement, pour ne pas dire jamais,
l'attaque d'épilepsie offre-t-elle des intermissions
aussi prononcées : celle-ci est en général plus
courte et plus violente que le paroxysme hystérique. A la fin des accès, les femmes ont l'air
de se réveiller ; elles éprouvent des borborygmes
et des écoulemens vagino-utérins étrangers à
l'épilepsie. Les envies fréquentes d'uriner, l'in-

continence d'urine pendant l'accès, l'issue d'une urine limpide, et les évacuations utéro-vaginales, leur sont du moins plus familières.

Plus on examine les causes, la nature, les symptômes, etc., de ces deux maladies, mieux on apprécie leurs différences. Tout annonce dans l'hystérie une affection essentielle de l'utérus, à laquelle le cerveau participe quelquefois, mais d'une manière peu intense et momentanée; tandis que l'observation la plus attentive nous démontre au contraire, dans l'épilepsie, une lésion constante et plus ou moins profonde de l'organe cérébral, sans aucune participation de l'utérus; lésion presque toujours idiopathique, quelquefois cependant sympathique, du moins dans le principe de la maladie. Les attaques d'épilepsie exercent sur les facultés de l'entendement une influence consécutive très-marquée : l'altération ou plutôt l'abolition des facultés intellectuelles, la perte de la mémoire et même l'idiotisme en sont souvent la suite; les traits grossissent, les yeux restent hagards, et la physionomie hébétée (1). Les paralysies, la cécité, les affections comateuses, les hydropisies mortelles, sont fré-

_____

(1) Ceci nous donne raison du grand nombre de figures laides qu'on rencontre parmi ces malades; tandis que, parmi les hystériques, on compte beaucoup de femmes d'une physionomie agréable et jolie, d'un caractère sensible, aimant et aimable.

I

quemment déterminées par l'épilepsie, et long-
temps avant le terme ordinaire de la vie humaine.
L'hystérie conduit quelquefois à la phthisie, à
l'hypocondrie, à la manie érotique ou à la nymphomanie (1).

Lorsque les personnes sujettes à l'affection épileptique succombent après des attaques violentes
et rapprochées, on trouve le plus souvent des
lésions ou des traces d'un désordre très-sensible
dans l'organe cérébral. C'est ainsi que le docteur
Hébréard, dans son excellent mémoire sur la
Gangrène, couronné par la Société de Médecine
de Paris, rapporte avoir souvent observé après
la mort, sur des épileptiques, des portions de
cerveau noires et gangréneuses; il ajoute que
l'état des parties voisines semblait démontrer que
cette desorganisation était ancienne (2). On peut

_____

(1) On trouve un exemple de cette dernière conversion
dans les *Éphémérides des Curieux de la Nature* (*Déc.* III ,
ann. I, *obs.* 12); il est intitulé ÉPILEPSIE; mais pour nous
c'est une hystérie. *Epilepsia diuturna virginis, post congres-
sum cum viro sublata, sed eo denegato, posteà in furorem
uterinum mutata.* Il s'agit ici d'une demoiselle qui depuis dix
ans passait pour épileptique; elle fut guérie de ses accès par
le conseil d'un empirique, qui lui garantit que l'union des
sexes était le remède souverain de cette affection; mais séparée par la suite de son amant, elle devint sujette à la fureur
utérine ou nymphomanie.

(2) Peut-être pourrait-on révoquer en doute cette dispo-

consulter sur cet objet *Morgagni, Mekel, Borri-chius, Tissot, Esquirol, etc.*

Nous verrons au contraire, dans la suite de ce travail, que chez les hystériques le cerveau reste constamment intact, quand leur maladie est exempte de complications, et que le désordre, lorsqu'on en rencontre, existe presque toujours dans l'utérus ou dans les ovaires.

L'épilepsie se complique avec les aliénations mentales, et surtout avec la manie et l'idiotisme. Le plus souvent cette complication est mortelle, ou au moins incurable; l'hystérie compliquée de manie est rare, et cette complication, quoique grave, n'est pas ordinairement rebelle aux efforts de l'art : en général, les complications de l'épilepsie sont bien plus dangereuses que celles de l'hystérie. Dans les cas de complication de l'hystérie et de l'épilepsie, la distinction des phénomènes propres à chacune des deux maladies n'est pas aussi facile à établir, et c'est peut-être cette difficulté qui a contribué en partie à les faire méconnaître ou confondre, soit que leurs accès se succèdent, soit qu'ils se manifestent simultanément.

Un caractère distinctif très-marqué se tire encore de la différence de leur pronostic. Souvent

―――――――――

sition gangréneuse du cerveau, et n'y voir qu'une altération profonde du tissu cérébral.

l'épilepsie est incurable, et tôt ou tard elle conduit à la mort; tandis que l'hystérie est très-
accessible aux secours de l'art bien dirigés, à
l'empire de la médecine morale ou des moyens
de diversion, et se guérit presque toujours dès
que le vœu de la nature est rempli; de plus elle
s'affaiblit avec l'âge : *Maximè œtatis mutatione
certissimè debellatur.* BAGL. Le contraire s'observe presque constamment dans la névrose épileptique. On concevra facilement ce qui rend
l'une de ces maladies beaucoup plus grave que
l'autre, si l'on se rappelle que, dans la première,
c'est le cerveau altéré dans sa texture qui réagit
en quelque sorte sur toute l'économie; tandis
que dans l'hystérie, au contraire, l'utérus n'est
lésé que dans sa sensibilité organique, et c'est
de cet organe que dérive très-probablement et
communément l'irritation de tout le système
nerveux.

L'union des sexes est souvent le remède spécifique des affections hystériques, de toutes celles
qui reconnaissent pour causes un amour contrarié, une continence volontaire ou forcée, et
qui sont dans la proportion de sept ou huit sur
dix : de plus, l'exercice, les voyages, le séjour
à la campagne, les moyens de diversion préviennent ou contribuent fréquemment à dissiper
les vapeurs hystériques. Quelquefois les plaisirs
de l'amour physique n'augmentent ni ne dimi-

nuent les accès épileptiques; dans d'autres cas,
ils les modifient en bien, mais le plus souvent
ils les aggravent d'une manière sensible, ce qui
tient aux diverses circonstances et à la nature des
causes efficientes. L'abstinence des liqueurs est
bien plus importante dans cette affection que
dans l'autre. Les antispasmodiques, tels que la
valériane, et surtout son extrait, la pivoine,
l'huile animale de *Dippel*, l'huile de térében-
thine, l'opium, l'oxide de zinc, la cautérisation,
et les autres moyens qui quelquefois affaiblissent
et même dissipent les attaques d'épilepsie, n'ont
pas une égale influence sur les accidens de l'hystérie ; celle-ci cède souvent aux emménagogues
et aux moyens propres à rappeler le cours des
règles, quand leur dérangement a produit la
maladie ; celle-là est plus rarement guérie par
l'éruption ou les retours du flux menstruel.
Quand l'*aura epileptica* s'élève de l'extrémité
d'un membre, en comprimant ou en attirant
avec force la partie ou le point de départ au
moment de l'accès, on le fait en quelque sorte
reculer; du moins est-il vrai qu'on peut souvent
le retarder, ou même le diminuer : de semblables
tentatives seraient inutiles et déplacées contre
les paroxysmes de la névrose utérine.

Éloignez les hystériques des réunions où elles
peuvent rencontrer des hommes ou celui dont
elles sont éprises ; interdisez-leur la lecture des

livres érotiques et la vue de tous les objets qui
exaltent l'imagination et les sens ; faites-leur
entendre le langage de la raison ; enfin dirigez
leur esprit vers les idées religieuses et les principes d'une saine morale, et vous obtiendrez la
diminution, ou peut-être la guérison des accidens : en tenant la même conduite envers les
personnes atteintes d'épilepsie, vous n'en reti-
rerez, dans tous les cas, aucun avantage. Le
traitement moral peut donc revendiquer de nombreux succès dans l'hystérie ; il est sans but
et sans application dans les affections épileptiques.

Les caractères de ces deux maladies, tels que
nous les avons établis, ne peuvent se rencontrer
que dans l'hystérie et l'épilepsie très-intenses ;
mais, pour les bien distinguer, il nous a fallu
prendre ces deux affections parvenues à leur plus
haut degré, et non leurs nuances les moins prononcées, et comparer un grand nombre d'histoires particulières, afin d'en bien saisir les
caractères généraux, les vrais phénomènes distinctifs.

DEUXIÈME SECTION.

Différences établies entre l'Hystérie, l'Épilepsie les Convulsions, etc.

Les convulsions diffèrent également de l'hystérie et de l'épilepsie par leurs causes, leurs phénomènes, leurs terminaisons et les moyens curatifs qu'on y oppose et qui les modifient. Nous voyons en effet que les convulsions reconnaissent des causes différentes et très-multipliées; les plus fréquentes et les plus spéciales sont les efforts de la dentition, les dispositions vermineuses, le travail de l'accouchement, la piqûre d'un nerf, l'impression du froid, l'éruption difficile des maladies, comme la variole, la rougeole, etc. Ces causes sont presque étrangères à la production des deux autres névroses : les convulsions, très-communes, ainsi que l'épilepsie, à l'un et à l'autre sexe, se manifestent, par prédilection, chez les enfans, quelquefois dans la jeunesse, très-rarement dans l'âge adulte; elles se bornent le plus souvent à un petit nombre d'accès plus ou moins prononcés. L'hystérie offre des retours plus ou moins fréquens; ceux de l'épilepsie sont, en général, plus nombreux, plus réguliers, et se rapprochent avec l'âge.

Qui ne sait que l'épilepsie offre communément, chez un grand nombre de malades, une intensité à peu près égale. Les convulsions, qui sont par-

fois précédées de symptômes avant-coureurs, et
les accès hystériques sont tantôt plus, tantôt
moins prononcés. L'attaque du haut-mal ne se
prolonge, dans le plus grand nombre de cas,
que pendant dix, vingt et trente minutes; la
durée des accès convulsifs et celle des accès hystériques sont indéterminées, mais elles persé-
vèrent en général plus long-temps. On voit les
premiers céder, suivant les circonstances, à la
section complète d'un nerf, à l'enlèvement d'une
pièce d'os, d'une esquille, etc.; aux bains tièdes,
aux antispasmodiques, aux vermifuges, à l'application des sangsues chez les enfans, à la saignée chez les femmes pendant le travail, etc.;
souvent ils se terminent par la sortie de quelques
vers, par la pousse de quelques dents, par l'invasion des maladies éruptives, quelquefois par
une parotide critique, comme j'en ai vu dernièrement un exemple chez un jeune enfant; plus
souvent par des évacuations abdominales copieuses, par des hémorrhagies ou des éruptions
critiques. Un premier accès de convulsions est
souvent mortel; l'hystérie ne se termine presque
jamais d'une manière funeste; dans l'épilepsie,
au contraire, le malade succombe fréquemment,
mais au bout de plusieurs années, et après des
attaques fort multipliées. Si nous examinons le
siége des altérations organiques que l'autopsie
met en évidence chez les personnes qui ont péri

par suite de ces maladies, nous verrons qu'il diffère également. A la suite des convulsions il varie singulièrement, et beaucoup plus que dans les autres maladies, en raison des causes qui sont plus nombreuses. Tantôt on trouve les intestins corrodés et perforés par des vers; tantôt les gencives sont soulevées, gonflées et phlogosées; d'autres fois on rencontre un engorgement sanguin vers le cerveau, un épanchement dans une cavité, ou un corps étranger engagé dans quelque partie, etc. etc. Du parallèle de leurs terminaisons on peut conclure que le prognostic de l'hystérie est constamment favorable, sauf quelques exceptions extrèmement rares; que celui des convulsions est presque toujours incertain, et que dans l'épilepsie le médecin doit en général porter un jugement très-fâcheux. Enfin nous dirons que le traitement de l'hystérie et des convulsions est subordonné à la cause qui leur a donné naissance; tandis que celui de l'épilepsie est plutôt relatif à la nature même de la maladie, et communément étranger à la cause qui l'a produite.

D'après cet exposé, nous ne croyons pas devoir, à l'exemple d'un savant accoucheur (1), appeler *épilepsie hystérique* les convulsions qui se manifestent pendant le travail de l'enfantement, quoique les muscles de la vie nutritive et de

_____

(1) Traité des Accouchemens, par M. *Gardien.*

la vie de relation soient affectés simultanément,
et qu'il existe perte de connaissance et de sentiment. Les mouvemens convulsifs qu'éprouvent
les femmes en couches diffèrent de l'hystérie en
général, et même des accès hystériques qui se
manifestent chez les femmes pendant la durée
de leur grossesse. Les premiers sont produits
par le travail de l'accouchement ; ils ne sont
point sujets à des retours, et ne s'accompagnent
point des symptômes caractéristiques des attaques
d'hystérie. S'ils diffèrent de celle-ci, ils ont
encore bien moins de rapports avec celle-là,
dont la cause, la durée, le traitement, etc. etc.,
sont tout autres.

On doit, suivant nous, les considérer comme
des convulsions, puisqu'elles sont déterminées
presque toujours par l'engorgement sanguin du
cerveau. D'ailleurs, elles ont une marche différente de celle des deux autres maladies, et se
dissipent constamment aussitôt après la fin de
l'accouchement, soit spontanément, soit par la
saignée, quand leur terminaison est favorable ;
ce qui arrive le plus souvent.

Nous admettons, avec MM. *Pinel* et *Gardien*,
comme un des symptômes caractéristiques de
l'épilepsie, la perte de connaissance et de sentiment ; mais il faut de plus, suivant nous, la
succession des accès et l'ensemble des symptômes
qui sont propres à cette affection spasmodique.

Enfin, avec *Rivière*, nous distinguerons l'hystérie de l'apoplexie par une perte des sens et du
mouvement moins complète, par une respiration peu ou point stertoreuse, et le souvenir que
conservent les femmes hystériques. A ces traits
distinctifs nous croyons pouvoir ajouter les suivans. L'apoplexie attaque indistinctement tous
les sexes, et surtout les personnes d'un âge
avancé, ou celles qui joignent à beaucoup d'embonpoint un tempérament sanguin, etc. Dans
ce cas, il existe un état comateux, la locomotion
est abolie, et les mouvemens convulsifs sont
moins fréquens et moins prononcés.

En traçant le parallèle de ces diverses maladies,
nous avons fait pressentir l'opinion qu'on doit se
former de l'issue probable de l'hystérie ; voyons
maintenant plus en détail les circonstances propres à modifier le jugement que le médecin en
devra porter.

CHAPITRE IX.

Pronostic de l'Hystérie.

Il existe une grande différence entre le jugement prononcé par les médecins de l'antiquité
et celui des modernes, sur les diverses terminaisons dont cette névrose est susceptible. Le pronostic des anciens dut être plus fâcheux, soit
parce qu'elle offrait réellement plus d'intensité
dans ces temps reculés, soit parce que nos devan-

ciers jugeaient moins le danger de cette maladie
que celui des complications ou des autres affections avec lesquelles des médecins ont pu la confondre. Les accidens de l'hystérie présentent un
spectacle vraiment terrible, et capable d'effrayer
tous ceux qui, sans la connaître, l'observent pour
la première fois; peut-être même cette impression a-t-elle influé sur l'opinion que beaucoup
de personnes en ont conçue. Toutefois nous reconnaîtrons que l'honneur d'avoir bien jugé cette
névrose peut être revendiqué par *Hoffmann*:
*Ut valdè terribilis hic videtur morbus, in se tamen
non adeò periculosus est;* et par *Mauriceau*. Ce
dernier nous a conservé l'histoire d'une jeune
femme qui n'éprouva qu'un seul accès d'hystérie,
et qui depuis lors jouit d'une bonne santé. Telle
fut l'inquiétude des parens, qu'ils lui firent ap-
portèr l'extrème-onction; mais *Mauriceau* les
consola aussitôt en leur assurant que ce n'était
qu'une maladie passagère. (Voy. *Mauriceau*, obs.
xx.) Si donc plusieurs affections, par une apparence bénigne, inspirent souvent une sécurité
perfide, celle-ci, au contraire, est, par le désordre dont elle s'accompagne, propre à faire
naître, dans bien des occasions, des craintes
exagérées.

Passons maintenant en revue les diverses circonstances qui peuvent modifier l'opinion qu'on
doit se former sur la terminaison de l'hystérie.

Un âge peu avancé, que l'on considère en général, et avec raison, comme une disposition favorable à l'issue heureuse des maladies, n'offre pas le même avantage dans le cas présent. En effet, l'observation semble avoir démontré que cette affection, considérée exclusivement sous le rapport de l'âge, est quelquefois plus grave, plus intense et plus rebelle lors des approches de la puberté et dans les premières années qui lui succèdent, qu'à des époques plus éloignées : ce qui dépend de l'exaltation des sens ou du système utérin particulière à cette période de la vie, et de l'énergie même de la constitution; souvent aussi de l'intensité des causes. Plus tard, et à mesure que les malades acquièrent des années, les accidens perdent de leur violence (sauf les différences qu'apportent le tempérament et d'autres circonstances); et l'on doit d'autant plus espérer des efforts de l'art ou de la nature, que ces personnes avoisinent ou ont dépassé le terme de la vie départie aux organes sexuels. Un tempérament sanguin, un caractère ardent ou lascif, une organisation très-robuste, sont assez souvent l'indice d'accès violens, tandis que la prédominance du système lymphatique annonce une hystérie peu intense et plus facile à guérir. Toutefois cette constitution lymphatique et débile, que l'on rencontre chez quelques femmes nerveuses, peut leur faire contracter une sorte d'habitude hystérique qu'il est difficile de déraciner. Quand la terminaison des accès est accompagnée de l'émission du liquide spermatique et d'une sensation agréable, la maladie ne tarde pas à se dissiper entièrement.

Si la jeune malade est condamnée, par état ou par les circonstances dans lesquelles elle se trouve, à l'inaction, à l'isolement ; si elle est privée des moyens de diversion, des consolations de l'amitié, ou exposée à rencontrer l'objet de son inclination ; si enfin ses vœux ne peuvent être exaucés, les chances défavorables prédomineront, l'organisation physique sera fortement affectée, le moral participera bientôt au désordre, et la manie érotique pourra se déclarer, ainsi que nous en avons vu plusieurs exemples. Lorsque l'hystérie a été produite par une cause physique ou morale très-énergique et inamovible, on doit s'attendre à éprouver plus de résistance dans l'application des moyens curatifs. Si c'est la suppression des règles qui a déterminé la maladie, celle-ci sera plus accessible aux efforts de la médecine que l'hystérie, résultat d'un violent chagrin non susceptible d'être affaibli ou détruit.

Mais quand une inclination raisonnable est la cause morale des accidens, quand nul obstacle ne s'oppose à l'hymen désiré par la jeune personne, que le vœu de la nature est rempli, il ne reste le plus souvent aucune trace de cette affection. En général, si la maladie est récente, on doit espérer un prompt rétablissement ; mais lorsque l'hystérie est développée depuis long-temps, le pronostic sera moins favorable, parce qu'il est à craindre que la malade ne soit sous l'empire d'une sorte d'habitude. L'expérience apprend que cette névrose simple et peu intense est plus facile à guérir que celle dont les accès sont violens ou qui est compliquée ; cependant l'intensité des accès n'ajoute que très-peu aux craintes que peut inspirer l'hystérie. Quand il s'y joint une complication, le danger relatif à cette dernière doit modifier le pronostic. Si la maladie persévère, la cause connue étant enlevée ; si elle est rebelle aux soins les plus éclairés, aux ressources de l'art les mieux éprouvées, ce qui n'arrive que très-rarement, on doit craindre alors qu'elle ne soit entretenue par quelques altérations dans le tissu des organes génitaux. L'examen de ces divers désordres fera le sujet des considérations que nous présenterons dans le chapitre suivant.

CHAPITRE X.

Autopsie cadavérique.

Pour bien connaître les altérations organiques que produit l'hystérie, il faut consulter les anciens auteurs qui peut-être ont été plus à même de l'observer exempte de complication, et se terminant par la mort. De nos jours, cette affection, lorsqu'elle est simple, n'est presque jamais mortelle (1); mais l'hystérie peut conduire à d'autres maladies qui sont funestes, et dont les traces mises en évidence par l'autopsie cadavérique sont le plus ordinairement étrangères à l'affection hystérique, et souvent même aux organes qui en sont le siége principal; on ne pourrait donc en tirer presque aucune induction relative à l'hystérie, ou applicable aux modifications qu'elle apporte dans l'organisation. *Riolan*, *Binninger*, *Blancardus*, *Vésale*, *Diemerbroeck*, *Morgagni*, out tous vu les ovaires plus ou moins altérés, remplis, ainsi que les trompes, d'un liquide de différentes couleurs, de densité variée, et plus ou moins augmentés en volume.

Ainsi *Riolan* dit, *in Anthropographiâ*, avoir reconnu chez les jeunes filles hystériques les ovaires remplis par une liqueur *spermatique*, et surpassant la grosseur du poing : de plus, la trompe était agrandie et très-dilatée. Rappelons aussi que *Vésale* (lib. V, *de hum. corp. Fabricâ*, cap. 15) affirme avoir observé, dans des occasions analogues, les ovaires de la grosseur d'une balle à jouer, et remplies d'une humeur fétide,

---

(1) L'observation que nous avons rapportée page 70, est la seule qui nous ait offert une terminaison aussi funeste, terminaison qu'on aurait sans doute prévenue, si on avait secouru la malade.

de couleur variable; et suivant *Binninger* (cent.
II, obs. 90), les ovaires, les vaisseaux spermatiques et les trompes étaient gonflés, et remplis
d'une matière en partie stéatomateuse. Nous dirons encore que *Blancardus* a consigné, dans son
Anatomie pratique, obs. 55, l'ouverture d'une
femme qui avait été sujette aux passions hystériques, et dont le mésentère était parsemé de
glandes squirrheuses, de volume et de forme
différens. Un liquide, ressemblant à du lait coagulé, distendait l'utérus, les ovaires, ainsi que
les trompes. Si *Diemerbroeck* annonce qu'il a
rarement rencontré quelques altérations dans
l'utérus, il convient cependant avoir vu cet organe et les ovaires gonflés par une liqueur spermatique épaissie.

Enfin *Morgagni* rapporte quatre observations
d'ouverture de femmes mortes hystériques : deux
de ces observations lui sont particulieres.

I. Une femme, qui menait une vie débauchée,
mourut dans un accès d'hystérie : on trouva,
1°. un petit globe attaché par un court pédicule à la face postérieure du fond de l'utérus; il
était de la couleur, de la grandeur et de la forme
d'une petite cerise avant sa maturité; 2°. un
pareil globe, dans l'épaisseur des parois de l'utérus; 3°. le col de cet organe enflammé superficiellement; 4°. une mucosité blanchâtre, renfermée dans les trompes; 5°. les cellules de cha-

K

que ovaire distendues et pleines de sérosité ; une seule de ces cellules contenait un pus blanc.

II. Une autre observation est celle d'une femme très-libertine, et qui, depuis quatre mois que ses menstrues étaient supprimées, était sujette à des accès d'hystérie ; elle devint maniaque, et mourut ensuite dans des convulsions universelles. On reconnut que les ovaires étaient durs, blancs, squirrheux, d'une grandeur inégale, appliqués comme par leur poids à l'utérus ; le fond de la cavité de cet organe était enduit d'une mucosité sanguinolente, et à la surface, il s'élevait de petits tubercules, semblables à des verrues.

III. Une fille fut ouverte en 1667 ; elle avait succombé à la suite d'accès hystériques ; on ne trouva d'autre cause de mort que du sang coagulé dans les ventricules du cœur.

IV. Chez une dame tourmentée depuis plusieurs mois par des vapeurs violentes, et morte dans une syncope, on découvrit dans le ventricule gauche un polype de la longueur d'un doigt, et épais de trois lignes.

Parmi ces divers désordres que nous a montrés l'autopsie, plusieurs peuvent appartenir aux complications : qui sait d'ailleurs s'ils étaient effet ou cause de la maladie? Dans l'une et l'autre hypothèse, ces observations ne sont ni assez complètes, ni assez exemptes de complications pour nous permettre d'en tirer aucune consé-

quence positive. Dans les affections nerveuses
des viscères abdominaux, des poumons, du cœur
et des organes génitaux, l'autopsie cadavérique
se tait, et ne répand le plus souvent aucune
lumière. Le flambeau qui conduit l'anatomiste
ou le médecin dans le labyrinthe de l'organisation humaine ne leur est fréquemment d'aucune utilité, lors des recherches qu'ils font pour
connaître la cause immédiate de ces névroses ;
tandis que dans les altérations organiques de
ces viscères, dans leurs engorgemens ou inflammations, l'autopsie jette au contraire le plus
grand jour, et rend raison de presque tous les
phénomènes morbifiques, soit réguliers, soit
anomaux, que l'on observait pendant le cours
de la maladie. Or, comme il arrive fréquemment, qu'on n'aperçoit dans ces mêmes parties, chez les femmes hystériques, aucune disposition différente de l'état ordinaire, on doit
considérer les altérations que l'on a observées
quelquefois comme des phénomènes qui peuvent
avoir été produits par l'hystérie, ou en être
tout-à-fait indépendans, et qui, dans un très-
petit nombre de circonstances, ont pu donner
naissance à cette névrose. Cette explication est
également applicable aux cas de complication,
puisque alors les altérations, dans le tissu des
organes, sont indépendantes des accidens hystériques, et existeraient lors même qu'il n'y aurait

K 2

pas complication d'hystérie, mais ne se rencon-
treraient pas dans les cas d'hystérie simple. De
tous ces faits on peut conclure :

1°. Que l'hystérie, le plus souvent, existe sans
aucun changement perceptible par nos sens,
dans les organes génitaux de la femme;

2°. Qu'elle peut même se manifester pendant
très-long-temps chez une personne, sans apporter aucune altération dans les organes intérieurs de la génération; et c'est ce qui arrive le
plus ordinairement;

3°. Que cette névrose peut déterminer, ou
très-promptement, comme dans le fait rapporté
page 70, ou lentement (*voyez* les pages 141 et
suiv.), des lésions organiques, et que parmi ces
désordres on doit placer au premier rang les
altérations du tissu de l'utérus ou de ses annexes,
et surtout celles des ovaires.

4°. Que ces lésions organiques peuvent exister
primitivement, et l'hystérie venir s'y joindre
ou en être le résultat; ce qui n'est pas très-fréquent. L'hystérie serait alors consécutive.

5°. Enfin que ces deux maladies, l'hystérie et
une altération organique de l'utérus, peuvent
toutefois exister simultanément; ce qui constitue
une complication.

CHAPITRE XI.

Traitement général de l'Hystérie.

Pour bien réussir dans le traitement d'une affection quelconque, il faut en avoir approfondi l'histoire entière, les causes, les degrés et les terminaisons, enfin ses variétés et ses complications ; il faut avoir observé la maladie tantôt abandonnée à elle-même, tantôt combattue par les moyens que l'art recommande de lui opposer : aux résultats d'une observation exacte et judicieuse il faut joindre un jugement sain et un esprit exempt de prévention et dégagé de toute idée systématique. Fort de ces avantages, le médecin marche d'un pas plus assuré dans la carrière ; heureux quand l'affection qu'il doit combattre est accessible aux secours de la médecine, et ne le réduit pas aux moyens palliatifs, au rôle de consolateur, à calmer les souffrances physiques et les peines morales, sans espoir d'en détruire la cause ou d'en arrêter les effets. L'hystérie, par bonheur, n'est pas du nombre de ces dernières affections ; il est même peu de maladies dont le traitement fasse plus d'honneur à la science que celui de cette névrose ; presque toujours le médecin en découvre la cause qui était cachée ou ignorée, dissipe les inquiétudes des parens et justifie leur confiance par une prompte guérison.

Le traitement de l'hystérie se divise en préservatif, en curatif et en consécutif (ou prophylactique des rechutes). On distingue en outre le traitement des accès et celui de la maladie.

Examinons d'abord les moyens préservatifs de la maladie et des accès.

PREMIÈRE SECTION.

Traitement préservatif de la maladie.

Le traitement préservatif de l'hystérie est en quelque sorte une introduction aux moyens de curation de la maladie elle-même : il est entièrement du ressort de l'hygiène, et consiste essentiellement à écarter les dispositions et les causes déterminantes de cette affection. La médecine prophylactique n'existe point à la rigueur, car on ne peut combattre une maladie non encore formée ; mais elle existe réellement, quand on la considère comme l'art d'éloigner les causes qui dérangent notre économie, de prévenir un désordre qui n'est qu'imminent, ou des altérations d'un degré à peine perceptible.

Ces préceptes prophylactiques sont d'une telle importance, qu'on ne saurait trop se persuader de leur utilité, ni assez les recommander.

Le premier conseil que le médecin doit donner, est de veiller avec intérêt au développement physique et moral des jeunes personnes , de fortifier leur constitution lorsqu'elle est débile ; de leur prescrire l'exercice et des promenades fréquentes, ou un séjour prolongé à la campagne.

On leur permettra les plaisirs de la danse, pourvu qu'elle ne soit ni lascive ni portée jusqu'à la fatigue ; on insistera, en outre, sur l'exercice à cheval ou sur un âne, quand les circonstances le permettront.

Le travail de la menstruation revendique aussi notre sollicitude ; il faut en favoriser l'apparition, puis en régulariser le cours avec tout le soin possible : c'est surtout aux approches de la puberté qu'il importe d'observer les jeunes personnes : si la constitution physique annonce une force suffisante, si déjà les formes se prononcent, il faut opposer aux premiers accidens qui signalent le travail de la menstruation les moyens que prescrit la saine pratique : tels sont la vie active, les pédiluves tièdes, les bains de fauteuil rendus irritans et pris le soir ; l'application de serviettes chaudes sur l'hypogastre ; les frictions sèches sur les lombes et les membres abdominaux ; les infusions d'armoise, etc. Si les symptômes produits par la pléthore sanguine persistent avec intensité, on a recours aux sang-sues, que l'on fait appliquer à la vulve, aux jambes ou aux cuisses, quelquefois à une saignée de la veine saphène. Souvent ce désordre revient périodiquement chaque mois ; il est alors convenable de choisir pour cette opération l'époque indiquée par les efforts de la nature.

Quand les règles sont arrêtées par la présence d'une membrane contrenature, il faut l'inciser, pour donner issue au flux menstruel.

Lorsqu'il existe une suppression, une déviation, ou même une diminution des règles, on les rappelle par les moyens usités en pareil cas.

L'abus de la bonne chère, les caprices de l'appétit, la vie sédentaire, peuvent retarder ou déranger cet écoulement, et doivent être remplacés par un bon régime et un exercice journalier.

A la pléthore sanguine générale, ou à une congestion, un afflux du sang vers l'utérus, on oppose les rafraîchissans et la saignée du bras quand les menstrues ont cessé de couler, ou s'il existe une ménorrhagie. Au contraire, lorsque les règles manquent, et quand l'aménorrhée tient à la faiblesse de la constitution qui n'est point en rapport avec l'âge de la jeune personne, il convient d'avoir recours aux fortifians, à l'eau ferrée, aux eaux minérales ferrugineuses, à une nourriture succulente, aux vins d'absinthe et de quinquina. aux infusions de safran, d'armoise, aux differens emménagogues, aux bols d'extrait de quinquina, de gentiane, de cannelle, de limaille de fer. Chez les jeunes personnes d'un tempérament lymphatique, ou disposées à la chlorose, on seconde ces moyens par les frictions sèches ou irritantes pratiquées sur les lombes, le bassin et les extrémités inférieures. Plus tard, on met en usage les bains sulfureux et les commotions électriques à la circonférence du bassin.

Existe-t-il une pâleur et une débilité presque incompatibles avec une nourriture saine et fortifiante, et avec l'intégrité des organes, il faut craindre alors l'influence sourde et pernicieuse des habitudes que le mauvais exemple ou de perfides conseils font trop souvent contracter. On éveille en même temps, mais avec ménagement, la sollicitude des parens, qui, par une vigilance active et les avis du médecin, arrêtent les funestes effets de l'onanisme. Cette fatale habitude est malheureusement très-répandue, et surtout dans les réunions de jeunes personnes. Lorsque le médecin veut insinuer qu'il serait possible que les accidens dépendissent de cette cause, on rejette presque toujours cet avertissement; il doit alors demander aux parens qu'ils veillent avec soin et qu'ils s'assurent que ses craintes ne sont pas fondées. C'est encore une précaution utile que de faire connaître aux jeunes personnes les circonstances qui dérangent si fréquemment leur santé en troublant le cours naturel de la menstruation.

Comme la conduite et la moralité de la jeu-

nesse dépendent presque toujours des premières
impressions qui lui sont communiquées, les
parens ou les instituteurs doivent être convaincus qu'ils ne sauraient trop surveiller les compagnes ou les suivantes qu'ils placent près de
leurs enfans, ni apporter assez de soin pour
empêcher les mauvais exemples, les conversations dangereuses, les expressions trop libres;
en un mot, tout ce qui exalte l'imagination;
qu'ils cherchent surtout à gagner leur confiance,
et à leur inspirer par la douceur et la raison
ces principes de morale qui sont les germes de
la vertu, et d'où dépend souvent le bonheur de
toute la vie. Sans la religion, on peut voir naître
ces heureuses dispositions, mais alors elles sont
plus rares et plus étonnantes. Aussi les parens
ont-ils constamment lieu de se féliciter lorsqu'ils
fortifient l'esprit de leurs enfans de toute la puissance que donne la morale religieuse, si douce
et si entraînante, quand elle est conforme aux
principes de l'Évangile.

Lorsqu'une jeune personne douée d'une grande
susceptibilité éprouve un vif chagrin, il faut écou-
ter ses doléances et la plaindre : en paraissant
partager sa peine on lui procure déjà une sorte
de consolation. Est-on chargé de lui apprendre
un événement malheureux, on évite une préci-
pitation dangereuse, et on ne l'en instruit que
par degrés et avec discrétion; il serait même

prudent, avant de lui faire une pareille confidence, de s'assurer qu'elle n'est pas à l'époque de ses règles.

Outre une société choisie, des mœurs douces, l'habitude de modérer les élans d'une sensibilité trop vive, d'une imagination trop ardente, on doit conseiller aux jeunes demoiselles un exercice raisonné de leurs facultés intellectuelles ; des lectures bien dirigées, et une application non continue aux arts ou aux sciences.

Lorsque leur constitution est développée, que le flux menstruel s'est manifesté, qu'il est régulier, il faut prendre en considération les besoins de leur âge, et s'ils se font sentir impérieusement, le mariage sera le préservatif le plus assuré des affections hystériques.

DEUXIÈME SECTION.

Traitement préservatif des Accès.

Pour empêcher le retour des accès chez les personnes sujettes à cette névrose, il faut éloigner d'elles les causes qui ont coutume de provoquer ces paroxysmes ; de plus, on leur conseillera un bon régime, une vie active et régulière, des vêtemens chauds et une température douce ; on les engagera encore à éviter les refroidissemens et les dérangemens de la transpiration ou des autres sécrétions.

L'expérience indique souvent aux personnes hystériques les moyens de s'opposer à l'invasion d'une attaque; chez l'une l'inspiration de l'éther amène cet heureux résultat; pour une seconde, c'est un autre agent. On écarte de ces malades les objets qui produisent sur les organes des sens des impressions très-vives ou antipathiques. On pourrait à la longue, et par une habitude progressive ou une ferme volonté, vaincre ces antipathies; mais tant qu'elles peuvent donner lieu à des accidens, il faut préserver les femmes de leur influence, afin d'en faire éviter les résultats.

Les efforts du médecin doivent aussi avoir pour but de prévenir les causes morales d'où proviennent ordinairement les accès : on sait combien la sensibilité des femmes nerveuses est facile à irriter, et avec quelle promptitude une sensation trop brusque peut occasionner de nouveaux troubles. Il convient donc d'apporter le plus grand soin à leur épargner toute surprise brusque et inattendue, soit terreur, crainte, ou même plaisir, et spécialement les peines qui résultent des obstacles qu'on oppose à leur inclination, à leurs passions amoureuses. Quand les désirs de la jeune personne ne peuvent être accomplis, il faut employer les ressources les mieux éprouvées d'une diversion agréable, la société de quelques personnes d'un caractère

gai, pour qui elle ait de l'amitié, des récréations, des jeux, des promenades variées, etc. On
s'efforcera, du reste, de donner aux affections
de l'âme et aux facultés intellectuelles une direction conforme aux principes que nous établirons
plus loin. Mais passons au traitement spécial de
l'hystérie, qui présente deux indications générales : 1°. l'on doit combattre les accès, 2°. s'efforcer de guérir la maladie elle-même en préve-
nant ses retours.

TROISIÈME SECTION.

Traitement des Accès.

En général, les accès du premier et du second
degré sont rarement dangereux, et on peut alors
surveiller seulement les malades; mais on serait
blâmable de négliger les moyens propres à dissiper les paroxysmes, quand surtout ils sont
parvenus à une très-grande intensité.

L'étude et l'application de ces moyens constitue la première indication générale; mais con-
venons aussi que le traitement des accès offre des
points de contact si intimes et si multipliés avec
celui de la maladie elle-même, qu'ils semblent
très-souvent se confondre.

Le médecin appelé auprès d'une femme en
proie à une atteinte d'hystérie doit faire enlever
tous les objets qui pourraient devenir causes de

contusion ou de blessure. Il s'assure ensuite qu'il n'existe aucune ligature, aucune compression autour de la poitrine, de l'abdomen ou des extrémités.

C'est une sorte d'inspiration qui porte ordinairement les personnes qui approchent ces malades à leur ôter tous les vêtemens trop serrés, ou à les mettre en liberté dans leur habillement. L'air qui les environne doit être pur et frais : c'est pourquoi, loin de les renfermer ou de les environner d'un grand nombre de spectateurs, il faut au contraire les exposer à l'air extérieur, pourvu que la température ne soit extrême ni en chaud ni en froid ; éloigner les personnes inutiles, et procurer, autant que possible, du calme à l'esprit : on place la malade sur un lit ou sur des matelas étendus par terre ; on a soin de lui tenir la tête élevée ; on cherche à maîtriser ses mouvemens sans avoir recours à la violence. Si cependant la durée ou l'intensité de l'accès rendait ces précautions insuffisantes, il serait indispensable d'employer un vêtement contentif, une sorte de gilet de force ou de longue chemise dont les manches et l'extrémité inférieure seraient attachées aux parties correspondantes du lit.

On essaie de diminuer l'intensité de l'accès en comprimant d'une main la région épigastrique, et de l'autre, en soutenant le dos : M. *Chambon* prétend avoir réussi dans quelques cas par ce procédé. L'inspiration des substances aromatiques ou volatiles, des eaux de Cologne, de mélisse, de l'éther, et même de l'ammoniaque, pourra être essayée, mais avec ménagement, puisqu'elle agit, chez beaucoup de ces malades, d'une manière défavorable : quelquefois on a employé, dans la même intention, la vapeur de plumes ou de cuir brûlés; on frictionne les tempes avec des eaux spiritueuses; on applique sur le front des compresses trempées·dans l'oxycrat, etc. etc. L'usage indique de recourir en même temps aux potions calmantes, dans lesquelles on fait entrer l'extrait gommeux d'opium, le sirop diacode ou le laudanum, le musc, la teinture de succin et de castoréum, ou même l'assafœtida, et surtout le sirop d'éther.

Pourrait-on employer les sternutatoires, fondé sur ce que l'éternuement fait cesser parfois l'accès? *Sternutatio si superveniat, citò paroxysmum claudit.* Mais en attribuant la cessation du désordre à l'éternuement, n'a-t-on pas pris l'effet pour la cause? Comme cette pratique est exempte d'inconvéniens, on pourrait toujours en faire l'essai, d'autant que *Horstius* rapporte une observation qui paraît en confirmer les avantages. Ce médecin fit souffler dans le nez d'une femme en proie aux accidens hystériques du castoréum et du poivre : elle éternua; l'accès fut terminé au même instant, et dès-lors elle n'eut plus d'at-

taque. Les linimens narcotiques peuvent amener
un résultat favorable ; on s'en sert pour frictionner la partie anterieure du cou, la colonne
vertébrale, l'épigastre, le bas-ventre, et particulièrement la région hypogastrique. On les compose diversement. Celui ci-joint nous a paru,
chez quelques malades, agir avec efficacité :

> Huile d'amandes douces... ℥ j
> Camphre.............. ℈ j
> Gouttes de *Rousseau*..... ℥ ß
> Éther sulfurique........ ℈ ij.

Forestus a fait cesser un paroxysme en faisant
frictionner la vulve avec un liniment composé
d'huile de lis, de musc et de safran ; mais pour
dissiper la maladie, ou prévenir le retour des
accidens, il donna le conseil aux parens de marier la jeune personne, qui était jeune, jolie, et
très-disposée aux plaisirs. Le fait suivant semble
déposer fortement en faveur de la teinture de
castoréum : une jeune fille, âgée de treize ans,
éprouvait à chaque quart d'heure des convulsions
dans l'œil droit, la bouche et les extrémités inférieures ; les paroxysmes se renouvelaient jusqu'à
quarante fois par jour, etc. Cette terrible épilepsie hystérique (ou mieux *hystérie épileptiforme*) fut dissipée d'une manière surprenante
par l'usage de la teinture de castoréum. (*Éphém.
déc. II, ann. II, observ.* 150.)

Les embrocations aromatiques et calmantes faites sur l'hypogastre, sur le creux de l'estomac et le cou, ont amené un soulagement qui appartient, suivant quelques auteurs, autant aux frictions faites avec la main qu'à la nature des médicamens dont se composaient les embrocations.

Un lavement d'oxycrat, au rapport de *Rivière*, a terminé sur-le-champ une attaque violente. Un égal succès suivit l'application sur l'épigastre d'une compresse trempée dans le même liquide, et prescrite par ce praticien. C'est ainsi que *Diemerbroeck* a vu réussir les odeurs fétides inspirées par le nez, et les emplâtres préparés avec les gommes de la même nature et mis sur l'abdomen.

Albert. Bottonus accordait une grande confiance à la vapeur d'une poudre composée avec les excroissances verruqueuses qui viennent aux pieds des chevaux, et qu'on fait dessécher au four. On trouve dans *Chambon* (chap. 54) l'indication de plusieurs remèdes qui ont reçu de beaux éloges, mais contre lesquels l'expérience et le raisonnement doivent tenir en défiance. Les injections de laudanum dans le vagin ont réussi à notre célèbre *Bichat;* et les lavemens avec un gros d'assa-fœtida ont été recommandés par les docteurs *Pinel* et *Duvernoy*, qui en ont retiré quelques avantages.

Mais a-t-on suffisamment multiplié les obser-

L

vations pour s'assurer de l'efficacité de ces différens procédés ou agens? et n'a-t-on pas pris
pour leur effet salutaire la fin naturelle et spontanée de l'accès qui coïncidait avec leur administration? Il faut attendre, pour prononcer sur
leur degré d'utilité, des applications plus nombreuses, faites sans prévention et dans des cas
d'hystérie bien constatés.

Lorsque les paroxysmes sont portés à une très-
grande violence, que la vie des malades semble
menacée, que les premiers efforts de l'art ont été
infructueux, il faut alors recourir, en outre des
moyens précités, aux aspersions et applications
de vinaigre, d'eau froide ou de glace sur la tête,
aux lavemens purgatifs, aux topiques irritans,
tels que les linimens avec l'ammoniaque, aux vésicatoires, aux ventouses scarifiées; ou bien au
moxa appliqué de préférence à la nuque ou sur
les lombes.

Mais concurremment avec les agens physiques,
on emploie les moyens moraux, qui souvent
pourraient revendiquer à eux seuls tout l'honneur du succès. Il importe de soustraire ces malades à tout ce qui peut provoquer chez elles
les affections pénibles de l'âme ou exalter leur
sensibilité morale; car non-seulement les contrariétés, les chagrins sont à redouter, mais souvent
même les impressions agréables trop brusques
ajoutent à la susceptibilité, et doivent être écar-

tées avec le plus grand soin. On interdira également ces sensations mixtes qui se composent d'un mélange de douleur et de plaisir : telles sont, par exemple, toutes les circonstances qui sont propres à retracer des souvenirs douloureux, mais dont l'âme aime à se repaître, et dont le résultat constant est de rendre plus exquise notre susceptibilité.

Parmi les causes morales qui peuvent rappeler un accès d'hystérie, il en est qui sont amovibles, ou au moins susceptibles d'être affaiblies; et c'est contre celles-là que le médecin peut agir avec espoir de succès, soit en les dissipant, soit en atténuant l'impression qu'elles ont produite.

Si la présence d'un jeune homme détermine ou entretient chez une de ces malades un paroxysme hystérique, on doit engager un des deux individus à quitter momentanément la société où ils se trouvent réunis. Il arrive ainsi fréquemment qu'une attaque très-intense, et qui aurait pu se prolonger long-temps, diminue de suite, et se dissipe bientôt entièrement. Souvent alors la prudence conseille aux jeunes personnes de s'éloigner promptement avant que l'orage éclate : tantôt toute retraite leur est impossible; d'autres fois un sentiment impérieux et presque irrésistible les retient, en quelque sorte malgré leur volonté.

Quelques femmes très-nerveuses ont parfois

L 2

excité les accidens en s'attachant à contempler, soit des monumens de tendresse et d'amitié, soit des gages d'amour : nul doute que le meilleur remède ne consiste à leur dérober la vue de ces objets.

Chez d'autres personnes, les pratiques religieuses, celles consacrées aux pompes funéraires, ont ramené les paroxysmes hystériques. Dans ce cas, on recommandera aux malades de ne pas assister à ces cérémonies, qui excitent presque toujours des émotions trop vives.

De mauvais procédés ou des propos injurieux ont parfois renouvelé un accès que l'absence ou l'éloignement de l'agresseur et les consolations de l'amitié pourront terminer. Si on appréhende, à la suite d'un mouvement de colère, un semblable désordre, il faut, pour le prévenir, détruire les effets de l'emportement, paraître applaudir au juste ressentiment de la personne offensée, lui accorder que ceux qui l'ont contrariée ont eu réellement les plus grands torts, mais qu'ils en seront punis, ou qu'ils s'en repentiront spontanément, lorsque la réflexion viendra les éclairer sur leur conduite. Par cette précaution, on modère, on amortit les premiers élans d'une âme irritée : il suffit souvent de parer le premier mouvement de la colère pour la voir ensuite se dissiper spontanément (1).

_____

(1) Tel fut le mobile de *Philocrate*, contre lequel les Athé-

Si la présence d'une autre femme excite un sentiment de jalousie propre à ramener de nouveau l'orage, c'est à ceux qui peuvent le prévoir à le conjurer en invitant cette personne à se retirer, quand toutefois le conseil est praticable.

Les moyens de diversion, ceux surtout qui résultent d'une conversation ou d'une promenade agréable et variée, sont toujours applicables dans les intervalles que laissent entre eux les différens paroxysmes d'une même attaque.

QUATRIÈME SECTION.

Traitement de l'Hystérie.

Le traitement spécial de la maladie doit embrasser trois objets principaux, savoir : les moyens moraux, le régime physique, qui comprend les lois de l'hygiène ; enfin la partie des médicamens. Cette division n'est que théorique, et le plus souvent on fait simultanément concourir au même but ces trois bases principales de la thérapeutique.

Avant de considérer isolément chacune de ces

---

niens étaient fort irrités. On lui demanda pourquoi il ne se présentait pas pour se justifier : « Il n'est pas encore temps, dit-il. — Et quand pensez-vous qu'il en sera temps ? — Quand j'aurai vu, répliqua *Philocrate*, faire le procès à quelque autre citoyen.

trois grandes divisions de la méthode curative,
nous allons indiquer d'abord quelques principes
généraux.

Le mode de curation doit varier suivant une
foule de circonstances qu'il importe au médecin
de prendre en considération.

L'âge, le tempérament, la constitution, l'idiosyncrasie, l'époque de la puberté, l'état de virginité, de nubilité, le lien conjugal ou une
union illégitime; les phénomènes propres à l'apparition des règles, leurs anomalies, leur suppression, leur cessation naturelle ou accidentelle, précoce ou tardive, l'état des forces vitales
et des affections morales, l'empire de l'habitude, le degré ou l'ancienneté de la maladie,
enfin la nature de la cause qui l'a produite; toutes
ces circonstances apportent de nombreuses modifications dans l'emploi des moyens de curation.

C'est la promptitude à déduire de ces nuances
diverses les conséquences les plus justes qui
signale le praticien supérieur.

Le médecin s'empressera de rechercher la
cause des accidens : si elle n'est pas évidente, il
se tiendra sur ses gardes, et se rappellera qu'elle
peut être ignorée ou même dissimulée par la
malade et les personnes qui l'entourent. Souvent
la réflexion et les renseignemens qu'il a soin de
recueillir mettent au jour la vérité; s'il existe
un mystère dont l'amour-propre soit le mobile,

il cherche adroitement à le pénétrer, en provoquant la confiance, et en promettant une discrétion absolue ; mais il doit respecter le secret
d'une famille, s'il en est le dépositaire, ou ne
point solliciter un aveu qu'il serait pénible d'accorder.

La connaissance de la cause est fréquemment
le point capital, ou le premier pas à faire dans
le traitement des maladies, et surtout des névroses.

Souvent la découverte d'une cause dissimulée
a mis en évidence la sagacité du médecin, et lui
a assuré une réputation distinguée. La pénétration d'*Erasistrate* près d'Antiochus, celle de
Galien, dans une circonstance analogue, ont
contribué à rendre leur nom immortel.

Si cette névrose provient d'une hémorrhagie
supprimée, le raisonnement et l'expérience indi-
quent au praticien quels moyens il devra prescrire. Peut-on soupçonner la suppression d'une
leucorrhée habituelle, on cherche à rappeler
cet écoulement par les injections stimulantes, et
même un peu irritantes, ou par le tamponne-
ment, etc. Mais cette dernière circonstance se
rencontre rarement ; c'est une des causes de
l'hystérie les moins fréquentes.

Toutes les fois qu'on ne pourra découvrir un
dérangement de l'organisation qui ait donné
naissance à la maladie, il faut en accuser quelque

inclination secrète ou contrariée, ou la prédo-minance du tempérament utérin, quand surtout la malade est une jeune personne.

Aussi une des considérations les plus impor-tantes est celle de l'âge, quand surtout on y rattache celle de la puberté, qui est l'époque de la plus grande fréquence des affections hystéri-ques. Souvent alors les accidens sont occasionnés par un amour malheureux, ou par l'empire des organes reproducteurs ; d'autres fois l'imagina-tion et l'organisation physique sont très-déve-loppées ; mais la matrice l'est beaucoup moins : le sang destiné à fournir l'écoulement sexuel irrite cet organe et provoque le désordre ner-veux. On peut en acquérir la preuve, si la con-stitution de la jeune malade est fort avancée, si les seins sont formés, si elle éprouve des maux de tête, des étourdissemens, des saignemens de nez, de la somnolence, des palpitations, des engourdissemens, des coliques, des douleurs aux lombes, de la pesanteur dans les membres abdominaux : il est alors convenable d'employer tous les moyens propres à favoriser l'apparition des menstrues.

Si rien n'annonce ce travail, et spécialement quand le développement de l'organisation phy-sique n'est pas très-précoce, qu'il existe atonie et irritabilité, on oppose dans ce cas les calmans unis aux toniques, les ressources de la distrac-

tion, une vie active et occupée; enfin une nourriture restaurante.

L'âge intermédiaire entre la puberté et l'époque critique n'apporte aucune modification bien
notable. A peine l'état de grossesse présente-t-il
quelques particularités dignes de remarque : on
sait que la sensibilité des femmes se trouve exaltée
pendant la durée de ce phénomène; qu'à l'époque
des couches et de l'allaitement, les sécrétions
sont plus actives. Il importe donc, surtout alors,
de ménager leur susceptibilité morale, et de favoriser toutes les fonctions dont le dérangement
pourrait donner lieu aux accidens hystériques
ou les aggraver.

L'état des règles apporte diverses modifications
dans le traitement de l'hystérie; ainsi il faut tenir
compte de la quantité de sang que les mois
fournissent habituellement; car des menstrues
très-abondantes ou une véritable ménorrhagie
demandent un mode de curation différent de
celui qu'on opposerait à un état de chlorose et
d'aménorrhée, ou à une menstruation peu abondante. Rappelons ici que non-seulement toutes
les femmes ne sont pas également réglées, et
qu'une quantité de sang qui constituerait une
perte chez une personne dont les menstrues
sont habituellement peu abondantes n'est pour
une autre qu'une circonstance ordinaire; mais
encore qu'il existe des femmes, surtout lors-

qu'elles partagent les travaux les plus pénibles
de l'homme, qui ne sont que peu ou point sujettes à ce tribut périodique. Or, dans un cas
semblable, bien que l'application des sangsues
pût diminuer les accidens, il serait inutile de
s'opiniâtrer à établir un écoulement dont l'absence n'aurait nullement altéré la santé.

Appelé près d'une malade, le médecin doit
toujours s'informer de l'époque où les mois
reviennent périodiquement, et si leur cours
s'opère régulièrement. Toutes les fois que l'ensemble des symptômes n'offrira point un danger
imminent, et que la médecine expectante ne
pourra aggraver les accidens, on suspendra, aux
approches de la menstruation, et surtout pendant la durée de cet écoulement, les moyens
actifs ou perturbateurs, lors même qu'ils sont
indiqués très-positivement par les phénomènes
de la maladie.

On sait que l'émétique, donné pendant le cours
des menstrues, peut les arrêter, et produire
l'hystérie, ou même de plus grands désordres.
Je l'ai vu administrer dans cette circonstance à
une femme affectée d'un simple embarras gastrique, qui aurait également cédé aux délayans
ou à l'émétique pris quelques jours plus tard.
Dans l'action même du vomitif, les règles s'arrêtèrent; deux jours après une hémoptysie survint. La malade négligea de réclamer des soins;

le sang continua d'affluer vers la poitrine, et détermina une phthisie mortelle.

L'émétique, administré à l'époque des règles, les a quelquefois provoquées ou fait reparaître ; mais ce résultat n'est rien moins que constant, et la prudence doit engager à ne conseiller cet agent, surtout dans l'intention de les rappeler, qu'à des femmes douées d'une bonne constitution, et lorsque les moyens plus généralement avoués auront échoué.

Si l'on doit éviter l'époque des règles pour l'emploi d'un médicament capable d'en arrêter le cours, il faut au contraire saisir les approches de cet écoulement pour l'administration des moyens propres à le favoriser ou régulariser. C'est ainsi que les sangsues, par exemple, quand leur application est convenable, doivent être mises peu de jours avant l'apparition des menstrues, ou mieux, immédiatement après leur terminaison. Dans le premier cas, elles les rendent souvent plus abondantes; dans le deuxième, elles suppléent à la quantité de sang qui n'est pas sortie, ou les font reparaître de nouveau. Toutefois je pense que le moment le plus opportun pour ces sortes d'opérations est indiqué par la cessation du flux menstruel, quand celui-ci n'a pas été suffisant.

L'étude des tempéramens mérite également une attention spéciale. En général, c'est le tempérament nerveux qui prédomine chez les personnes affectées d'hystérie : tantôt il est joint à une constitution molle et lymphatique, qui semble devoir exclure une sensibilité physique très-vive; tantôt on l'observe uni à une organisation très-sèche. On voit de ces femmes nerveuses qui sont dans un état d'irritation continuelle : le grand air, le froid, la chaleur, le vent, la pluie, tout ce qui excite en elles une impression, une sensation même opposée, leur est incommode, leur cause une excitation vive, importune. Le moral participe de cette disposition physique; presque toujours il reçoit l'impression, plus rarement il la communique. Ces anomalies de la sensibilité nerveuse influent sur le traitement et sur le résultat des moyens curatifs. En général, les bains tièdes, les délayans, l'usage du lait, un régime doux, les potions calmantes et huileuses, ainsi qu'une température égale et modérée, réussissent aux personnes pourvues d'une organisation sèche et irritable; tandis que les femmes dont la constitution est molle et lymphatique respirent communément avec avantage un air vif et agité, et se trouvent bien d'un sol aride, couvert de plantes aromatiques, d'une nourriture succulente, du vin pur, et d'un mélange raisonné de médicamens toniques et calmans.

Il est rare de rencontrer la prédominance du

tempérament musculaire chez les femmes hystériques, sinon parmi celles qui vivent habituellement à la campagne. Quant au système sanguin,
il s'annonce, chez plusieurs de ces individus, par
le coloris du visage, un pouls fort et des règles
abondantes ; il réclame une nourriture légère et
végétale, les boissons délayantes, parfois le régime antiphlogistique, les saignées, etc. Un de
mes confrères a soigné une dame douée d'un
tempérament sanguin, pour une hystérie violente, dont les accès se reproduisaient tous les
jours périodiquement à la même heure. Il fit précéder, pendant trois jours consécutifs, l'époque
de l'invasion par une saignée du bras : dès-lors
les accidens n'eurent plus lieu, et la malade fut
entièrement guérie.

L'état des forces vitales doit encore influer sur
le choix des mesures thérapeutiques ; mais les
conséquences qu'on peut en déduire sont faciles
à saisir, d'après les réflexions que nous a fournies
l'examen des divers tempéramens.

Il faut quelquefois, lorsque la constitution est
très-affaiblie, s'occuper avant tout de rétablir
l'énergie vitale. L'observation suivante nous en
fournit la preuve. Une jeune personne, contrariée dans ses affections, devient hystérique ; de
fréquens accès se manifestent à des époques variées : ils sont caractérisés par une syncope incomplète, par des convulsions, une sorte de

trismus, des douleurs locales ou clous hystériques, le sentiment de strangulation, le mouvement oscillatoire ou la boule mobile, une
sorte de frémissement dans la région hypogastrique, et fréquemment terminés par l'issue
d'une sérosité qui lubrifiait les parties génitales,
et l'émission d'une grande quantité d'urine claire
et limpide. Divers médicamens, choisis parmi
les antispasmodiques, sont mis en usage; et malgré leur emploi et un bon régime, la débilité fait
des progrès, les règles se suppriment, la poitrine commence à s'affecter : il existait un péril
imminent.

Les parens consentent enfin à l'hymen, objet
des vœux de cette demoiselle ; mais avant de le
faire contracter, on s'occupa de dissiper le désordre, que la satisfaction morale diminua bientôt; on lui prescrivit de bons toniques, un régime restaurant, l'air de la campagne et un
exercice modéré. Lorsque les forces furent ré-
tablies, on sollicita le retour des règles, et l'hymen consolida bientôt la santé de la jeune
malade.

Mais lorsque l'hystérie (ce qui n'arrive presque jamais) se prolonge même après l'accomplissement de l'union qui était désirée, il faut
examiner si cette affection n'a pas été produite
par une cause qui n'existe plus, mais dont les
effets subsistent encore, ou si elle n'est pas en-

tretenue par le fait seul de son ancienneté ou par l'empire de l'habitude.

Pour qu'une maladie se perpétue par suite de cette influence, il faut qu'elle présente des intermissions ou une continuité de symptômes indépendans de la cause qui a produit le désordre. On sait que l'habitude, à notre insu, et souvent même contre notre volonté, nous entraîne à des actes qui ont eu lieu précédemment, par le fait seul de leur réitération antécédente. Dans d'autres cas, elle est favorisée par des circonstances particulières qui établissent une propension presque irrésistible vers ces mêmes actions.

Pour rompre le pouvoir de l'habitude, il convient d'écarter toutes les causes propres à en seconder l'action : ces causes sont, en général, les affections pénibles de l'âme, et tout ce qui les rappelle, le trouble des sécrétions, etc.

On doit, en outre, donner une autre direction aux facultés intellectuelles et aux mouvemens physiques; changer le régime, les rapports habituels; conseiller un voyage qui provoque de nouvelles sensations, etc.

Mais ces considérations ne sont pas les seules qui influent sur le traitement; le degré ou le caractère de la maladie le modifie souvent aussi : c'est ce que nous mentionnerons plus particulièrement en examinant les avantages qu'on peut espérer des ressources de l'hygiène, et de l'application des médicamens à la curation de l'hystérie.

CINQUIÈME SECTION.

Hygiène.

En exposant l'histoire des causes, nous avons annoncé quelles étaient les circonstances qui favorisaient ou pouvaient déterminer cette névrose; nous avons ainsi fait pressentir l'utilité d'un bon régime, d'un sage emploi de nos forces, et d'une juste mesure dans nos rapports avec les objets extérieurs, en un mot, d'une vie régulière. Nous pourrions, en outre, indiquer ici quelques règles de conduite, comme nous l'avons fait en traçant le traitement prophylactique; mais devant développer ces considérations en traitant de la cure des affections hypocondriaques, et ces considérations étant susceptibles d'une double application, nous nous bornerons, en ce moment, à quelques principes généraux.

On recommandera aux jeunes personnes et aux femmes hystériques l'écart des causes qui aggraveraient leur état; on leur conseillera des vêtemens chauds, afin d'éviter les dérangemens de la transpiration, etc.; une habitation salubre; dans la belle saison, l'air de la campagne; une nourriture saine, légère, restaurante, plutôt qu'excitante; des boissons appropriées aux accidens, la bière, l'eau rougie; dans quelques cas,

le vin rouge; rarement les vins spiritueux de
Lunel, de Malaga, de Madère, ou seulement à
dose très-modérée.

Ne permettez pas que ces malades s'abandonnent à un repos trop absolu ou à l'oisiveté :
exigez au contraire que leurs journées soient remplies par des occupations simples et variées, par
des récréations convenables, par des promenades
dans lesquelles on cherchera toujours à se proposer un but; c'est le moyen d'affaiblir ou de
dissiper la passion dominante.

Otia si tollas, periére Cupidinis arcus. Ovide.

SIXIÈME SECTION.

Médicamens.

Nous sortirions des limites que nous nous
sommes imposées, si nous considérions ici avec
détail l'application des principaux médicamens
au traitement d'une maladie qui ne réclame en
général qu'un petit nombre d'agens pharmaceutiques, et seulement dans un petit nombre de
cas. Aussi n'examinerons-nous en ce moment
que ceux des médicamens qui ont une application
plus directe à la curation de cette névrose.

C'est surtout contre les accès du premier et
du second degré qu'on dirige parfois avec un
succès marqué les moyens intérieurs, et particulièrement les antispasmodiques et les calmans
ou narcotiques.

M

Tous les médicamens revêtus du titre pompeux
d'*antispasmodiques*, ont été mis à contribution
pour calmer les accidens hystériques; mais leur
action tend plutôt à faire cesser le paroxysme
qu'à en prévenir le retour. Ils ont en outre si
rarement obtenu cet avantage, qu'ils ne méritent
qu'une confiance limitée; la liqueur minérale
d'*Hoffmann*, l'éther, le musc (de dix à douze
grains), le camphre, l'assa-fœtida, et surtout
les teintures de succin et de castoréum, sont les
plus accrédités, et ne produisent fréquemment
d'amélioration sensible qu'alors qu'on les donne
au moment où l'accès finit spontanément. La
valériane a été également recommandée, bien
qu'elle soit plus applicable au traitement de l'épilepsie.

Les calmans ou narcotiques, par petites frac-
tions, sont préférables, quand leur usage est
bien dirigé. La potion suivante, ou toute autre
analogue, réussit assez souvent, sinon à dissiper,
du moins à modérer les accidens :

�

♃ Eau distillée.	℥ iij
Extrait gommeux d'opium. . . .	ḡ j
Sirop d'érysimum.	℥ jß
Eau de fleur d'orange.	℥ ß
Sirop d'éther.	℥ ij.

Nous rappellerons en même temps celle con-
signée dans plusieurs formulaires sous le nom
de *potion antihystérique* :

♃ Infusion de fleur de tilleul...... ℨ v
Sirop de capillaire........... ℥ ij
Eau de fleur d'orange......... ʒ iij
Éther sulfurique dulcifié..... ⎫
Vin d'opium composé....... ⎬ a͞a g̅ xvj
Alcool de succin et de castoréum. a͞a g^tes xv.

L'on peut opter entre l'extrait gommeux
d'opium, le laudanum, le sirop diacode ou de
karabé, et les gouttes dites de l'abbé *Rousseau*,
qui ne sont qu'un laudanum renforcé, et qui
calment quelquefois, lorsque toutes les autres
préparations narcotiques sont impuissantes. La
thériaque et le diascordium conviennent surtout
dans les cas d'atonie. En proposant les opiacés
dans le traitement de cette vésanie, nous ne faisons que déférer au précepte donné par *Hippo-*
crate, qui conseille le suc du pavot somnifère,
in suffocatione uterinâ (lib. II, *de Morbis mulie-*
rum, sect. 5, p. 237).

Nous citerons encore la composition suivante,
qui a été employée, non sans fruit, par *Rivière*
(obs. X) :

♃ Assæ-fœtidæ.............. ʒ ij
Castorei............... ⎫
Feculæ bryoniæ.......... ⎬ a͞a ʒ j
Sem. rutæ................ ℈ j
Croci.................... ʒ ß
Laudan. Paracel. .... g̅ vüj
Un gros pour dose.

Les boissons délayantes, prises en trop grande
quantité, pourraient déranger les fonctions di-

gestives ; en général , il convient d'ordonner une
tisane légèrement amère. C'est pourquoi, afin de
parer cet inconvénient, on prescrit une infusion
de fleur de tilleul et de feuilles d'oranger , édul-
corée avec un sirop acidule, ou avec du sucre et
de l'eau de fleur d'orange ; on lui donnera plus
d'efficacité , surtout s'il existe de l'irritation , en
ajoutant deux ou trois gros de sirop diacode par
pinte de boisson , et la teinture de castoréum ,
de vingt à vingt-cinq gouttes. Un thé ordinaire,
ou fait avec les feuilles de mélisse , de menthe ,
d'hysope, ou les fleurs de coquelicot, obtiendrait
les mêmes résultats.

On a proposé, et souvent employé des lavemens
préparés avec une dissolution d'assa-fœtida, un
gros sur une livre d'eau. Ce moyen doit être considéré comme révulsif et stupéfiant , et peut
coopérer à une guérison radicale. L'odeur de
cette gomme justifie si bien son nom , qu'on ne
peut guère l'employer que de cette manière , ou
sous la forme de bols. Nous avons essayé avec
quelque succès des demi-lavemens faits avec une
forte décoction de graine de lin , et un ou deux
grains d'extrait gommeux d'opium. On donnait
auparavant un lavement entier , composé avec
une décoction tiède de graine de lin , de racine
de guimauve ou de têtes de pavot.

L'émétique et les purgatifs ne sont ici que des
moyens accessoires, et qui ne sont communément

applicables que dans les cas de complications, et surtout d'embarras gastrique. Leur action contre les affections hystériques est trop secondaire ou indirecte pour mériter un examen spécial. Nous annoncerons seulement qu'on a conseillé depuis peu, contre cette névrose, le traitement modifié de la colique de plomb; mais cette méthode peu rationnelle nous paraît offrir moins d'avantages que l'usage des moyens généralement avoués par le raisonnement et l'expérience, et quelques succès éphémères ne suffisent pas pour faire adopter une innovation qui compte déjà beaucoup de tentatives inutiles, ou même indiscrètes.

Rappelons ici qu'on a proposé l'emploi à l'intérieur des eaux minérales; les plus convenables sont celles de Vichy, de Spa, de Seltz, de Bourbonne, de Plombières, de Barège, de Bagnoles, etc. On ne peut y avoir recours qu'en été, si on veut les prendre à la source. Elles sont indiquées spécialement comme moyens préservatifs, tant à cause du déplacement qu'elles nécessitent, qu'en raison des diverses impressions morales auxquelles le voyage donne naissance.

Jos. Lanzonius rapporte avoir guéri par l'usage du lait d'ânesse deux malades affectées de passion hystérique, contre laquelle tous les médicamens antihystériques avaient échoué. Chez la première de ces malades, âgée de vingt ans, il prescrivit d'abord un purgatif, et fit continuer le lait d'ânesse, pris le matin à jeun, pendant vingt-quatre jours, à la dose de ʒ vj avec un peu de sucre blanc. Ce moyen est au moins exempt d'inconvéniens.

Passons maintenant à l'examen des agens extérieurs.

Les fumigations, les linimens, les fomentations aromatiques excitent l'action de la peau, et tendent à généraliser les forces vitales, lorsqu'on les applique sur une grande surface ; et sous ce rapport, ils peuvent contribuer à la guérison de l'hystérie. Les mêmes topiques, rendus narcotiques, ont une application plus directe et plus efficace dans le traitement de cette maladie, comme nous l'avons déjà annoncé.

C'est ainsi que nous avons exposé la marche à suivre pour dissiper l'hystérie qui provenait de la suppression des règles, et toute répétition à cet égard serait inutile. Lorsqu'on soupçonne que le dérangement d'une autre hémorrhagie a donné lieu aux accidens, on s'efforce de les faire cesser en rappelant l'écoulement ; si c'est un épistaxis, on en sollicite le retour par les sternutatoires et les fumigations dirigées vers les fosses nasales, ou on le remplace par la phlébotomie du bras. Le même procédé serait indiqué contre l'hystérie qui proviendrait de la négligence d'une saignée habituelle ; et l'on tenterait de ramener un flux hémorrhoïdal supprimé, par l'application des sangsues au fondement.

Un état de pléthore sanguine, agissant comme cause ou comme accident, serait combattu de la même manière, ou par l'usage des boissons acidules et un régime adoucissant. On ne doit pas, en général, pratiquer de saignées aux femmes par la lancette, ni par les sangsues, pendant la durée, ni même aux approches de l'écoulement sexuel ; il convient, nous le répétons, d'y avoir recours dans la quinzaine qui succède à ce travail de la nature, plutôt que dans la semaine qui le précède, afin de ne point troubler les efforts de la nature, qui souvent prépare d'assez loin la révolution menstruelle.

Toutes les fois que la phlébotomie est jugée convenable, et surtout lorsqu'il existe un état de pléthore sanguine ou une ménorrhagie, etc., il faut recommander à la personne chargée de cette opération de faire le mouvement d'élévation très-étendu, et d'employer de préférence les lancettes dites à grain d'orge. Faute de cette attention, il arrive souvent que l'ouverture de la veine est très-petite, que la quantité du sang sorti est insuffisante, ou peut-être composée de la partie la plus liquide. Dans les cas d'inflammation, il est préférable, suivant quelques auteurs, d'obtenir par la phlébotomie un sang homogène (proportion égale), plutôt que la partie la

plus fluide d'un sang qui ne sort qu'avec peine
par une petite incision pratiquée à la veine.
Toujours est-il vrai qu'une saignée faite par une
large ouverture qui permet à ce liquide de s'echap-
per librement et abondamment réussit beaucoup mieux que celle dont la petite ouverture
ne laisse pas le sang sortir avec facilité. Dans le
dernier cas, la saignée semble agir plus lentement, et d'une manière analogue au mode d'action des sangsues.

Le nombre et la quantité des saignées doivent
toujours être subordonnés à l'état de la santé
générale, de la constitution, à la fréquence et à
la force des hémorrhagies habituelles aux malades.

Quand la femme hystérique est d'un âge à
faire présumer la cessation prochaine du tribut
périodique, quand déjà cet écoulement est irrégulier, ou lorsqu'il existe de fréquentes ménorrhagies, on se gardera bien de faire appliquer
des sangsues à la valve, ou même au fondement;
dans ce cas, et surtout lorsque l'on peut craindre
un commencement d'irritation vers l'utérus, la
saignée du bras est, sinon la seule praticable,
au moins bien préférable. Il faut alors détourner
le sang de ce viscère, si l'on veut en prévenir les
lésions organiques : nul doute que les saignées
du bras et la continence ne constituent le meilleur
préservatif de ces terribles désorganisations.

Mais lorsque la femme a franchi cette époque, que les règles sont finies, et quand la matrice est dans un état de calme absolu, si la malade éprouve les symptômes de la pléthore sanguine, on peut alors, après avoir pratiqué une saignée du bras, appliquer des sangsues au siége. Nous avons cru pouvoir exposer ces détails sur l'emploi de la saignée et des sangsues, parce qu'ils ne sont peut-être pas assez généralement connus.

Les bains ont été conseillés dans le traitement de cette névrose, et conviennent spécialement dans l'intervalle des accès : les bains tièdes relâchent et débilitent lorsqu'on y séjourne pendant un temps trop long, ou quand on y a recours à des époques très-rapprochées; mais si leur usage est convenablement dirigé, si on les prend à quelques jours de distance, ils réussissent en général très-bien. On les prescrira de préférence aux femmes nerveuses, sèches ou irritables. Le docteur *Nacquart* m'a cité l'exemple d'une dame sèche, ardente, qu'on tient pendant trois heures, chaque jour, dans un bain tiède : ce traitement dure depuis deux ans, et la malade s'en trouve fort bien; mais il est rare que ces personnes retirent avantage de bains aussi longs et aussi rapprochés. Non-seulement leur température doit être relative à la sensibilité individuelle, depuis 22 jusqu'à 28 et 30 degrés, mais leur usage demande en outre quelques précautions; les ma-

lades, avant de se mettre au bain, doivent être
dans un état de calme physique et moral, et
s'assurer de la chaleur de l'eau, qu'il ne faut
jamais porter, même en hiver, à plus de 30 degrés. A l'issue du bain, elles feront enlever l'humidité qui recouvre le corps, par des frictions
pratiquées avec un morceau de flanelle ou avec
des serviettes chaudes ; de plus, elles auront soin
de se vêtir très-chaudement, ou se remettront
ensuite au lit le plus tôt possible, afin de favoriser cette douce transpiration que les bains provoquent presque toujours.

Les bains froids très-peu prolongés, ou les im-
mersions réitérées dans l'eau courante, et surtout
dans la mer, ont une grande propriété stimulante ; mais ils ne sont admissibles que dans les
pays chauds, ou lorsque la température atmosphérique est au moins à 20 degrés : ils conviennent surtout aux constitutions lymphatiques.

Mais on peut employer encore d'autres bains,
tels que les bains d'eaux minérales naturelles ou
artificielles : eeux de Barège, de Bagnères, de
Loech en Suisse, d'Aix-la-Chapelle, d'Aix en
Savoie, qui sont sulfureux, conviennent comme
moyens excitans ; ils ont souvent l'avantage de
provoquer les règles ou de les rendre plus abondantes. Les eaux de Plombières, de Bourbonne,
de Vichy, de Balaruc, jouissent aussi d'une propriété stimulante, mais à un degré moindre. Les

premières ont, en outre, une application directe aux cas d'hystérie compliquée d'affection cutanée.

Lorsque cette névrose est occasionnée par l'irritation ou la répercussion d'une maladie de la peau, on pourrait obtenir beaucoup de succès des bains naturels ou artificiels de Barège, ou des bains sulfureux secondés par l'usage du lait, le régime végétal, et les autres médicamens appropriés au traitement antidartreux.

On trouve dans l'ouvrage du docteur *Chambon* l'exemple d'une femme de soixante-dix ans chez qui une affection, dont le siége avait souvent varié, occasionnait divers accidens, et des accès d'hystérie, quand elle était fixée vers la matrice. Un large vésicatoire et un traitement approprié la délivrèrent de cette maladie.

Mais ces différens médicamens intérieurs ou extérieurs ne sont susceptibles que d'un certain nombre d'applications particulières, et ne peuvent en général revendiquer qu'une action indirecte ou secondaire : le moyen qui offre le plus d'avantages, et dont l'influence est la plus directe et la plus générale, ce sont les plaisirs de l'hymen.

Hippocrate conseille le mariage aux jeunes filles atteintes de vapeurs hystériques ; *Forestus*, *Hoffmann*, *Deïn*, *Reid*, *Boërhaave*, et tous les bons observateurs anciens et modernes, ont adopté ce précepte, que l'expérience la plus con-

stante et la plus authentique confirme tous les
jours. On ne peut opposer à de telles autorités
qu'une prévention aveugle. *Pomme* soutient, contradictoirement à l'observation la plus journalière, que la virginité, c'est-à-dire, l'état de continence, ne contribue nullement aux affections
vaporeuses, et que l'acte conjugal est toujours
contraire au tempérament vaporeux. Il est impossible d'émettre une opinion plus paradoxale :
ex uno disce omnes. Il faut l'avouer, le système
de *Pomme* est en général très-dangereux, quoique susceptible d'un petit nombre d'applications
utiles; puisqu'il est évident, d'après l'étiologie
déduite de la connaissance des faits et l'expérience la mieux constatée, que, dans le plus
grand nombre des cas, les rapports sexuels sont
le remède assuré de cette affection. L'hystérie
que l'on observe parfois, quoique rarement,
dans les campagnes, ne réclame pas un autre
traitement, quand elle dépend de la prédominance du système utérin. Il convient de s'en
tenir à la médecine palliative lorsque la maladie
existe chez une femme veuve ou éloignée de son
mari, jusqu'au moment où les circonstances
fixeront un terme au veuvage ou à l'absence;
mais si l'affection hystérique, loin de reconnaître
pour cause une continence absolue, dépend au
contraire de l'abus des plaisirs, de la fatigue, de
l'épuisement des organes génitaux, ou même de

l'onanisme, il faut exiger des malades la plus grande réserve, et leur faire sentir que non-seulement elles compromettent leur santé, mais qu'elles exposent même leurs jours par une conduite aussi honteuse; cette variété d'hystérie ne se rencontre que très-rarement. Telles sont les principales modifications qu'offre ordinairement l'application des agens physiques au traitement de cette névrose; mais quand la maladie est parvenue au troisième degré, lorsqu'il existe un danger imminent, et que tout fait appréhender une congestion cérébrale, il faut alors, *extrema extremis*, appliquer, et de préférence aux jambes, ou mieux aux cuisses, les irritans les plus actifs, les linimens, les sinapismes, les vésicatoires, les ventouses, quelquefois même le moxa, qu'on peut établir à la nuque, quand tout espoir semble perdu. Dans de telles circonstances les saignées dites *dérivatives* sont souvent nécessaires; on prescrit ensuite l'application des sangsues; l'on ordonne en outre les antispasmodiques, les boissons laxatives et les lavemens purgatifs; mais on se gardera d'employer les opiacés qui favoriseraient le *raptus* vers le cerveau.

SEPTIÈME SECTION..

Traitement moral.

Nous nous étendrons peu sur l'application des moyens moraux au traitement de l'hystérie, les

considérations relatives à la médecine morale
devant recevoir un plus grand développement
lorsque nous exposerons l'histoire des névroses
qui ont leur siége dans le système de la digestion; toutefois nous examinerons d'une manière
spéciale, 1°. la concordance qui existe entre
l'époque des passions produites par l'amour et
les révolutions de la vie sexuelle; 2°. les ressources qu'on peut, dans ces cas, retirer d'une
bonne direction imprimée aux affections de l'âme
et aux facultés intellectuelles.

Avec la puberté naît en nous le premier désir,
le premier sentiment de l'amour : tout est vague,
incertain avant ce moment, et ne doit être considéré jusqu'alors que comme le fruit d'une imagination déréglée, ou le penchant précoce d'un
être dénaturé vers un libertinage hideux; mais
quand cet élan est le résultat du développement
naturel de nos facultés physiques, et lorsqu'il
est bien dirigé, il concourt également au bonheur individuel et à l'avantage de l'ordre social.
Plus vif, plus impérieux chez la femme, par
suite d'une sensibilité en général plus exquise
et d'une organisation particulière, ce sentiment
est d'autant plus développé chez elle, que son
éducation et ses habitudes lui auront plus tôt présenté ce but vers lequel tendent tous les êtres
animés, et que les convenances sociales la force-
ront davantage à le taire.

Pour amortir l'influence de cette disposition, on peut alors conseiller la fréquentation des bals, des concerts, des spectacles, et de quelques autres moyens de diversion. Ces agens ont parfois une très-grande influence; mais il faut étudier les dispositions morales des individus, car ils peuvent être dangereux pour les uns, et très-utiles pour les autres. Il est aisé de sentir que leur effet sera tout différent chez une demoiselle d'un tempérament peu ardent, mais sensible, à qui l'on veut faire oublier un amour malheureux, qu'elle n'eût pas ressenti, s'il n'avait été provoqué par diverses circonstances, ou chez une autre personne qui n'a point encore formé d'attachement, mais dont l'imagination ardente et un tempérament lascif s'enflammeraient à la vue habituelle d'un homme doué d'un physique avantageux, au récit des passions les plus exaltées, au tableau séduisant de l'amour couronné : dans ce dernier cas, l'habitude des spectacles sera défavorable : l'on devra placer alors la plus grande confiance dans un autre mode de distractions, tel qu'un voyage, de fréquentes promenades, ou un séjour plus ou moins prolongé à la campagne au milieu d'une société choisie; il faut surtout opposer aux résultats d'un amour contrarié le doux charme de l'amitié, et les consolations qu'offre toujours l'union des familles.

Mais si la vue de tous les objets qui parlent

aux sens, si la fréquentation des sociétés nombreuses, des réunions où les yeux sont fascinés, où l'imagination reçoit tant d'impressions érotiques et lascives, favorisent le développement des névroses utérines, qui ne conçoit qu'une vie active, mais douce et tranquille, que le séjour au milieu des champs, qui n'excitent que des émotions paisibles, ne soient susceptibles de calmer les sens, et de rendre la jeune personne à la paix du cœur ?

Souvent il ne suffira pas de mettre sous les yeux de ces malades le tableau des avantages que doivent leur assurer une conduite pure et sans tache, et la pratique des vertus sociales ; il faut de plus faire naître, entretenir ou développer dans leur âme les principes de la religion. Dirigez leur esprit vers les idées religieuses ; faites·y germer les maximes de la plus saine morale, et vous apaiserez l'exaltation des sens, le délire érotique, ou même les accidens de l'affection nerveuse.

Si la malade est une jeune personne, on s'occupe ensuite de son établissement ; les parens doivent sans doute repousser une inclination qu'ils n'ont point permise, lorsque des raisons puissantes s'y opposent ; mais aussi combien n'a-t-on pas vu de ces liens qui semblaient mal assortis sous les rapports d'âge, de caractère, de rang ou de fortune, opérer le bonheur de ceux qui les ont formés ; et ne sait-on pas que l'hymen qui, s'annonçant sous les auspices les plus favorables, semble réunir tous les avantages, ne produit souvent que de fâcheux résultats. Loin de nous l'idée de conseiller aux parens une déférence aveugle aux désirs parfois téméraires d'une jeunesse irréfléchie ; mais qu'ils ne se préviennent pas légèrement, qu'ils soient indulgens, lorsque la raison et leur propre intérêt le leur commandent, et qu'ils se persuadent bien qu'une trop grande sévérité, loin de prévenir les fautes et les malheurs, les entraîne ou les rend en quelque sorte excusables. Combien de jeunes personnes trompées dans leurs espérances, offensées dans leur amour-propre, se sont précipitées dans tous les excès, ou ont péri victimes d'un désespoir horrible, et que la tendresse de leurs parens ou les consolations de l'amitié auraient rendues à la santé, ou rattachées à la vie ! L'art d'attiédir une passion inconsidérée a ses règles, ses nuances, ses finesses ; loin de leur présenter la séparation comme irrévocable, il faut d'abord ne pas leur ôter tout espoir ; on élève avec adresse quelques doutes sur la réussite de leurs désirs ; on les habitue à considérer ceux-ci comme le résultat d'une imagination exaltée, et à ne pas voir exclusivement le bonheur dans la possession de l'objet aimé. On leur fait entrevoir de plus grands avantages dans une autre union ; on doit les ménager,

N

et, quand il le faut, les tromper, à quelque prix que ce soit, afin de ne pas irriter leur sensibilité, et de ne pas porter dans leur âme un découragement trop cruel; souvent l'espérance seule diminue la fréquence et l'intensité des accidens, qui, presque toujours, se dissipent spontanément aussitôt que l'hymen désiré par la jeune malade a couronné ses vœux.

Quand l'hystérie est le résultat d'une inclination ignorée des parens ou dissimulée par ceux-ci et la jeune malade, il faut avec prudence en solliciter l'aveu ou chercher à la découvrir.

« Le médecin doit s'introduire dans le cœur » humain pour y voir les désirs, les passions, » les besoins, les sollicitudes, les chagrins, les » attachemens, pour y agir sur les sensations et » les idées, pour examiner enfin ce que peuvent » sur l'économie animale tous les genres de sen-» timent et de pensée ». (*Nouv. Elém. de Thé-rapeutique*, ALIBERT.)

Tous les développemens de ce principe sont applicables au traitement des femmes hystériques, et sont susceptibles d'une foule de résultats utiles. En se transportant dans l'intérieur des familles, en provoquant la confiance, le médecin parvient à connaître les causes morales qui sont presque toujours secrètes, et obtient les succès les plus brillans, par la seule direction donnée aux facultés mentales.

Les mêmes motifs nous rapprochent ordinairement dans le monde ; les liens du sang et les rapports de l'amitié nous appellent dans la société qui se compose de nos parens, de nos amis et d'un certain nombre d'étrangers. La conformité des habitudes et des convenances amène la confiance entre les individus du même âge et de sexe différent : celle-ci s'établit d'autant plus facilement, que les goûts, les opinions, les plaisirs sont les mêmes, l'intimité succède, et les passions prennent alors naissance. Rarement une jeune personne, quels que soient les rapports sympathiques, éprouve-t-elle subitement une passion violente ; l'impression peut avoir été vive, mais elle n'est pas profondément gravée ; cette demoiselle n'est pas encore familiarisée, identifiée avec l'idée de cette passion ; il est facile aux parens d'en arrêter les effets, quand surtout ils ont habitué leurs enfans à trouver en eux leurs meilleurs amis, et quand de bonne heure ils ont su leur inspirer cette confiance absolue qui ne peut naître que dans un cœur parfaitement libre, ou du moins exempt de craintes.

Ce n'est point une vaine curiosité, mais l'amour de son devoir et le désir d'être utile, qui engage le médecin à connaître l'état moral des personnes qui réclament ses soins ; ces renseignemens sont nécessaires, et influent sur le choix des moyens

N 2

curatifs, qui doivent varier selon les circonstances.

Tantôt une jeune personne, affectée d'accès
hystériques plus ou moins rapprochés, jouit
d'une parfaite tranquillité d'âme, tandis qu'une
autre éprouve cette disposition mélancolique,
ce vide du cœur qui naît alors presque toujours
du besoin de s'attacher; tantôt leur amour est
partagé par celui qui en est l'objet, approuvé
par les parens; mais le moment de leur union
n'est pas encore arrivé, et cette attente seule
détermine les accidens, qui, dans ce cas, sont
rarement très-intenses.

Trop souvent une inclination contrariée amène
un désordre d'autant plus grave, que la sensibilité
est plus prononcée, et l'affection morale plus
intense. Le médecin doit alors faire connaître
aux parens la cause du désordre, les dangers qui
peuvent en résulter, et les avantages certains
qu'obtiendrait leur condescendance aux désirs
de la jeune malade. Si cette union leur paraît in-
convenante, il les engage à n'avoir recours qu'aux
voies de persuasion ou de douceur.

Lorsqu'une femme mariée éprouve de semblables paroxysmes, on doit craindre des chagrins dissimulés, ou que l'homme avec lequel
elle est unie ne soit pas celui qu'elle aime; car,
pour dissiper cette maladie, il ne suffit pas toujours, nous le répétons, que le but de la nature

soit rempli, il faut en outre que le vœu du cœur soit exaucé. Combien alors devient difficile la position du médecin, qui sent le besoin de solliciter un aveu qu'on ne peut faire qu'en rougissant! Il s'efforcera d'opposer le langage de la raison au délire de la passion, recommandera une vie active, un voyage, ou un autre moyen propre à opérer une diversion puissante.

La direction donnée aux facultés intellectuelles peut également participer à la guérison de cette névrose. Lorsqu'une jeune femme sera sujette à des accès hystériques déterminés par une affection morale dont on voudra la distraire, une application modérée et journalière à l'étude du dessin ou de la musique, des lectures agréables ou utiles pourront amener des distractions favorables, diminuer l'intensité des accidens, et en éloigner la fréquence. Appeler, dans ce cas, la raison à son secours, prendre la ferme résolution de surmonter une inclination funeste, c'est prouver un bon jugement, c'est faire coopérer cette fonction intellectuelle à la solution d'une maladie qu'une direction mentale toute autre eût été susceptible d'aggraver.

En offrant à la mémoire et à l'imagination des jeunes personnes des souvenirs ou des objets variés, doux, agréables, mais dont la nature est propre à calmer l'effervescence des sens, en leur créant des rapports nouveaux, en occupant leur

esprit de soins domestiques, de travaux scienti-
fiques légers, de jeux honnètes, on prépare, on
accélère, ou on décide leur guérison.

Le même mode de curation sera opposé aux
différens effets de la douleur morale; et en adop-
tant ces mêmes principes, en étudiant tout le
parti qu'on peut en retirer, on combattra presque
toujours, avec plus ou moins de succès, les résultats des affections de l'âme les plus pénibles.

HUITIÈME SECTION.

Traitement des Symptômes.

Mais les considérations que j'ai présentées
jusqu'ici sur le traitement de l'hystérie, soit
dans son cours en général, soit dans chacun
de ses accès en particulier, seraient incomplètes,
si je ne spécifiais les modifications qui peuvent
être commandées dans le traitement par quelques
symptômes insolites ou prédominans. Dans cet
examen rapide, je noterai ces symptômes ou
accidens d'après les organes qui en sont le siége,
ou d'après leur fréquence et leur importance.

Si, à la suite d'une attaque violente, il restait
une forte douleur vers l'utérus ou tout autre
viscère, on y opposerait des émolliens, des calmans, tels que des bains tièdes, des fomentations, des lavemens et demi-lavemens, qu'on
peut rendre plus efficaces en y ajoutant l'extrait
gommeux d'opium ou le laudanum. Dans d'autres

cas, on peut appliquer sur l'organe malade, ou dans son voisinage, des sangsues, et plus tard un vésicatoire volant.

Existe-t-il une syncope opiniâtre, on a recours aux excitans usités en pareil cas, tels que l'inspiration de l'éther, de l'alcali, d'un air frais, aux applications d'oxycrat ou d'eau froide, aux frictions irritantes. On donne quelques gouttes d'éther, d'alcali volatil étendu d'eau de Cologne; plus tard, on prescrit un peu de bon vin ou de bouillon.

Quand la respiration devient pénible et laborieuse, quand tout annonce une congestion sanguine vers la tête ou les poumons, on emploie la saignée, que l'on répète suivant l'état du pouls et des forces vitales, et l'on y joint les dérivatifs les plus puissans. Dans ce cas, le traitement doit beaucoup se rapprocher de celui qu'on dirige contre les affections comateuses. Si les symptômes résultent d'une irritation aux organes respiratoires, une boisson délayante, telle que l'infusion de fleurs de tilleul, de violette ou de coquelicot, ou une potion calmante avec le sirop d'éther et de diacode, suffisent ordinairement pour rétablir l'ordre; mais si la respiration est plus fortement compromise, et même après l'accès, il faut agir plus efficacement, et établir des irritations proportionnelles sur les extrémités.

Lorsque ces malades sont tourmentées par des

insomnies très-pénibles, on y remédie par les narcotiques légers. Si, au contraire, l'absence du sommeil tenait à une affection de l'âme, il faudrait recourir aux consolations morales, et produire, par l'exercice, une lassitude qui rendît le besoin du sommeil plus impérieux.

Quand le système musculaire, fatigué des secousses et des contractions tumultueuses que l'accès a provoquées, est le siége d'une douleur obtuse, d'un malaise général, d'une courbature, on doit recommander l'usage des bains tièdes et le repos.

Quelquefois il survient de l'inappétence et du dégoût; la bouche est pâteuse. Cet état ne diffère de l'embarras gastrique, proprement dit, que par son peu d'intensité et sa durée éphémère; on y remédie par la diète et les délayans. La répétition des accès amène-t-elle un trouble plus prononcé dans les fonctions digestives, si c'est un véritable embarras gastrique, on prescrit l'émétique, les boissons délayantes, et une ou deux potions purgatives. Au bout de quelques jours, on passe à l'usage des toniques, proportionnés à la faiblesse de l'individu. Quand au contraire le système digestif est plutôt embarrassé qu'affaibli ou surchargé, on s'occupe de suite des moyens propres à lui rendre son énergie. S'il survient du dérangement dans le flux menstruel jusqu'alors régulier, on se hâte de prévenir des désordres ultérieurs ; car il deviendra par la suite de plus en plus difficile de rappeler cet écoulement à sa régularité première.

Traitement des Complications.

En parlant du traitement des complications, nous n'indiquerons que d'une manière générale les moyens curatifs qui peuvent convenir aux maladies dont la complication offre un rapport direct avec l'affection hystérique ; telles sont la phthisie pulmonaire, les lésions organiques de l'utérus et l'aménorrhée, quand elle est effet, et non pas cause ; l'aphonie, lorsqu'elle constitue moins un symptôme qu'une complication, l'hypocondrie, la chlorose, la mélancolie, l'épilepsie, etc.

Si une phthisie confirmée est jointe à une affection hystérique, cette circonstance n'offre presque aucune ressource, et ne réclame qu'une médecine palliative ; mais quand il n'existe qu'une disposition à la phthisie ou un premier degré de cette maladie, on s'empresse d'arrêter les progrès ultérieurs du mal ; on fait sentir à la malade le besoin des passions douces et du calme de l'âme ; on en expose l'importance à ceux qui l'entourent ; de plus, on lui conseille un régime doux, toutes les pâtes, fécules, farines, les légumes herbacés de préférence, les poissons légers, l'usage du

lait, les boissons sucrées et gommeuses, les narcotiques à très-petites doses et à des intervalles
rapprochés, et parfois les vésicatoires volans
ou les exutoires à demeure. Deux moxas dans le
dos ont sauvé une jeune personne hystérique
qui offrait tout l'appareil d'une phthisie com-
mençante. Enfin l'air de la campagne doit être
présenté comme l'agent par excellence.

A la complication épileptico-hystérique on
opposerait les antispasmodiques les plus actifs,
le musc, le camphre, l'assa-fœtida, l'opium, et
surtout l'extrait de valériane, la pivoine, les
oxides de bismuth, de zinc, l'huile animale de
Dippel, de huit à dix gouttes, l'huile de térében-
thine, un demi-gros par jour; le quinquina, le
fer, dans les cas d'épilepsie atonique, ou suite
de la masturbation, etc. Contre un pareil désordre, avec symptômes de pléthore sanguine,
ou suite d'hémorrhagie supprimée, on dirige les
saignées copieuses, et même celles de la jugu-
laire, quand la malade est jeune et robuste; les
sangsues, les ventouses autour de la tête, les
irritans, comme les pédiluves animés, les frictions avec le liniment volatil sur les extrémités
inférieures; et on s'efforce de rappeler l'hémorrhagie. On rétablit également un exutoire, un
ulcère trop tôt fermés. Quand l'une et l'autre
affection éludent ces premiers efforts de l'art, on
doit redouter les lésions organiques du cerveau,

imminentes ou existantes. Dans ce cas, on a recours aux vésicatoires, au séton, que le docteur
Esquirol a employé avec succès, au moxa ou à la
cautérisation, qui a également réussi chez quelques malades *privilégiés*. (V. *Henricus ab Heers*,
Pouteau, *Valentin*.) J'ai vu prodiguer les exutoires contre une hystérie compliquée d'épilepsie, qui résista à tous les moyens mis en usage.
On cherchera donc à guérir d'abord l'épilepsie,
comme l'affection la plus grave; et si la malade
était une jeune personne, après la guérison de
cette affection spasmodique, on indiquerait les
rapports sexuels comme le complément des conseils thérapeutiques qui conviennent en pareille
occasion.

Si la jeune hystérique est dans un état de chlorose ou d'aménorrhée, on associe aux antispasmodiques, et même aux narcotiques, les médicamens et le régime fortifians. Dans cette complication, les martiaux et les toniques en général
sont recommandés, et par la faiblesse générale,
la langueur des digestions, et par l'absence ou
le retard des règles; on prescrit donc alors l'eau
ferrée, les bols avec la cannelle, le quinquina,
la limaille de fer, le safran de mars, et l'extrait
gommeux d'opium, à dose convenable. Les vins
amers, ceux dé Bordeaux, de Roussillon, de
Malaga ou de Madère, qui ont l'avantage d'être
pris avec plaisir, et les frictions pratiquées sur

la surface du corps, secondent fort bien les moyens précités.

Pour obtenir des frictions tout l'avantage qu'on peut en espérer, il faut les pratiquer soir et matin, avec une brosse dite *anglaise*, le long de la colonne vertébrale, et sur les côtés, sur les bras, et spécialement sur les lombes, le bassin, et sur toute l'étendue des membres abdominaux. On emploie quelquefois, dans le même but, les teintures aromatiques, de cannelle, de quinquina, l'essence de girofle, de muscade, de citron, etc.

L'utérus a une grande influence sur le larynx, comme le démontrent les changemens qu'éprouve la voix à l'époque de la puberté, l'impossibilité où sont certaines femmes hystériques de proférer aucune parole pendant leurs accès, enfin l'aphonie, qui résulte souvent de la suppression menstruelle, et qui complique parfois les névroses utérines. Tant que cette dernière maladie persiste, le traitement de l'aphonie est le même que celui que réclame l'hystérie. Mais il faut prescrire en outre le silence le plus absolu ; car dans les cas d'aphonie incomplète, ou même quand celle-ci est complète, les malades veulent presque toujours parler, ou du moins cherchent à se faire entendre ; ce qui aggrave du plus au moins leur état. Lorsque, après la guérison de la névrose utérine, l'aphonie subsiste encore, il faut en détruire la cause, s'il est possible, employer les fumigations aromatiques sur le larynx, proportionner l'activité des moyens à l'intensité et à la persévérance du mal, et recourir, si le cas l'exige, aux linimens, aux vésicatoires, et même au séton, ou au moxa, qui a réussi dans un cas pareil au célèbre praticien *Dubois*. Je me rappelle un cas d'aphonie produite par la suppression des règles, et qui fut guérie par l'application des sangsues, auxquelles on revenait chaque fois que le flux menstruel n'avait pas lieu.

Quand l'hypocondrie complique l'hystérie, on combine le traitement de l'une et l'autre maladie ; mais comme en général ces deux affections réclament souvent des moyens analogues, on peut établir en principe qu'il faut faire concourir au même but les conseils moraux, un choix raisonné de médicamens simples, et insister singulièrement sur les ressources puissantes que nous offre l'hygiène. Si l'une des deux maladies offre une intensité plus grande, elle revendique dès-lors l'attention spéciale du médecin.

Le traitement de l'hystérie mélancolique sera dirigé d'après les mêmes préceptes, et l'on s'attachera en outre spécialement à combattre l'erreur partielle et exclusive; en un mot, la passion dominante de la malade.

Quand on redoute la complication d'une lésion organique de l'utérus, on recommande la continence la plus absolue; à l'intérieur les adoucissans, les émolliens, les narcotiques à petites doses, mais rapprochées, les fondans, les lavemens et demi-lavemens avec six, huit gouttes de *Rousseau*, etc.; à l'extérieur, les bains, demibains et bains de siége tièdes, les saignées du bras, suivant les circonstances, rarement les saignées locales au moyen des sangsues; enfin un régime doux et végétal, un exercice très-modéré, et l'écart de tout excès, de toute fatigue. Dans certaines circonstances, on se trouvera bien d'établir des irritations sur les extrémités ou dans le voisinage du bassin; ces désorganisations sont souvent le résultat de maladies méconnues ou négligées, d'irritations dartreuses ou rhumatismales, etc., qui s'établissent vers l'utérus, dont on pourrait peut-être prévenir l'altération par divers exutoires, par les bains sulfureux et un traitement approprié; il nous semble du moins qu'on devrait tenter, dans l'origine, de pareils procédés, d'autant qu'ils sont sans inconvéniens majeurs et d'accord avec les principes de la saine physiologie. Mais autant ces ulcérations sont fréquentes, autant cette complication est rare; elle n'est même observée ordinairement que depuis trente-cinq jusqu'à cinquante-cinq ans.

Nous terminerons l'histoire de l'hystérie en

exposant quelques considérations générales, relatives au traitement consécutif ou prophylactique des rechutes.

DIXIÈME SECTION.

Traitement consécutif ou préservatif des Récidives.

L'attention du médecin doit veiller sur les
malades au-delà même du terme des accidens,
c'est-à-dire pendant leur convalescence; en effet,
la convalescence n'est que la maladie atténuée,
comme la disposition à la maladie en était un
degré moindre, un état moins prononcé.

Plus, en général, on fortifie la constitution des
jeunes personnes, plus on affaiblit leur sensibilité nerveuse, et on les rend moins accessibles
aux atteintes et aux retours de cette névrose.
Un bon régime, l'usage modéré d'un vin vieux,
abondant en principe colorant, et un exercice
journalier, mais jamais porté jusqu'à la fatigue;
une vie active, remplie, bien ordonnée, des
vêtemens chauds, relatifs à la saison; une attention continue à éviter les refroidissemens, etc. etc.
sont autant de circonstances qui tendent à régulariser toutes les fonctions de l'économie, celles
surtout qui sont particulières au sexe. On sait
que la vie sédentaire, la mollesse, l'oisiveté, la
solitude, ou une vie trop dissipée, la trop grande
fréquentation des bals, des spectacles, l'abus
des plaisirs, de la danse, les conversations las-

cives, la musique et les lectures érotiques, etc.
disposent plus ou moins aux retours de l'hystérie.
On doit donc éloigner tous ces excitans indirects
des organes de la reproduction, écarter tout ce
qui exalte les sens physiques, tout ce qui émeut
trop vivement les sens moraux ou l'imagination,
les impressions antipathiques, la vue d'un accès
de convulsion, d'hystérie ou d'épilepsie, les contrariétés, les surprises, la frayeur, les craintes,
les chagrins, etc. De plus, on surveillera les
jeunes personnes; on leur recommandera l'habitude des affections douces, une sensibilité modérée, les principes aussi sages que propices de
la morale et de la religion, enfin un exercice
modéré de leurs facultés intellectuelles : c'est
ainsi qu'on prémunit les personnes en convalescence contre les retours ou récidives de cette
névrose.

Nous n'insisterons pas davantage sur le traitement prophylactique des rechutes, parce que
d'après ces données générales, et les développemens dans lesquels nous sommes entrés précédemment, il sera facile aux praticiens de saisir
les indications qu'ils devront suivre, et même
aux malades de connaître les causes qu'elles
devront éviter, et parfois, les moyens de remédier à leurs résultats.

CHAPITRE XII.

Résumé de la première Partie.

D'APRÈS l'étymologie du mot *hystérie*, et la description que nous avons donnée de cette affection, nous pensons être fondés à dire que l'hystérie est une maladie nerveuse dont le siége réside dans l'utérus, et qui consiste dans une lésion du système nerveux ou des propriétés vitales de cet organe; non-seulement cette névrose est particulière au sexe, mais il n'existe aucune affection correspondante parmi celles que l'on observe chez l'homme. L'influence extraordinaire qu'exercent sur l'économie de la femme ses organes génitaux dépend de leur structure, de leur position, et surtout du rôle beaucoup plus important auquel ils sont appelés; en effet, outre leur part commune à la propagation, ils ont des fonctions qui leur sont propres, fournissent des écoulemens réguliers, dont les dérangemens sont une source féconde de maladies; ils sont chargés de la conception, de la grossesse, des accouchemens et de leurs suites; ils ont avec les seins et la lactation, avec le larynx ou l'organe de la voix, des rapports remarquables, et en quelque sorte exclusifs (1). Obser-

_____

(1) L'influence qu'exerce sur la voix de l'homme une opération barbare ne peut infirmer cette opinion; ces change-

vons encore que, si leur rôle est beaucoup plus
important, il commence et finit beaucoup plus
tôt ; en général, après quarante-cinq ans, la
femme n'est plus apte à devenir mère, tandis que
l'aptitude à procréer se prolonge chez l'homme
presque indéfiniment, comme si la nature avait
voulu établir une compensation.

Une éducation physique et morale, molle,
efféminée, et un genre de vie analogue, également propres à favoriser l'exaltation des sens ou
de l'imagination, une sensibilité nerveuse, exquise, ou mieux, un tempérament ardent et
lascif, constituent les dispositions à l'hystérie, qui
reconnaît aussi des causes particulières : la plus
constante et la plus puissante tient aux besoins
qu'éprouvent les personnes du sexe, surtout à
l'approche de la puberté ; les peines de l'âme,
relatives aux penchans amoureux, et les dérangemens des règles, tiennent le second rang.

Cette maladie s'annonce presque toujours par
un trouble particulier vers l'organe utérin ; elle
se développe plus ou moins promptement, et
avec une intensité variée : ce qui nous a fait diviser la succession de ses phénomènes en trois
degrés ou en trois périodes successives : dans

mens sont le résultat d'une violence extérieure, tandis que
ceux que nous avons notés, page 107, sont le produit de
phénomènes naturels.

la première, on remarque des demi-bâillemens, une sorte de frémissement vers l'utérus, le sentiment d'un globe qui, par un mouvement oscillatoire, se porte de l'hypogastre au col, où il exerce un resserrement avec menaces de suffocation, des convulsions légères, enfin une lésion momentanée et incomplète des facultés intellectuelles.

La même série d'accidens portés à un plus haut degré signale la seconde période.

A la troisième se rattachent en outre tantôt l'agitation convulsive la plus violente, à laquelle succede un état plus ou moins prolongé de mort apparente, tantôt une sorte d'apoplexie hystérique dont la durée est fort variable.

L'hystérie offre plusieurs variétés; les plus notables sont l'hystéricisme, et l'hystérie épileptiforme. Celle-ci est surtout remarquable en ce qu'elle présente une analogie frappante avec l'épilepsie; mais elle en diffère, parce qu'elle ne se développe qu'aux approches de la puberté, et jusqu'à l'époque critique, parce qu'elle est constamment influencée par les différens états de l'utérus, par la continence, par les plaisirs vénériens, par la grossesse, etc.; enfin elle se dessine aussi par des phénomènes hystériques, tels qu'un frémissement ou mouvement obscur vers l'utérus, et, à la fin du paroxysme, des évacuations vaginales et l'émission d'une urine abondante, limpide, etc.

L'hystéricisme semble précéder l'entier développement de la puberté, et résulter des efforts
que fait la nature pour opérer la révolution
pubère. Cette variété dépend également d'une
lésion des propriétés vitales de la matrice, à
laquelle participe le système nerveux général.
Ses symptômes, que nous n'avons qu'esquissés,
s'affaiblissent ordinairement avec le temps, par
les moyens d'hygiène, et surtout par l'apparition
des menstrues. Si la constitution de ces jeunes
malades était suffisamment développée, un mariage convenable fixerait un terme prochain à
tous les accidens.

Les accès de l'hystérie, et l'affection elle-même,
se prolongent plus ou moins : les premiers sont
terminés par des borborygmes, *obmurmurant
intestina*, par l'issue d'un liquide muqueux, et
quelquefois spermatique, qui lubrifie les parties
génitales, et s'accompagne rarement d'une sensation voluptueuse; enfin par l'émission abondante d'une urine claire et limpide.

La maladie, proprement dite, se termine
presque toujours par le retour à la santé; elle se
juge souvent par des sueurs ou l'apparition des
règles, par des furoncles ou d'autres éruptions,
par des urines copieuses et par des sécrétions de
mueus vaginal, ou de liqueur spermatique, plus
souvent précédées d'un sentiment de volupté.

Ses complications les plus ordinaires sont la

phthisie pulmonaire, l'aménorrhée, l'aphonie, l'hypocondrie, la mélancolie, la manie, la nymphomanie, l'épilepsie, enfin les lésions organiques de l'utérus et de ses appendices. Nous n'indiquons ici que les complications dépendantes, ou qui sont du plus au moins une conséquence de l'hystérie; nous ne devons aucunement mentionner celles qui sont simplement accidentelles.

Le diagnostic de l'hystérie est facile à établir; mais comme on l'a souvent confondue avec l'hypocondrie et l'épilepsie, nous allons indiquer les principaux traits qui la différencient de cette dernière affection : plus loin, nous la distinguerons également de l'autre névrose. L'hystérie ne s'observe pas avant l'époque de la puberté, et rarement après l'âge du retour; l'épilepsie, commune aux deux sexes, est surtout fréquente chez les enfans, *morbus infantilis ac puerilis;* l'une est provoquée par les besoins propres à la jeunesse, par la continence et les passions amoureuses; l'autre provient le plus communément d'une frayeur vive : les symptômes dans l'un et l'autre cas varient. Les accès d'hystérie prennent moins brusquement, reviennent à des époques irrégulières, et sont, en général, d'une plus longue durée. Dans ce cas, les malades ne tombent pas aussi promptement à terre; elles changent de place, et parcourent un plus long espace; leurs mouvemens convulsifs sont variés, étendus,

augmentent et diminuent successivement, et
n'offrent pas cette roideur, ce tremblement,
cette agitation, comme tétaniques, que présentent les épileptiques. Les personnes affectées
d'hystérie éprouvent très-souvent un désordre,
un mouvement sourd vers l'utérus, une boule,
qui, de l'hypogastre, se porte à l'épigastre, à la
poitrine et au larynx, où il existe une constriction plus ou moins violente. Dans l'hystérie,
l'écume à la bouche est moins abondante, et la
perte de mémoire moins complète. Presque jamais cette névrose n'altère consécutivement le
cerveau et les fonctions intellectuelles ; tandis
que dans l'épilepsie les altérations organiques
du cerveau sont très-fréquentes, et, sur la fin,
constantes, soit comme cause, soit comme résultat. Tout annonce, dans le premier cas, une
affection nerveuse de la matrice, à laquelle le
cerveau participe sympathiquement et d'une
manière indirecte ; tandis que nous voyons presque toujours dans l'autre une lésion plus ou
moins profonde de l'organe cérébral. Aussi l'anatomie pathologique nous fait-elle connaître des
résultats qui diffèrent suivant la maladie. Dans
la première, les lésions organiques sont assez
rares ; mais enfin, quand il en existe, c'est presque toujours vers l'utérus et ses annexes qu'on
les rencontre. Dans la seconde, les altérations
de tissu sont très-fréquentes, et on les observe

constamment alors au cerveau. (Voyez *Riolan*, *Binninger*, *Blancardus*, *Vésale*, *Diemerbroeck*, *Morgagni*, *Esquirol*, etc.)

Si nous passons au pronostic de l'hystérie, nous le trouverons bien présenté par *Hoffmann* : *Ut valdè terribilis hic videtur morbus, in se tamen non adeò periculosus est;* sentence qui est confirmée par l'observation journalière, et n'a besoin d'aucun développement. Cette maladie, en général, n'offrant pas de péril, le traitement doit en être simple : on s'oppose d'abord aux accès, en faisant respirer un air frais et doux, quelquefois de l'éther et par divers moyens que nous avons indiqués; on peut également les laisser suivre leur cours, quand ils ne sont pas portés au plus haut degré; dans le cas contraire, fort rare, à la vérité, il faut agir énergiquement. Afin de militer contre la congestion cérébrale et ses fâcheux résultats, on emploie les saignées dites *dérivatives*, suivies de l'application des sangsues à la tête, les irritans sur les extrémités inférieures, les lavemens purgatifs, qu'on seconde par les antispasmodiques à l'intérieur et à l'extérieur.

L'hystérie dépend-elle du dérangement d'une hémorrhagie, il faut rappeler celle-ci; mais la cause la plus ordinaire, c'est la continence, c'est l'union désirée par la jeune malade; en accédant à ses vœux, on satisfait son cœur, en même temps qu'on rétablit sa santé. Tel est aussi le conseil donné par les maîtres de l'art, et que tout praticien doit prescrire, lorsque les circonstances le permettent ; mais si des obstacles s'y opposent, il faut alors insister sur les consolations, sur une longue série de distractions agréables, et y associer une vie occupée, un exercice journalier, l'éloignement, ou un voyage.

Enfin, s'il est important de veiller à l'éducation physique et morale des jeunes personnes, afin de prévenir l'invasion de cette maladie, il n'importe pas moins de les entourer de soins, de conseils dans un âge plus avancé, de les éclairer, de les fortifier de tous les avantages d'une bonne direction donnée à leurs facultés mentales et aux ressources de l'hygiène, afin de s'opposer à la continuité, aux retours ou aux récidives de l'hystérie. On atteindra presque toujours ce but par une attention égale à calmer, à modérer la sensibilité, les sens ou l'imagination, et à fortifier, à l'aide de tous les moyens que l'art indique, la constitution physique des jeunes personnes, ou des femmes encore jeunes ; enfin, en régularisant toutes les fonctions de l'économie, et en éloignant les causes susceptibles d'amener leur dérangement.

DEUXIÈME PARTIE.

DE L'HYPOCONDRIE.

CHAPITRE PREMIER.

Considérations.

Étymologie. Le mot *hypocondrie* vient de deux racines grecques, d'υπο, *sous*, et χονδρος, *cartilage*. Cette expression a sans doute été destinée à désigner cette affection, parce que son siége parait exister particulièrement dans les organes situés sous les fausses côtes ou dans les hypo-condres (1).

Synonymie. *Hypocondrie* des modernes, *hypocondria*, — Morbus flatuosus de *Dioclès* et *Aëtius*.

---

(1) Le sens moral qu'on attache au mot *hypocondre*, et l'espèce de répugnance que manifestent les personnes atteintes de cette maladie contre le nom qu'on lui a donné, nous avaient inspiré l'idée de changer cette dénomination; mais l'exactitude de son étymologie nous a décidés à ne rien innover à cet égard. Nous observerons seulement qu'on devrait peut-être écrire *hypochondrie*, et non *hypocondrie*, parce que le χ des Grecs est représentatif du *ch*; mais la plupart des auteurs, et surtout le *Dictionnaire de l'Académie*, écrivent *hypocondrie*, et nous déférons à l'usage et à l'autorité.

— MATER SCORBUTI de *Barbette*, — MORBUS RESICCA-
TORIUS, *quòd in aliquibus corpus exsiccet et mani-
festè emaciet.* — MORBUS RUCTUOSUS, *quòd pluri-
mos nimirùm excitet ructus.* — MORBUS NIGER
*nomine, vel quòd ægroti humores nigros evomant,
vel quòd corporum illorum color quasi lividus et
niger.* — MORBUS CORRUPTORUM, *quòd nimirùm corpus corrumpat et destruat.* — MORBUS MIRACHIALIS
des Arabes, de *mirach*, qui signifie ventre, épi-
ploon ou péritoine : *Ab Arabibus mala hypocon-
driaca mirachialia nominata fuerunt, quoniam
mirach apud ipsos membranam illam cui intestina alligata sunt significat.* — KUTUBUTH *Arabum.*
— Υποχονδριακος παθος κ̀ φυσωδες, maladie hypocondriaque avec gonflement; — Ανανλη d'*Hippocrate* et des autres médecins grecs.

ORDRE NOSOLOGIQUE. *Sauvages* range l'hypocondrie dans la classe des vésanies; *Linnée,* parmi
les affections mentales; suivant *Vogel*, elle doit
appartenir aux maladies spasmodiques, et d'après
Cullen, aux névroses. Elle a été placée par le
professeur *Pinel* dans la classe des névroses,
ordre vésanies, et nous nous conformons à l'avis
de ce nosographe célèbre. L'hypocondrie a été
connue dès l'enfance de l'art : l'oracle de Cos
nous en a transmis les principaux caractères; il
l'a surtout bien isolée de l'hystérie, et les principes de traitement qu'il indique contre l'une et
l'autre de ces deux affections formeront les bases

de la méthode curative que nous développerons
dans les diverses parties de notre travail. La plupart des chefs de la médecine, suivant son impulsion, ont bien distingué cette maladie d'avec
l'hystérie ; mais il faut l'avouer, ils l'ont très-
souvent confondue avec la mélancolie.

Par la suite, on a de plus en plus méconnu
ou négligé la distinction précise de ces deux
névroses : *Sydenham* le premier, et beaucoup
d'autres, à son exemple, ont considéré l'hypocondrie et l'hystérie comme une seule et même
affection ; toutefois cette opinion n'a pas été
adoptée par ceux qui ont apporté le plus de zèle
et de soin dans l'étude des maladies et dans la
recherche de leurs caractères distinctifs : ainsi
tous les nosographes ont rivalisé d'efforts pour
bien faire ressortir les différences qui existent
entre elles, pour assigner leurs phénomènes caractéristiques ; mais l'erreur n'en a pas moins pré-
valu, et jusque vers la fin du siècle dernier, les
névroses, et principalement les vésanies, étaient
rarement bien isolées dans les histoires générales
que renfermaient les divers traités de médecine,
et surtout dans ceux publiés au commencement
du dix-huitième siècle. C'est en consultant les
histoires particulières, éparses dans un grand
nombre d'ouvrages, que l'on a retrouvé le chemin de la vérité et de la bonne observation ; c'est
dans les écrits des médecins observateurs qu'on

a découvert quelques débris du feu sacré ; ce
sont les nobles efforts des professeurs de l'École
de Paris, ce sont les bonnes monographies sor-
ties de cette Faculté, justement renommée, dont
l'ensemble a puissamment contribué à débrouiller
ce chaos, à éclairer l'histoire des diverses maladies internes, ou de la pathologie médicale, et
spécialement celle des affections nerveuses.

L'hypocondrie est une maladie de tous les
temps, de tous les pays, qui se manifeste dans
toutes les saisons et dans toutes les températures,
commune à l'un et l'autre sexe, mais qui n'affecte indistinctement ni tous les âges, ni toutes
les classes de la société. Sa fréquence (1) est

(1) *Zacchias*, en 1671, demandait si cette névrose était
nouvelle, et si elle était plus fréquente de son temps que dans
les siècles qui l'avaient précédé. Cette question ne peut être
résolue que d'une manière relative. La fréquence de la maladie dépend de la multiplicité et de l'intensité des causes, et
celles-ci tiennent à une foule de circonstances physiques et
morales, générales ou particulières, qu'il n'est pas facile d'apprécier sous ce rapport ; seulement on peut avancer qu'une
impulsion générale vers l'étude des sciences et des lettres, et
surtout les désastres publics, doivent en multiplier les exemples. A l'époque où écrivait cet auteur, les progrès de la civilisation, l'amour et l'étude de la littérature, enfin les événemens politiques du siècle, malgré les brillans succès de
Louis XIV, contribuèrent sans doute au développement d'un
grand nombre de ces maladies; mais combien les vingt-cinq
années de révolution que nous venons de traverser doivent

jusqu'à un certain point, en raison directe du développement de l'entendement humain, et des progrès de la civilisation ; c'est assez dire qu'elle est plus souvent observée de nos jours que dans les siècles passés ; plus rare, sans doute, dans les pays encore peu civilisés, et surtout quand ils sont étrangers aux horreurs de la guerre ou des dissentions intestines. On l'observe fréquemment en Angleterre, en Italie, en Espagne, en France, en Allemagne ; elle n'est pas non plus inconnue aux Mahométans, à ce peuple ignorant, fanatique par religion, chez qui l'abus des narcotiques, des plaisirs vénériens, une vie molle et sédentaire, une indolence nationale, et les principes du fatalisme, nous offrent tous les inconvéniens de l'état social, dépouillé des avantages qui forment à nos yeux une douce compensation pour les privations qu'il nous impose.

C'est parmi les hommes de lettres, les citoyens livrés aux travaux assidus du cabinet, les artistes, les poètes, parmi les littérateurs les plus distingués, et surtout au milieu des personnes douées de l'imagination la plus ardente, ou de la plus vive sensibilité, qu'elle choisit de préférence ses victimes (1).

revendiquer une influence plus énergique. Remarquons enfin celle qu'a dû exercer, sur l'observation de ces névroses, l'attention des médecins excitée par de bonnes descriptions, etc.!

(1) Je pourrais citer plusieurs de nos premiers juriscon-

Cette observation n'a point échappé aux philosophes de l'antiquité. Aristote, si connu par son amour pour la vérité, *amicus Plato, sed magis amica veritas*, assure que tous les grands hommes de son temps étaient mélancoliques ou hypocondriaques. *Cur homines qui ingenio claruerunt, et in studiis philosophiæ, vel in republicá administrandá, vel in carmine fingendo, vel in artibus exercendis melancholicos omnes fuisse videamus?* (Arist. *Probl.* sect. 30.)

Le mot de *Sénèque, non est magnum ingenium sine mixturá dementiæ*, ne serait-il pas une traduction élégante de cette même pensée? et ne peut-il pas offrir une consolation aux hommes, qui, sans paraître s'élever au-dessus de la nature humaine, sont cependant fort au-dessus de la sphère commune?

L'hypocondrie sévit avec d'autant plus de force contre ceux qu'elle attaque, qu'ils peuvent être enchaînés sous l'empire des causes, obligés de rester en butte à ses traits, soit par la nature

---

sultes, de nos auteurs les plus distingués, des sculpteurs, des peintres et des musiciens de France les plus célèbres. Les états voisins nous en offriraient également un grand nombre. Le trop fameux Kotzebue a décrit lui-même une partie de ses affections nerveuses : on peut consulter l'année la plus remarquable de sa vie, p. 153, t. I. *Colin d'Harleville, Grétry, Bernardin de Saint-Pierre*, ont également parlé de leurs nerfs dans les ouvrages qu'ils nous ont laissés.

de leurs professions, soit par la force des circonstances. L'histoire de cette vésanie, que nous
commencerons par l'exposé des causes, nous
fera mieux connaître ces particularités; mais tâchons d'abord de bien présenter les sources principales d'où elle dérive, et indiquons avant tout,
d'une manière sommaire, la nature, le siége et
les caractères principaux de l'hypocondrie.

C'est une affection éminemment nerveuse,
qui paraît du moins résider dans une irritation,
ou une manière d'être particulière du système
nerveux, et principalement de celui qui vivifie
les organes digestifs : les symptômes essentiels
qui lui appartiennent sont nombreux; le plus
souvent trouble et lenteur des digestions, sans
fièvre et sans indices d'une lésion locale, flatuosités, borborygmes; exaltation de la sensibilité
générale, spasmes variés, palpitations, illusions
des sens, et surtout de la vue et de l'ouïe, succession rapide de phénomènes morbides ou morbifiques, qui simulent la plupart des maladies,
état réel, mais variable, de souffrances diverses,
d'où naissent des terreurs paniques ou des inquiétudes exagérées, versatilité morale, exagération
habituelle, spécialement sur tout ce qui tient à la
santé, ou à l'énoncé des accidens de la maladie.

Mais d'où provient cette névrose? de sources
aussi nombreuses que variées, et dont nous
allons exposer le tableau.

CHAPITRE II.

Causes de l'Hypocondrie.

L'ÉTUDE des causes de l'hypocondrie doit cap-
tiver l'attention du médecin : celle des causes
finales qui échappent, dans presque toutes les
sciences, à la pénétration humaine, ne doit pas
également exciter ses efforts; mais la recherche
des causes qui commencent et complètent en quelque sorte l'histoire d'une maladie, et qui influent
si puissamment sur le mode de curation, réclame
une application suivie et une sagacité délicate.
Ces causes, aussi nombreuses que variées, servent encore à établir le diagnostic, ce qui, dans
une névrose où les méprises ont été si fréquentes,
n'est pas d'un faible intérêt. Nous allons les examiner à peu près dans le même ordre que nous
avons adopté en traitant de l'hystérie, sans nous
attacher à la distinction des causes en disposantes
et en déterminantes, parce que le même agent
peut constituer tour à tour une disposition ou
une cause efficiente, suivant son intensité ou la
disposition de l'individu.

PREMIÈRE SECTION.

Causes physiques.

Chaque période de la vie est marquée par des
rapports organiques, et par une disposition à

diverses maladies, qui en constituent en partie les attributs physiques; on sait, en effet, que dans l'enfance les maladies cérébrales prédominent; que dans la jeunesse les affections de poitrine sont les plus fréquentes; et qu'à l'âge adulte appartiennent spécialement les névroses et les lésions organiques des viscères abdominaux. Aussi l'hypocondrie se déclare-t-elle bien rarement avant l'âge de vingt ans et après celui de soixante; si elle persiste au-delà de ce dernier terme, elle est quelquefois remplacée par les altérations organiques des viscères abdominaux et de ceux de la poitrine.

L'âge viril est l'époque où se manifestent les passions les plus orageuses, où les intérêts les plus puissans, où tous les mobiles sont mis en jeu, se froissent et se heurtent; c'est l'époque des orages, des bouleversemens et de l'ambition avec laquelle marchent l'inquiétude, la crainte, et une perplexité sans cesse renaissante; c'est alors aussi que l'homme se concentre dans ses méditations, que le philosophe se livre aux réflexions les plus profondes, et que le métaphysicien s'enfonce dans ses abstractions; le sculpteur ne quitte plus son ciseau, le peintre sa palette, le graveur son burin, le littérateur consacre à l'étude ses plus belles années, le poète s'abandonne à son imagination; tous sont éga-

P.

lement tourmentés par le désir de laisser un
nom, et de pouvoir répéter avec Horace :

Non omnis moriar, multaque pars mei
Vitabit Libitinam.

Lib. III, od. XXIV.

Mais la fortune n'est pas à tous également favorable, et beaucoup sacrifient, à de vaines et
trompeuses illusions leur santé, et quelquefois
même leur existence. C'est donc à l'âge viril que
l'on doit rapporter la plus grande fréquence des
aliénations et de l'hypocondrie.

On n'a peut-être jamais observé celle-ci chez
les enfans : toutefois le fait que nous allons rapporter démontre jusqu'à un certain point que les
vapeurs ne sont pas étrangères à l'âge tendre.

Un jeune enfant de sept à huit ans, né d'un
père très-nerveux, et d'une mère délicate, vivait
dans une heureuse intelligence avec son frère
âgé de dix ans ; celui-ci fut enlevé par une fièvre
maligne. Long-temps on cacha au cadet la perte
qu'il avait faite ; mais au bout de cinq mois,
après l'avoir bien disposé à recevoir cette triste
nouvelle, on la lui annonça ; aussitôt il fondit en
larmes, resta deux ou trois jours sans demander
de nourriture, et pendant plusieurs mois il fut
très-affligé. On avait espéré que le temps et la
distraction le consoleraient ; mais l'on s'aperçut
bientôt que, toujours tourmenté par la mort
de son jeune compagnon, il avait perdu l'ap-

petit, et qu'il ne digérait qu'avec peine. Souvent il se retirait pour verser des larmes; d'autres fois il s'abandonnait à une gaîté insolite. Il parut pendant long-temps dépérir, et revint ensuite à un état satisfaisant. Sans doute ces symptômes ne constituent point une hypocondrie véritable, mais ils s'en rapprochent, et en forment une nuance. On peut encore joindre à cette observation l'histoire rapportée par *Zimmermann,* d'un homme hypocondriaque dès l'âge de six ans. Toutefois, je pense que long-temps l'hypocondrie de ce malade ne fut qu'une disposition à cette névrose, que l'on aura confondue par la suite avec la maladie bien déterminée. On ne voit pas, du moins en général, cette affection dans l'enfance; mais on rencontre parfois une propension à cette maladie dès les premières années de notre vie : j'en ai connu plusieurs exemples.

L'organisation délicate de la femme la rapproche, sous ce rapport, de celle des enfans, et ne la dispose pas à l'hypocondrie autant qu'on pourrait le penser. Aussi cette maladie affecte-t-elle plus souvent les hommes que les femmes, qui sont dévolues à d'autres névroses. Cependant, quoique l'hystérie soit une affection exclusive chez elles, et qu'elles l'éprouvent plus fréquemment que l'hypocondrie, elles sont encore assez exposées aux accidens de cette dernière

maladie, surtout lorsqu'elles ont dépassé l'âge de
retour, ou l'époque critique ; car il est trop vrai
que la plus faible et la plus intéressante partie
du genre humain a reçu en partage la plus forte
portion des souffrances et des maladies. Cette
névrose est assez fréquente chez quelques personnes du sexe, qu'un tempérament plus nerveux
que porté pour les plaisirs de l'amour, a préser-
vées des affections hystériques ; elle est spécialement produite alors par les chagrins, les dérangemens qu'éprouvent les fonctions particulières
au sexe, et par une vie trop uniforme ou trop
sédentaire (1). Chez les femmes, la plus grande
fréquence de l'hypocondrie s'observe plutôt après
l'époque de la puberté qu'aux approches de
cette révolution. On voit cependant de jeunes
personnes, qu'une débilité générale maintient
dans une disposition chlorotique, dont les symptômes diffèrent peu des accidens ordinaires à
cette névrose. Quant à la cessation des règles

---

(1) J'ai donné plusieurs fois des conseils à une jeune femme
qui est constamment en proie aux accidens nerveux les plus
multipliés, en un mot, à tous les symptômes de l'hypocondrie ; ses journées tout entières sont habituellement consacrées aux détails d'un commerce d'épicerie très-considérable :
à peine a-t-elle passé huit jours à la campagne, qu'aussitôt
elle recouvre une santé parfaite. Rappelée aux soins de sa
maison, elle endosse de suite ce qu'elle nomme *son manteau
hypocondriaque.*

vers le terme assigné par la nature, elle exerce une influence très-marquée sur le développement des affections hypocondriaques, et spécialement quand les femmes s'affligent vivement de l'âge du retour et de la perte des avantages qu'elles avaient conservés jusqu'à ce moment. La crainte des maladies qui les déciment particulièrement lors de cette révolution ajoutera quelquefois encore à la part que celle-ci peut revendiquer, et qui sera d'autant plus prononcée, que son action sera favorisée par le tempérament ou d'autres dispositions physiques.

On sait que l'équilibre le plus parfait entre les différens systèmes qui composent l'admirable édifice du corps humain formerait la constitution par excellence; mais cet heureux accord n'existe presque jamais : le plus souvent tels systèmes sont prédominans, ou tel organe est doué d'une vie plus active que la plupart des autres.

On distingue en général les tempéramens en nerveux, musculaire, lymphatique et sanguin, et cette division semble confirmée par la nature et l'observation ; mais on doit remarquer, outre ces tempéramens généraux, des tempéramens mixtes et des tempéramens particuliers, ou résultat de la prédominance de certains viscères. Nous avons observé déjà la singulière prédominance, et l'influence non moins remarquable

des organes de la génération chez quelques individus du sexe féminin ; de même, nous verrons
un surcroît d'énergie, soit du cerveau et des viscères de la poitrine, soit de l'estomac et des
intestins, soit des organes biliaires, dont l'action
très-sensible, quoique exagérée peut-être par les
anciens, fit admettre le tempérament bilieux.

Parmi les tempéramens généraux, ceux qui
influent plus singulièrement sur la production
de l'hypocondrie sont le nerveux et le sanguin ;
à ce dernier se rattache l'examen du rôle que
jouent dans le développement de cette maladie
les hémorrhagies, les menstrues et les hémorrhoïdes, qui peuvent être considérées comme
causes, comme symptômes ou comme moyens
curatifs de cette névrose, et dont nous parlerons
plus loin.

L'examen des tempéramens particuliers nous
apprend que la prédominance du système hépa-
tique est fréquemment celle qui dispose davantage à cette maladie. En effet, un teint bilieux ou
jaunâtre, la sensibilité de l'hypocondre droit,
l'habitude des vomissemens bilieux, l'abondance
des évacuations, ou une constipation opiniâtre,
annoncent parfois une disposition à cette affection nerveuse, dont cet ensemble de phénomènes forme dans d'autres cas autant de symptômes concomitans, ou même constituans.

L'influence du tempérament est favorisée ou

atténuée suivant l'âge, le sexe, le climat, la profession, les mœurs générales ou particulières
du pays, et les circonstances spéciales de la vie :
ces considérations ne seraient point étrangères
à notre sujet ; mais elles se rattachent principalement à l'histoire des tempéramens, et nous
éloigneraient de notre but. On connaît aussi les
effets étonnans d'une sensibilité physique très-
exaltée ; cette disposition organique peut être
innée, héréditaire ou acquise ; le plus souvent
elle est inhérente à une complexion délicate, et
résulte de notre éducation physique et morale.
On l'observe dans quelques cas unie aux différens
tempéramens, même au tempérament lymphatique, ou à une énergie générale très-prononcée ;
mais combien de degrés intermédiaires entre la
sensibilité exquise de quelques femmes vaporeuses (1), et la fermeté de cette dame romaine
qui, pour ne pas survivre au déshonneur de son
mari, lui donne l'exemple d'une résolution violente et désespérée ; et dit, en lui présentant le
poignard, *Pœte ! non dolet.*

L'influence du climat modifie également

_____

(1) Voyez le Traité de *Melancholiâ*, par *Lorry*, ouvrage
riche de son propre fonds, et enrichi de toute l'élégance de la
langue latine. L'observation, *tenerrima fuit mulier quæ quin-
decim annos nata ab infantiâ delicatula et tenuis, cute roseâ
et candidissimâ*, nous offre le *summum* de la sensibilité la
plus prononcée (p. 73).

l'homme, et imprime à ses facultés morales et à sa constitution physique des caractères sensibles. Le parallèle des habitans du nord et des peuples du midi nous en fournit la preuve : ceux-ci sont aux premiers, sous le rapport physique, ce que l'Apollon du Belvédère est à l'Hercule Farnèse ; et la différence de l'organisation morale se tire de la comparaison établie d'une part entre Alcibiade, Périclès, Lucullus, Louis XIV, Richelieu, le chevalier de Grammont ; et de l'autre, entre Charles XII, Pierre-le-Grand, Suwarow, et les guerriers du nord.

Les climats brûlans de l'Inde, de la Haute-Egypte, quand surtout ils réunissent à leur température élevée la subversion des lois simples de la nature, sont très-propres à faire contracter des maladies nerveuses. Cette opinion n'est pas universellement adoptée ; *Hoffmann* et *Réveillon* regardent les pays froids comme une circonstance favorable à l'invasion de l'hypocondrie, tandis que *Van-Swieten* pense que les Espagnols sont spécialement disposés à cette névrose ; mais outre l'action du climat, il faut compter la paresse qui leur est naturelle, leurs habitations insalubres et leur mauvais régime, etc. Le commentateur de *Cullen*, l'érudit *Bosquillon*, estime aussi que les pays méridionaux disposent à l'hypocondrie, et que le froid en détermine particulièrement les paroxysmes.

Ces opinions, en apparence contradictoires, peuvent jusqu'à un certain point être conciliées; on peut en effet reconnaître que les deux extrêmes de la température produisent plus ou moins constamment une atonie générale. Dans les climats chauds, nous trouvons une vie molle, somptueuse, l'abus des épices, des aromates, des liqueurs, en un mot des plaisirs de la table, l'excès des jouissances, qui forment autant de circonstances énervantes; d'un autre côté, les régions boréales obligent beaucoup d'individus à la vie sédentaire, à l'isolement; le froid lui-même, quand son intensité est excessive, ou son action trop prolongée, produit un effet débilitant. C'est ainsi que l'immersion dans l'eau froide agit souvent comme moyen excitant; tandis que le bain froid, quand il est prolongé, exerce une action contraire. De même, dans la Russie, les hommes sont en général forts et vigoureux, et atteignent les extrêmes de la vieillesse. Si l'on avance vers le nord de l'Europe, comme en Laponie, où le froid est excessif, l'homme y est petit, faible, et ne parvient presque jamais, suivant le rapport de quelques voyageurs, à un âge très-avancé.

Hippocrate avait déjà remarqué que les mœurs et les formes des habitans participaient de la nature du pays : *Invenies hominum formas et mores regionis naturæ compares.* Mais n'exagé-

rons pas cette influence, qui semble démentie
par le contraste de Rome ancienne et de Rome
moderne, et par la disparité des Grecs d'autrefois
et des Grecs qui leur ont succédé. Voyons en
outre si certaines circonstances ne peuvent pas
modifier les effets du climat.

Cheyne, dans son *Traité de la maladie anglaise*, indique pour causes de la grande fréquence des affections nerveuses en Angleterre,
l'humidité du sol, les variations brusques de la
température, une nourriture succulente, la vie
molle et somptueuse que l'on mène dans les
classes les plus riches de la société, enfin le
séjour des grandes villes. Pourrait-on ajouter à
ces causes éloignées, et peut-être plus actives chez
les Anglais, 1°. le caractère national de ce peuple
froid et mélancolique, que l'on entrevoit dans
ce goût décidé pour les tragédies les plus noires,
les catastrophes les plus sanglantes, et les romans les plus sombres, ou remarquables par une
hardiesse gigantesque et monstrueuse; 2°. cette
disposition innée, ce penchant profond ou même
naturel à la méditation et aux sciences les plus
abstraites; 3°. leur atmosphère charbonneuse, et
l'usage presque exclusif des poêles; 4°. l'excès du
thé et l'usage des liqueurs alcooliques, qu'ils portent jusqu'à l'abus le plus monstrueux, etc. etc.?
Mais n'anticipons pas plus long-temps sur l'examen des autres causes.

En résumé, si nous considérons que l'imagination est exaltée chez la plupart des hypocondriaques, quand surtout la maladie a déjà fait des
progrès, que le développement de l'imagination
est en raison inverse de l'énergie des autres fonctions intellectuelles, que les climats chauds sont
favorables à l'exaltation de cette faculté, tandis
que le jugement prédomine dans les pays froids,
nous serons très-portés à penser que les températures les plus élevées sont les plus fécondes en
affections vaporeuses, à moins qu'un grand nombre d'autres causes n'ajoutent à l'action d'une
température modérée, comme nous l'avons vu
pour l'Angleterre.

Les saisons sont en quelque sorte des climats
différens qui se succèdent, et font passer nos
corps par les gradations diverses des températures les plus opposées, par les modifications
les plus brusques. Mais la succession rapide de
ces influences empêche qu'elles n'aient sur nous
une action aussi profonde que les climats dont
l'empire est constant dans ses élémens essentiels.
Toutefois une température douce, et surtout un
temps serein, agissent d'une manière favorable
sur notre moral; ils semblent propres à réprimer
les écarts de l'imagination, ils inspirent non-
seulement une satisfaction réelle, mais souvent
encore ils apportent plus de calme dans l'esprit,
plus d'égalité et de douceur dans le caractère.

C'est ainsi que le froid sec et modéré de l'hiver,
ou les beaux jours du printemps et de l'au-
tomne, durant lesquels le soleil échauffe l'atmosphère, excitent en nous des idées et des sensations agréables, provoquent l'appétit, et facilitent
la digestion. On peut donc regarder ces deux
états de l'atmosphère comme pouvant éloigner
les maladies nerveuses; tandis que le froid très-
intense, une température constamment humide,
et surtout les chaleurs brûlantes de l'été, qui en
général diminuent l'activité du système digestif,
préparent fréquemmeut ces névroses, et plus
souvent encore en déterminent les paroxysmes.

C'est encore un fait connu depuis long-temps,
que l'intensité d'un froid continu est beaucoup
moins à craindre que le passage subit d'une température élevée à un air très-condensé : ce sont les
refroidissemens au moment d'une transpiration
abondante, les boissons froides après l'impression d'une forte chaleur, qui donnent si souvent
accès aux maladies, ainsi qu'aux névroses des
fonctions digestives. Néanmoins l'action prolongée de l'humidité, celle qui résulte d'un séjour
insalubre ou trop humide, est aussi une source
féconde de maladies nerveuses; toutes les circonstances qui troublent ou diminuent la transpiration, non-seulement donnent naissance à ces
affections, mais elles ont en outre l'inconvénient
d'aggraver les phénomènes nerveux qui leur sont

propres, et de produire quelquefois des redoublemens. Cependant, il faut en convenir, la
corrélation observée par *Réveillon*, entre les
irrégularités de la transpiration et les anomalies
nerveuses des hypocondriaques, nous paraît
avoir été exagérée par ce médecin, qui ne reconnaît les chagrins que comme causes secondaires
des névroses, et prétend que ces malades sont
exempts de passions; nouvelle preuve de l'aveugle
prévention que produisent les systèmes hypo-
thétiques et les opinions exagérées ou exclusives.

Voulant éviter cet écueil, nous nous contenterons de reconnaître seulement ce qui nous est
démontré par l'expérience et les autorités les
plus décisives; que toutes les circonstances qui
portent le désordre dans cette fonction sécrétoire
sont susceptibles de provoquer les affections hypocondriaques, et d'en déterminer l'exacerbation.
Hippocrate nous apprend aussi que la suppression des sueurs et le dérangement de la transpiration peuvent occasionner ces sortes de maladies.
Non-seulement l'état de l'atmosphère, mais encore les émanations et les principes odorans qui
y existent en suspension, agissent parfois comme
irritant chez les individus très-nerveux; toutefois
leur action est rarement assez continue ou assez
puissante pour donner naissance à l'hypocondrie;
elle se bornera à en aggraver momentanément

les divers symptômes. Mais les miasmes qui s'élèvent des matières animales ou végétales en putréfaction, ou des eaux stagnantes, exercent sur toute l'économie une influence très-préju- diciable, et peuvent, au milieu des nombreux désordres qu'ils occasionnent, donner lieu di- rectement ou indirectement aux névroses des organes digestifs.

C'est par un mécanisme analogue qu'une dame, à laquelle je donne des soins, est devenue hypo- condriaque. Elle jouissait habituellement d'une très-bonne santé, lorsqu'un jour elle fut exposée assez long-temps à la vapeur du charbon; elle éprouva, par suite de cette asphyxie, des accidens fort graves, qui se dissipèrent promptement; mais depuis lors sa santé fut toujours dérangée, et une hypocondrie des mieux caractérisées en a été le résultat.

Après avoir examiné la part des objets qui nous environnent au développement de cette maladie, nous allons considérer un autre ordre de causes, l'action des *applicata*, c'est-à-dire, des objets appliqués sur nous.

Toute compression, trop forte et trop con- tinue, opérée sur nos organes, amène un résultat défavorable; de là l'influence fâcheuse des vête- mens qui comprimaient l'abdomen, et qui a fait adopter aux hommes l'usage des bretelles. Il est certain que le point d'appui, pris sur les épaules, est moins dangereux que la pression exercée sur tous les viscères abdominaux. Cette innovation offrirait un nouvel avantage, si les bretelles étaient plus larges, ou mieux, si l'on rattachait au gilet l'autre vêtement, ainsi qu'on le pratique souvent chez les enfans : ce qui dispenserait de l'usage des bretelles.

L'habillement des femmes est bien moins exempt de reproches; la constriction qu'elles emploient pour faire *briller la taille* ou pour l'amin-cir, gène les poumons, le cœur, le diaphragme, l'estomac, etc. Considérée en outre sous le rap-port du goût, elle est du dernier ridicule; rien ne ressemble à une poupée, comme ces femmes qui ont l'air d'être dans une gaîne, ou dont la taille est en quelque sorte étranglée. La véritable élégance, *et la grâce, plus belle que la beauté,* repoussent toutes ces entraves; elles consistent spécialement dans l'exact rapport, dans l'har-monie de toutes nos parties, dans l'aisance, le naturel et le moelleux des mouvemens. Nous connaissons une jeune femme dont la taille est tellement serrée, qu'il existe autour de son corps une large bande noire, suite de cette compres-sion; sans être gravement malade, elle passe sa vie dans une disposition constante à l'hypocon-drie. Une autre dame éprouvait une tristesse très-grande, toutes les fois que ses vêtemens la comprimaient; mais depuis qu'elle en a reconnu la cause, elle l'évite avec soin, et sa santé y a beaucoup gagné. Si les vêtemens ne doivent être ni gênans, ni trop étroits, on doit encore recommander qu'ils n'offrent aucune nudité; car, en découvrant sans grâce et sans mesure leurs bras, leur poitrine ou leur dos, non-seulement les femmes s'exposent aux affections hypocondriaques, mais elles semblent même de gaîté de cœur braver ou rechercher les maladies de poitrine, qui marquent tant de victimes dans leurs rangs.

Le froid a encore d'autres modes d'action; toute substance réfrigérante, appliquée sur une affection cutanée ou sur une douleur, soit rhumatismale, soit goutteuse, tout refroidissement ressenti, au moment d'une forte transpiration, sur une partie quelconque de notre corps, peut devenir parfois l'origine de cette névrose. Il en est ainsi de l'immersion volontaire ou accidentelle des mains ou des pieds dans l'eau froide, des ablutions, d'un bain froid, d'une averse reçue dans des circonstances analogues. On s'expose au même péril en quittant brusquement ses vêtemens, ou en changeant des tissus très chauds contre d'autres beaucoup plus conducteurs du calorique, si surtout on fait succéder l'inaction au mouvement.

C'est une loi, sans exception, que tous les organes de la vie animale ne peuvent exercer leurs fonctions qu'avec des intermissions, ou, en d'autres termes, qu'étant susceptibles de se fatiguer, ils ont besoin de repos. Ce temps, donné à la réparation des forces, prend le nom de repos, pour les agens dont les actes sont matériels, et de sommeil, pour ceux qui président à nos facultés intellectuelles; et s'il n'est pas moins constant qu'il existe entre toutes nos parties un *consensus* que trouble l'exercice immodéré d'une classe d'organes, on conçoit comment l'usage journalier, inconsidéré d'une fonction, porte détriment aux autres : c'est ainsi qu'en exerçant trop exclusivement les fonctions intellectuelles, et en laissant dans l'inaction les agens de la locomotion, on trouble l'équilibre, l'harmonie qui doit exister entre tous nos systèmes, entre toutes nos parties. Aussi les personnes qui, par profession ou par goût, sacrifient habituellement à l'application soutenue de leur entendement toute action des agens locomoteurs, exposent leur santé, et de même ceux qui, sans donner beaucoup d'essor à leurs facultés morales, languissent dans la vie sédentaire.

Les inconvéniens de cette inaction sont beaucoup plus sensibles dans la jeunesse et l'âge adulte, aux époques où l'exercice est le plus necessaire; car dans la vieillesse le repos n'offre plus le même danger. C'est aussi chez l'adulte principalement que nous considérerons, sous le rapport du mou-

Q

vement et de la locomotion (1), les différentes professions auxquelles se vouent les hommes qui composent la société. Nous verrons par cet examen que, plus les gens de lettres, les artistes, les avocats, les médecins, les hommes de cabinet, les négocians, etc., sont par leurs professions obligés à une vie peu active, plus celles-ci compromettent en général, et toutes choses égales d'ailleurs, la santé, et disposent même à l'hypocondrie. Un de mes amis, employé supérieur dans une administration, éprouve de fréquentes atteintes de vapeurs, lorsqu'il est obligé de se livrer trop long-temps au travail de tête. L'exercice au milieu des champs, ou plutôt un séjour un peu prolongé à la campagne, lui procurent constamment une amélioration sensible.

Parmi les divers métiers, on peut distinguer celui de portier, de tisserand, de tailleur, de cordonnier ou de ferblantier, dont les individus font peu de mouvemens, et restent le plus souvent assis; ceux de boulanger, de menuisier, de boucher, de brasseur, de serrurier, de maçon, de charron, etc., où les bras sont plus spécialement exercés, et où la locomotion est peu étendue; enfin celui de perruquier, de charretier, de jardinier, de marchand forain ou ambulant, qui

_____

(1) Plus loin nous examinerons l'influence morale des professions, arts et métiers, comme cause de cette vésanie.

sont dans un exercice presque continuel. On doit encore, parmi ces états, noter ceux de cordonnier, de chapelier, de tailleur, de tisserand, etc., qui agissent sur les organes abdominaux d'une manière spéciale, en les comprimant avec plus ou moins de continuité, et qui peuvent, d'après *Ramazzini* et *Zimmermann*, devenir causes de l'hypocondrie. Il faut, d'une autre part, remarquer que plusieurs de ces professions, nécessitant une attention suivie, sans aucune forte contention d'esprit, agissent le plus souvent d'une manière moins désavantageuse qu'on pourrait le croire au premier coup-d'œil.

Les bateliers, les conducteurs de voitures, d'équipages, de cabriolets, de diligences, etc., occupés du soin de leurs chevaux, et surtout de leur maniement ou de leur direction, joignant à l'activité physique une sorte d'exercice moral, ont à cet égard peu à redouter de leur profession. Les travaux nécessités par la culture des terres sont encore plus favorables à la santé, quand on peut éviter l'extrême fatigue : aussi voit-on rarement les affections nerveuses, et surtout l'hypocondrie, parmi les habitans de la campagne.

Les militaires sont également peu accessibles aux névroses : outre les périls auxquels les expose le sort des armes, ils sont toujours en butte aux intempéries de l'atmosphère, aux refroidis-

semens consécutifs; souvent ils suppléent à la
pénurie et à la mauvaise qualité des vivres par
de fortes doses de liqueurs alcooliques mal pré-
parées. Toutes ces circonstances font naître chez
eux des phlegmasies aiguës, qui passent souvent
à l'état de chronicité, ou des inflammations qui,
dès le principe, ont une marche chronique. Les
militaires, une fois dans les rangs, sont en général égoïstes, et plus exposés aux fatigues et à la
misère qu'à la vie sédentaire, aux contentions
d'esprit ou aux peines de l'âme, sources fréquentes des névroses; mais lorsqu'au tumulte
des camps, au fracas des armes, ils font succéder
le charme de la retraite, d'une existence douce
et tranquille, ils deviennent sujets aux maladies
des citadins. Le même sort est réservé aux com-
merçans, aux artisans, aux cultivateurs, et à
tous ceux qui remplacent par le repos une activité plus ou moins continue.

L'observation suivante, transmise par *Réveillon*, nous en fournit la preuve.

Un militaire qui s'était distingué pendant plusieurs campagnes, et qui avait bravé tous les
dangers de la guerre avec un sang-froid imperturbable, se retire au sein de sa famille; bientôt
il ressent les mauvais effets du passage subit
d'une vie active à l'inaction et à la vie sédentaire;
il éprouve les symptômes de l'hypocondrie la
mieux avérée, et celui que les plus grands périls

n'avaient jamais intimidé devint aussi craintif que la femme la plus pusillanime. Il ne pouvait passer d'une chambre dans une autre, parce que, disait-il, ses jambes se dérobaient sous lui. Une vie sobre, des alimens choisis, quelques doux stomachiques et un exercice soutenu, furent les seuls moyens employés, et dont le résultat fut une guérison prompte et solide.

J'emprunte au docteur *Maisonneuve* l'observation suivante que j'ai abrégée; elle mettra en évidence la possibilité de l'hypocondrie chez les cultivateurs, quand surtout ils se trouvent sous l'influence des causes qui agissent ordinairement sur l'habitant des villes. *Simon*, laboureur, âgé de trente-cinq ans, d'un tempérament lymphatico-sanguin, ayant travaillé toute une journée à l'air, par un temps froid et humide, en novembre 1800, rentra chez lui avec des douleurs dans tous les membres, et un accablement général; il ne soupa point, se mit au lit, et sua beaucoup. Le second jour, il se trouva faible et sans appétit; il crut n'avoir pas assez sué, entassa couverture sur couverture, mouilla six chemises, et n'en fut que plus mal. Il essaya de manger, et eut de la peine à digérer les alimens grossiers qu'il avait pris. Il consulta pour lors un chirurgien qui le purgea plusieurs fois, et lui fit boire une grande quantité de petit-lait. Les digestions en devinrent plus pénibles;

le malade sentait une pesanteur continuelle sur l'épigastre, une douleur obtuse et tensive sous les dernières fausses côtes droites ; des contractions irrégulières de l'estomac et de l'œsophage se joignirent bientôt à une perte totale de l'appétit ; l'inquiétude, le chagrin se mirent de la partie ; enfin au bout d'un mois Simon devint un hypocondriaque décidé ; il ne se levait qu'à midi, n'osant plus faire un pas ; de fréquens sentimens de suffocation lui faisaient craindre à chaque instant d'expirer, et plusieurs fois il envoya au milieu de la nuit chercher un prêtre. Se livrant à tous les charlatans, il suivait aveuglément leurs conseils : l'un le faisait suer dans du lait chaud ; l'autre lui faisait appliquer sur le côté douloureux un chat ou un chapon tué depuis peu ; celui-ci lui couvrait la tête et la poitrine de persil et de bêtes pilés ensemble ; celui-là lui donnait un purgatif drastique. Tous exténuaient sa bourse par leurs escroqueries, sa santé par leurs remèdes, et sa raison par leurs pronostics fâcheux ou leurs promesses extravagantes.

Le 16 mai 1801, son visage était pâle et un peu bouffi ; il se plaignait d'un resserrement au gosier, d'une grande faiblesse dans les jambes, d'un sentiment de tension dans les hypocondres, d'une douleur dans le dos, et le côté droit ; et surtout d'un défaut absolu d'appétit, avec gou-

flement et pesanteur à l'estomac, aussitôt qu'il
avait pris quelque aliment. Il lui montait de
temps en temps des chaleurs au visage; il éprouvait des fourmillemens incommodes dans les
mains, et de temps en temps le sentiment d'une
boule qui montait de l'estomac le long de l'œsophage. Il était en outre gêné par des borborygmes
continuels et des éructations fréquentes. En parlant de ses souffrances, il employait des expressions exagérées, et refusait de croire à la possibilité de sa guérison, après tout ce qu'il avait tenté
en vain pour l'obtenir.

M. *Maisonneuve* essaya de lui persuader que
ses maux, quoique grands, n'étaient point cependant aussi incurables qu'il le pensait, et tâcha
en outre de lui prouver qu'il avait fait et faisait
encore tout le contraire de ce qu'il fallait pour
guérir, etc.; enfin il lui conseilla de se lever avec
le soleil, de travailler autant qu'il le pourrait,
et en plein air, de se tenir bien couvert, et de
changer de chemise, si la sienne était mouillée;
de ne manger à ses repas que du pain bien cuit,
de la soupe un peu poivrée, de boire de temps en
temps un verre de bon vin, d'éviter la sueur du
lit, et de chasser de son imagination toutes les
idées noires. Travail, sobriété, gaîté, ce fut là
les seules médecines dont il lui permit l'usage.
Au bout de dix jours le teint était vermeil, son
visage n'était plus bouffi, ses membres avaient

recouvré leur agilité; il avait fait quatre lieues, lui qui n'osait auparavant faire un pas hors de sa maison. Son appétit n'était pas encore prononcé; mais les digestions n'étaient plus pénibles, et les contractions irrégulières de l'œsophage étaient fort diminuées; cependant il éprouvait encore des fourmillemens dans les mains et quelques borborygmes. Vingt-quatre pilules aloétiques, une tous les matins à jeun, et la continuation du régime, achevèrent la cure; au bout de deux mois Simon était parfaitement guéri.

Dans ces deux histoires particulières, et surtout dans la seconde, on reconnaît l'action simultanée de plusieurs causes qui ont contribué au développement de cette névrose; mais il me semble que l'inaction et des habitudes sédentaires y ont coopéré très-fortement.

Non-seulement chez les hommes, mais encore parmi les femmes, on compte beaucoup de victimes d'un genre de vie trop exempt de mouvement et de locomotion : il est même certain que les occupations familières aux personnes du sexe les disposent à cette vésanie plus que les travaux mécaniques ordinaires à l'homme ne l'y exposent. Il n'est pas rare non plus de rencontrer dans la société, et surtout dans les classes aisées, des jeunes personnes qui éprouvent les mêmes inconvéniens d'un état de repos habituel, ou mieux d'un célibat trop prolongé. Aussi ce sont moins les très-jeunes personnes dont nous faisons ici mention, que les demoiselles qui s'éloignent déjà plus ou moins de l'époque de la puberté. Celles-ci offrent fréquemment les symptômes les mieux caractérisés de l'hypocondrie simple, sans aucun des phénomènes propres à l'hystérie, et retrouvent presque toujours la santé aussitôt qu'elles font succéder à leur désœuvrement les soins d'un ménage, et au vide du cœur le charme d'une union conforme à leur besoin ou à leurs désirs. J'en ai rencontré, dans ma pratique, un assez grand nombre d'exemples, et, je le répète, sans mélange d'aucun symptôme hystérique : plusieurs de mes confrères m'ont assuré en avoir également observé.

Doit-on comprendre dans cette énumération des causes les grands exercices du corps, comme l'ont fait *Sydenham* et son commentateur ? On ne voit, à la vérité, presque jamais l'hypocondrie parmi les individus livrés à une vie très-active ou à des travaux pénibles; cependant un exercice violent, des fatigues excessives, peuvent amener des accidens si multipliés, surtout chez les individus mal disposés, ou qui n'y sont pas habitués, qu'on ne doit pas rejeter d'une manière absolue l'action d'une telle cause sur le développement de cette névrose.

Après avoir examiné l'influence que produit

sur notre santé l'exercice excessif, et plus encore
l'inaction de nos organes, nous allons passer
rapidement en revue les effets sur notre économie des substances que nous y introduisons. On
distingue les substances prises à l'intérieur en
alimentaires et en médicamenteuses : les unes et
les autres sont solides ou liquides.

L'abus des alimens, l'habitude d'une table trop
recherchée, qui, par la variété des mets, provoque un appétit démesuré, fatigue fréquemment
les organes digestifs, et entraîne à sa suite, tantôt
leurs dérangemens accidentels, d'autres fois leurs
névroses : cette cause sera d'autant plus puissante, qu'à l'issue de ces repas copieux on se
livrera à des excès de différens genres, à une
application trop soutenue, et surtout dans une
position gênante pour l'estomac et ses annexes.
On sait qu'à l'instant de la digestion les forces
vitales sont en quelque sorte concentrées sur les
organes qui sont les agens principaux de cette
fonction importante : dans cette circonstance,
toute contention d'esprit, toute application à des
sciences abstraites, nécessite leur déplacement :
les forces vitales sont appelées vers le cerveau ; la
digestion est suspendue ou languit ; l'estomac,
privé des forces nécessaires pour exécuter ses fonctions, éprouve un état de gêne qui se manifeste
bientôt par un malaise général, et par la tension
du diaphragme et des hypocondres. Ce trouble

augmente d'autant plus, qu'il se renouvelle plus
fréquemment. Tels, et plus pernicieux encore,
sont, un régime trop austère, une abstinence continue, des jeûnes multipliés, la privation absolue
des nourritures succulentes et des boissons forti-
fiantes, ou enfin la mauvaise qualité des eaux.
C'est à cette série de causes qu'il faut rapporter
l'existence de cette névrose parmi les artisans
livrés à une vie pénible et sans déplacement, ou
privés d'une certaine aisance, et parmi les cultivateurs, qui, à des travaux très-rudes, joignent
une nourriture insuffisante ou grossière et l'abstinence des liqueurs excitantes. L'usage excessif
des boissons alcooliques, et surtout un état
d'ivresse presque habituel, amène souvent le
même désordre : à ce trouble physique se joint
ordinairement un abrutissement moral, qui peut
même conduire à l'idiotisme.

Une boisson très-froide ou à la glace, prise
dans le moment d'une soif ardente et d'une forte
transpiration, ne manque presque jamais d'occasionner de fâcheux résultats, au nombre desquels on peut placer l'hypocondrie. Une jeune
femme bien portante, pour engager son enfant
à prendre des eaux minérales ferrugineuses, en
but elle-même, étant en sueur, un grand verre,
qui produisit une vive irritation de l'estomac,
et par suite une névrose des plus violentes : cette
maladie fut long-temps rebelle, et enfin affai-

blie par l'usage des eaux sulfureuses d'*Enghien.*

On ajoute au péril quand, après avoir ainsi bu froid, on s'abandonne au repos ou au sommeil; on diminue au contraire le mal si, à la suite de cette imprudence, on se livre à un exercice très-prononcé. Citons, à ce sujet, le trait d'un général français. Après une marche forcée, au milieu des chaleurs brûlantes de l'été, une colonne, exténuée de fatigue et de soif, arrive au bord d'une rivière; le général défend aux soldats de se désaltérer de suite; mais ses efforts sont inutiles; une force involontaire les entraîne, et tous étanchent leur soif. Aussitôt il place en divers lieux les musiciens et les tambours, fait exécuter à ses troupes des marches militaires, et les sauve, par cette conduite ingénieuse, d'un danger qu'elles n'avaient pas même soupçonné.

Les médicamens donnés à l'intérieur, sous forme solide ou liquide, peuvent aussi occasionner cette vésanie, quand leur emploi est inconsidéré, leur usage trop long-temps continué, ou porté à une dose trop forte.

Nous allons prendre pour exemple les délayans que l'on administre si fréquemment; il est évident que, donnés dans une fièvre inflammatoire, bilieuse ou putride, ils peuvent, sans entraver la terminaison heureuse de cette maladie, laisser les organes de la digestion, et même toute l'économie, dans une telle faiblesse, que les accidens de l'hypocondrie seront imminens, et que la moindre circonstance défavorable pourra déterminer cette affection. S'ils sont administrés en trop grande quantité, ou continués trop long-temps, leurs effets seront encore plus nuisibles; cependant rien n'est plus ordinaire que leur usage prolongé, même pendant les convalescences, et souvent rien ne s'oppose davantage au retour des forces ou de la santé, et ne favorise autant l'invasion d'une affection hypocondriaque. *Buchan, Tissot* et *Zimmermann*, accusent l'usage trop fréquent du thé d'être favorable à la production de cette névrose, et ce n'est sans doute que par une action analogue au résultat de l'abus des boissons délayantes. L'observation suivante en fera sentir les inconvéniens.

Une jeune femme, âgée de trente ans, d'une bonne constitution et d'un tempérament sanguin, était accouchée depuis onze mois d'un enfant qu'elle confia à une nourrice; lorsqu'il lui survint une fièvre bilieuse, d'autant mieux caractérisée qu'elle était simple et très-intense. Cette maladie parcourut ses périodes, et se termina après le troisième septénaire. Les boissons délayantes furent le principal remède mis en usage dès le principe, et qui ne fut pas interrompu, même pendant la convalescence. Aussi les forces ne revenaient pas, la malade se plaignait de malaises, de faiblesses; elle ressentait de la lenteur à marcher, des engourdissemens, des borborygmes, des coliques ; le ventre était gonflé, les digestions s'opéraient avec peine ; il y avait céphalalgie, souvent de l'insomnie, et une constipation opiniâtre : le flux menstruel était moins abondant que dans l'état de santé. Le médecin appelé en consultation fut instruit des accidens que cette dame avait éprouvés ; il reconnut que la fièvre bilieuse était depuis long-temps terminée, et soupçonna que ce nouveau désordre était entretenu par l'abus des délayans, que l'on continuait, sans y joindre aucun médicament propre à relever les forces. La malade était en outre soumise à un régime très-sévère, et ne sortait pas de sa chambre. Un exercice modéré lui fut conseillé ; on la mit à l'usage du vin d'absinthe pour le matin, de l'extrait de genièvre avant dîner, et d'une potion calmante et tonique pour le soir.

On prescrivit une nourriture saine, peu copieuse, mais succulente, l'eau ferrée et un peu de bon vin. On y ajouta les bains de siége pour exciter les règles, qui reparurent plus abondamment dès le premier mois. Peu de temps après, les forces se rétablirent sensiblement ; et au bout de trois mois, cette dame fut en pleine santé.

Si on avait prolongé dans ce cas-ci les boissons délayantes et la diète, et si on n'avait pas eu recours au régime tonique et à l'exercice, il serait

survenu très-probablement une hypocondrie des
mieux caractérisées. Ce fait, entre mille autres,
est une nouvelle preuve du soin qu'il faut apporter dans la pratique médicale pour reconnaître
une maladie, en suivre la marche et les terminaisons ; il nous démontre aussi la nécessité
d'avoir toujours égard, dans le traitement, aux
divers temps de l'affection. Dans le cas suivant,
cette névrose nous paraît encore dériver de la
même source.

M. P** fut atteint d'une gonorrhée, à laquelle
on opposa dès le principe et exclusivement l'or-
geat à la dose d'une pinte par jour, et quelques
gouttes de baume de *Copahu*. Le malade suivit
ce régime pendant près d'un an : c'est vers la
même époque qu'il éprouva les premiers symptômes de son hypocondrie, dont il attribue,
non sans quelque raison, l'origine à ce traitement inconsidéré. Il est également avéré que les
boissons rafraîchissantes, prises en trop grande
quantité, et surtout dans les pays méridionaux,
peuvent compromettre les fonctions digestives
de la même manière.

C'est une remarque faite depuis long-temps, que
l'excès du vin et des liqueurs alcooliques offre les
mêmes dangers que la privation absolue de toute
boisson excitante ; on peut donc dire que l'abus
des toniques et celui des débilitans produisent
le même effet. Un homme énervé par le défaut de

boissons excitantes, et l'individu plongé dans un
état d'ivresse, ne paraissent-ils pas l'un et l'autre
réduits au même degré, l'un de faiblesse directe,
l'autre de débilité indirecte, ou par excès d'excitation? Les toniques, comme les boissons
amères, les vins de même nature, donnés trop
précipitamment, à doses excessives, ou pendant
très-long-temps, dérangent par un procédé différent, mais dont le résultat est le même, les fonctions de notre économie. On sait encore que les
fébrifuges, comme le quinquina, prescrits sans
ménagement, convertissent parfois une fièvre
intermittente en une hypocondrie très-pénible.
Une consultation, que nous avons adressée en
province, peut éclairer la question qui nous occupe. (*Hypocondrie par suppression d'une fièvre
intermittente.*)

Madame D**, pour laquelle on réclame mes
conseils, est âgée de quarante-quatre ans, et
n'éprouve encore aucun dérangement dans ses
règles; mère de neuf enfans, elle en a nourri
huit. Il y a sept ans qu'elle fut prise, lorsqu'elle
nourrissait, d'une fièvre intermittente, qui céda
trois fois à de fortes doses de quinquina. C'est
de cette époque que date sa maladie, et cette
remarque est importante (parce qu'il arrive
quelquefois que la guérison de ces fièvres, quand
surtout elle a été brusquée, détermine des affections nerveuses, etc., quoique le plus souvent

on n'ait pas à craindre de suites semblables).
Madame D** ressent une débilité générale, des
étourdissemens, une compression autour de la
tête, des faiblesses dans les mains et les pieds, qui
s'opposent à tout exercice. Le mouvement et
l'application augmentent ces accidens : il s'y joint
de l'agitation, de l'insomnie, des palpitations,
une sorte de tremblement intérieur et des cris-
pations, des vents, des mucosités; la bouche est
souvent pâteuse; du reste, l'appétit est bon, et
il n'y a point d'amaigrissement; mais depuis
deux mois la maladie ne donne aucun relâche,
et fait même des progrès.

L'exposé de madame la consultante est, comme
elle le dit, l'expression de la vérité : il est d'une
exactitude assez rare, et ne nous laisse d'autres
renseignemens à désirer que ceux relatifs au
type et à la durée des trois attaques de fièvre
intermittente; je suis également véridique dans
l'assurance que je me plais à lui donner, que sa
maladie, bien que fort douloureuse, est cependant peu inquiétante, et très-susceptible de guérison. Je l'engage à s'armer de courage, d'espoir
et de confiance dans sa bonne constitution, qui
n'est point sensiblement altérée. L'estomac lui-
même n'est pas profondément affecté, il n'est
qu'affaibli; sa sensibilité, et par suite celle de
tout le système est exaltée : de là vient tout le
désordre nerveux qu'éprouve madame D**.

R

En considérant que cette maladie a suivi de près la guérison de la fièvre intermittente, on peut croire que l'administration prématurée du quinquina, ou des doses trop fortes de ce médicament ont occasionné la névrose. Il nous semble également qu'il existe deux indications principales à remplir, et qui se confondent : 1°. diminuer l'exaltation de la sensibilité générale, 2°. relever, par l'emploi modéré et long-temps continué des toniques, l'énergie vitale qui est affaiblie ; c'est dans ce double but que nous proposons le régime suivant.

1°. Madame D** boira, tous les matins à jeun, et en trois verres, la décoction suivante :

Quina en poudre............ ʒ j

Faites bouillir dans eau...... ℥ xij

Ajoutez sirop de gentiane et antiscorbutique........ } ãa ℥ j.

2°. Avant dîner elle fera usage d'une prise du mélange ci-contre :

Rhubarbe...............

Cachou................. } ãa ʒ j.

Crème de tartre.........

Divisé en seize paquets.

3°. Madame prendra le soir, deux ou trois heures après souper, la valeur de quatre à six cuillerées à bouche de la potion suivante :

℞ Eau dist. d'hysope........

de menthe.......... } ãa ℥ jß

Sirop de karabé............ ℥ ß
Sirop d'érysimum.......... ℥ jß
Eau de fleur d'orange....... ℥ ß
Sirop d'éther............. ℥ ß

On en réglera la quantité d'après le plus ou moins de sommeil et de calme qu'elle provoquera. Madame pourra en prendre une cuillerée dans la journée, chaque fois qu'elle éprouvera de la souffrance ou une irritation vive.

4°. Le régime consistera en fruits bien mûrs, crus ou cuits, et en petite quantité; en légumes un peu amers, non farineux, en viandes douces et rôties, de préférence. Sa boisson ordinaire sera une eau de *Seltz* coupée avec un filet de vin, et parfois elle se permettra un peu de bon vin pur.

5°. Il importe que madame évite toute contention d'esprit, et qu'elle insiste sur un exercice modéré, progressif, en bon air, au milieu des arbres et de la végétation, en évitant l'excès de la chaleur et les refroidissemens subits; elle se livrera à diverses promenades, soit à cheval et au pas d'abord, soit en voiture, ou enfin à pied. Il faudra vaincre la répugnance qui s'oppose à ce moyen, parce qu'il est trop nécessaire pour être négligé.

Si, contre notre attente, cette névrose résistait à ces différens conseils, il est un procédé auquel on pourrait avoir recours au printemps, et qui consisterait à faire contracter une fièvre intermittente vernale, par un séjour momentané dans un pays où cette maladie régnerait épidémiquement ou endémiquement. On n'y opposerait, pendant long-temps, qu'une simple tisane amère, sauf à faire cesser entièrement cette affection fébrile au bout de quelques mois ; mais j'espère beaucoup que le traitement conseillé et bien suivi dispensera d'employer cette dernière ressource, dont l'expérience a quelquefois démontré l'efficacité.

Le quinquina, l'un des remèdes les plus utiles, peut donc ainsi devenir cause de maladie : cette circonstance a contribué sans doute à accréditer l'opinion qu'il était propre à causer des obstructions ; mais, il faut en convenir, son usage bien dirigé n'est presque jamais susceptible de mauvais effets. Les engorgemens qui surviennent alors formaient la maladie essentielle, dont la fièvre n'était qu'un symptôme : ce qui me confirme dans cette opinion, c'est que j'ai vu le quinquina, administré à propos, dissiper des obstructions au foie ou à la rate, et des leucophlegmasies symptomatiques. On trouve plusieurs observations à l'appui dans le *Journal de la Société de Médecine*, t. 34, p. 129.

En nous rappelant la connexion intime des organes digestifs et leur sensibilité exquise, nous concevrons quel rôle jouent les purgatifs dans la production de cette maladie ; si ces médicamens constituent un des grands moyens de l'art de guérir, ils sont en même temps un de ceux dont on abuse le plus. Leur administration inconsidérée ou trop multipliée donne lieu très-souvent à des irritations vives, d'où découle cette vésanie, mais plus fréquemment encore ils aggravent l'hypocondrie quand celle-ci commence, ou quand elle n'a pas jeté des racines profondes. Ces considérations s'appliquent également aux émétiques, dont cependant l'emploi irréfléchi concourt plus spécialement aux lésions organiques de l'estomac.

Nous avons signalé l'abus des purgatifs comme une des causes les plus puissantes de cette vésanie ; nous ferons également remarquer que les narcotiques donnés inconsidérément sont susceptibles, en arrêtant les sécrétions, de préparer les mêmes résultats. On connaît leur mode d'action, d'abord sur l'estomac, puis sur le cerveau, et enfin sur les facultés mentales ; mais c'est le trouble qu'ils opèrent dans les fonctions digestives et les sécrétions dont on doit spécialement redouter l'influence fâcheuse. *Hoffmann* (1) rapporte l'exemple d'un homme de trente-deux ans, chez qui la suppression d'une diarrhée habituelle, par une dose excessive d'opium, entraîna une affection hypocondriaque, qui fut long-temps

(1) *De Malo hypocondriaco*, p. 75, t. III.

rebelle. C'est ainsi que *Grimaud* reproche, et
avec raison, à l'usage même modéré, mais continuel des narcotiques, d'être cause de l'hypocondrie; aussi voit-on ceux qui abusent ainsi
des médicamens opiacés détruire l'énergie de
leur système digestif, et marcher vers cette
névrose. Si on porte accidentellement la substance narcotique à une dose très-forte, elle
produit une irritation vive et l'empoisonnement.
L'opium agit, chez les Musulmans, comme excitant; il les provoque également aux combats
de Mars et aux plaisirs de l'amour; mais s'ils en
outrent à la fin la dose, alors sa vertu excitante
devient nulle : il n'agit plus que comme stupéfiant et débilitant; toutefois s'ils en quittent trop
tôt et brusquement l'usage, leurs organes digestifs, privés de l'excitant accoutumé, sont tôt ou
tard frappés d'une très-grande débilité. On peut
quelquefois opposer les substances opiacées et les
astringens à certaines diarrhées chroniques qui
sont sans fièvre, et entretenues par la seule faiblesse du malade; mais il faut n'avoir recours
d'abord qu'aux moins énergiques, surtout quand
la nature est habituée à cette évacuation; en
même temps on ranime peu à peu les forces par
un régime restaurant doux et modéré, et par les
légers toniques, dont on augmente la dose ou
l'énergie d'une manière progressive. Dans d'autres cas, l'ignorance ou le charlatanisme recom-

mande les astringens même les plus actifs ou les
narcotiques, contre des phlegmasies intestinales
avec dévoiement, soif et douleur : leur usage est
alors très-dangereux, et peut donner accès aux
affections hypocondriaques, etc.

Les premiers ont un mode d'action analogue
aux effets qui résultent de l'impression du froid ;
ils resserrent le diamètre des vaisseaux, et empêchent le sang d'arriver à l'extrémité des capil-
laires. En s'opposant à son cours, et surtout aux
élaborations qu'il doit éprouver, ils arrêtent les
sécrétions. Les acides blanchissent les lèvres en
répercutant le sang : ce qu'ils produisent à l'extérieur, les astringens l'opèrent à l'intérieur ; et
l'on conçoit en partie comment ils dérangent ces
fonctions. C'est ainsi que des lavemens à l'eau
froide, ou composés avec des substances astrin-
gentes, suppriment, par une action indirecte,
les règles, les ménorrhagies, les leucorrhées, etc ;
et par une action directe, les diarrhées ou flux
de ventre.

Dans le fait suivant nous verrons une hypocondrie déterminée par l'abus de ces médicamens. M. P**, d'une haute stature et d'une constitution délicate, éprouve une gonorrhée, et la
combat pendant plus d'un an par des pilules faites
avec l'alun et le baume de *Copahu*. Peu de temps
après il ressent des maux d'estomac ; ses digestions deviennent lentes et pénibles, et bientôt

R *

l'hypocondrie se caractérise de plus en plus.

Le mercure, surtout à l'intérieur, cause ainsi, chez beaucoup d'individus, des irritations lentes, ou un état notable de faiblesse : or, ce sont là deux circonstances favorables à la formation de cette vésanie. A ces premiers effets il faut ajouter son action sur les glandes salivaires, et son influence sur l'esprit des malades, qui tantôt s'imaginent n'être pas guéris, ou qui attribuent à cet agent les dérangemens consécutifs de leur santé.

L'habitude des remèdes pris sans motif plausible, ou la manie des médicamens, précède et détermine parfois l'hypocondrie, dont elle constitue, plus souvent encore, un symptôme.

L'usage du sucre a été regardé par *Fracassini*, comme capable de la produire ; mais pourquoi rechercher des causes incertaines, quand il en existe de si parfaitement reconnues ?

Non-seulement les substances qui agissent sur notre organisation concourent au développement de cette névrose, mais nous allons voir, en outre, différens états de notre économie y contribuer également.

Nous avons déjà mentionné le rapport qui existait entre tous nos organes ; mais on sait qu'il règne une connexion encore plus intime entre les systèmes cutané, muqueux et digestif ; qu'un refroidissement éprouvé aux pieds détermine des catarrhes pulmonaires, des diarrhées ; que certains alimens produisent des éruptions à la peau; que les affections cutanées, comme variole, érysipèle, rougeole, scarlatine, s'accompagnent presque toujours de coryza, de larmoiement, d'angine, de vomissemens, d'embarras gastrique, etc. On connaît en outre l'action générale du système sanguin, qui se distribue dans toutes les parties du corps humain; de ce *consensus*, de ces rapports sympathiques, il résulte une foule d'effets qui peuvent entraîner à leur suite ces affections nerveuses.

Les causes propres à donner naissance à l'hypocondrie, suivant nos tissus organiques, sont :

1°. *Pour le système cutané* : les dérangemens de la transpiration, la cessation spontanée de certaines sueurs habituelles, générales ou partielles; aux pieds, sous les aisselles, aux mains, derrière les oreilles, etc.; le transport, à l'intérieur, d'une affection de la peau plus ou moins ancienne et intense; la dessiccation ou l'extinction prématurée d'une éruption quelconque, d'une ulcération, d'un vésicatoire, d'un séton, d'un cautère.

2°. *Pour le système muqueux* : des évacuations immodérées, la guérison inconsidérée d'une diarrhée critique ou habituelle; la cessation trop brusque d'une excrétion pulmonaire ou nasale très-abondante, d'une expuition considérable de mucosités, d'une gonorrhée ou d'un écoulement vésical, uréthral, vaginal; d'une leucorrhée, et surtout des lochies ; enfin la négligence d'une purgation dont on a contracté l'habitude.

3°. *Pour le système glanduleux* : la prédominance des organes biliaires, la suppression d'une évacuation bilieuse, et autres dispositions de cet appareil dont nous avons déjà parlé, et sur lesquelles nous aurons bientôt occasion de revenir. Les salivations excessives, ou l'interruption précoce de cet écoulement critique ou favorable ; les déperditions spermatiques involontaires, ou suite de l'abus des plaisirs vénériens et de la masturbation, à laquelle se joignent la honte et les regrets ; quelquefois aussi la continence trop prolongée ; peut-être enfin la suppression ou la diminution d'un cours d'urine critique.

4°. Nous citerons en outre, comme causes relatives *au système sanguin* : le retard, la rétention ou la déviation d'un flux de sang périodique, l'omission d'une évacuation sanguine habituelle, la suppression d'une hémorrhagie salutaire, celle des menstrues, et plus souvent la suppression d'un écoulement hémorrhoïdal, d'un épistaxis ; quelquefois même la guérison d'une hémoptysie, d'un hématémèse, ou d'une autre hémorrhagie qu'on n'aura point combattue ou remplacée par la saignée ou l'application des sangsues ; des saignées indiscrètes ou trop copieuses. D'autres fois enfin, c'est un état de pléthore sanguine générale ou locale.

Le docteur *Broussais*, dans sa *Dissertation sur la fièvre hectique*, a noté au nombre des causes de cette affection l'allaitement trop prolongé ; et, en effet, cette circonstance, qui porte souvent un préjudice notable aux fonctions digestives de la femme, doit être également rangée parmi les sources des névroses propres aux organes de la digestion.

L'affaiblissement des forces vitales ou cet état de faiblesse, qui succède à presque toutes les maladies, et qui est, en général, proportionné à la durée qu'elles ont parcourue, et à la diète qu'elles ont nécessitée, constitue une très-grande propension aux névroses des organes digestifs. Il peut en être ainsi de la douleur physique qui résulte d'une maladie quelconque, et qui peut sympathiquement troubler leurs fonctions ou exalter leur sensibilité (1).

Des digestions lentes et pénibles, peut-être l'absence d'une quantité suffisante de suc gastrique ou son altération (2), une atonie très-

_____

(1) Plus loin nous examinerons la part que peut avoir au développement de l'hypocondrie le chagrin occasionné par une maladie chronique.

(2) J'indique cette cause avec réserve, puisqu'on ignore alors si l'altération des humeurs est primitive ; ces altérations, on le sait, sont presque toujours, ou même toujours consécutives.

grande dans l'estomac, le foie, etc., des obstacles
à la sécrétion ou circulation de la bile ; exemple :
des concrétions biliaires, une sécrétion contre
nature des sucs intestinaux, une constipation
opiniâtre et habituelle, toujours symptomatique,
quelquefois une simple indigestion, produite
par une cause très-légère, peuvent amener les
mêmes résultats.

Mais si de simples indispositions peuvent
amener de pareils résultats, on conçoit qu'un
trouble plus prononcé, ou plus durable dans
l'organisation pourra souvent exercer une influence encore plus considérable. Aussi l'expérience nous démontre-t-elle que l'hypocondrie
est un résultat assez ordinaire des diverses maladies qui affligent l'espèce humaine. Pour mieux
apprécier la valeur de ces causes diverses, nous
examinerons particulièrement les maladies qui
ont pour siége le système abdominal, et ensuite
celles qui résident dans des organes plus ou
moins éloignés. C'est ainsi que nous avons vu
l'hypocondrie se déclarer chez plusieurs individus, dans la convalescence d'une maladie
aiguë, dont l'abdomen était le siége. Nous en
avons rapporté des exemples p. 245 et 253, art.
Abus des délayans, Hypoc. chez les cultivateurs.

Les vers existent chez un si grand nombre
d'individus, leurs effets sont si variés, qu'ils
peuvent devenir causes de maladie, et déter-

miner l'hypocondrie. Ceci est surtout applicable au ténia ou vers solitaire; c'est la seule
affection vermineuse que nous ayons vu produire bien réellement cette névrose. L'état de
faiblesse générale qu'on observe fréquemment
chez les jeunes personnes, et qu'on a désigné
sous le nom de *chlorose*, n'est-il pas une disposition à cette névrose, une hypocondrie imminente, ou même quelquefois une variété d'hypocondrie caractérisée par une très-grande atonie.
Si nous parcourons la classe des inflammations
ou phlegmasies, nous verrons celles de l'abdomen
exercer sur le développement de l'hypocondrie
une influence beaucoup plus considérable; de
même, cette vésanie favorise plus l'invasion des
phlegmasies abdominales que l'inflammation
des organes pulmonaires, etc. Toutefois ce sont
moins les phlegmasies aiguës violentes qui ont
une grande part à la production de ces maladies
nerveuses que les irritations légères, sourdes,
habituelles ou continues, et plus encore les
suites d'une inflammation vive, mais dont la
résolution n'a pas été accompagnée de phénomènes critiques bien prononcés. Dans ce cas,
l'inflammation aiguë agit à l'instar des phlegmasies chroniques. Aussi voyons-nous les personnes
à tempérament bilieux, dont l'estomac est habituellement irritable, celles surtout qui éprouvent
de la sensibilité au foie ou à la rate, qui sont su-

jettes aux évacuations bilieuses, aux concrétions
biliaires, aux flux hémorrhoïdaux, très-souvent
tourmentées par les affections hypocondriaques.
Toutes les maladies auxquelles l'homme est
exposé peuvent engendrer cette névrose pendant
leur marche, ou plutôt lors de leurs terminaisons, et surtout quand leurs crises n'auront pas
été complètes; mais on conçoit que les affections
qui consistent dans l'exaltation ou la lésion des
propriétés vitales du système nerveux abdominal jouent, à cet égard, un rôle beaucoup
plus important. Ainsi, dans la classe des fièvres,
il n'est pas douteux que les fièvres bilieuses ou
gastriques, dont l'essence est l'irritation du système nerveux abdominal, ne favorisent singulièrement la naissance des névroses digestives;
par la même raison, les fièvres muqueuses ou
adéno-méningées jouent le second rôle, tandis
que les pyrexies inflammatoires, qui offrent
pour attribut spécial l'exaltation des propriétés
du système circulatoire ou sanguin, les adyna-
miques, qui sont caractérisées par une atonie
générale, et les ataxiques, dont le type primor-
dial est une lésion ou les anomalies du système
nerveux général, n'ont pas, sous ce rapport, une
égale importance.

Les maladies très-mobiles, ou sujettes aux
déplacemens, et qui, dans leurs vacillations,
semblent affectionner les organes de l'abdomen,

méritent encore une mention particulière : telles sont les affections rhumatismales goutteuses, cutanées, etc. Le rhumatisme ordinaire, le rhumatisme, dit goutteux ou articulaire, et la goutte varient, en général, quant à leur siège et à leurs phénomènes ; ainsi l'expérience démontre que le premier réside le plus souvent dans les muscles et sur les aponévroses, ainsi aux lombes, au col, etc. Que le rhumatisme dit goutteux affecte les grandes articulations, tandis que la goutte a ordinairement son siége dans les petites articulations des doigts et des orteils. Ces maladies sont très-mobiles et sujettes aux déplacemens. Leur transport sur les organes abdominaux peut être spontané : on les voit même assiéger, dès le principe, les parties intérieures. Dans ce dernier cas, le rhumatisme, et surtout la goutte, peuvent simuler l'hypocondrie, ou même y donner naissance. Un médecin, doué d'un très-grand mérite, est depuis long-temps sujet à un rhumatisme vague, qui l'a souvent tourmenté. Les accidens qu'il produit varient suivant l'organe qu'il affecte; à l'œil, il détermine une ophthalmie; quand il se fixe vers le testicule, il en occasionne l'engorgement; attaque-t-il les organes de l'abdomen, le malade est en proie à une hypocondrie véritable.

Il est une variété de la goutte que *Barthez* appelle *goutte vague imparfaite;* c'est celle dont

le siége n'existe point aux extrémités, et qui est
fixée sur les organes intérieurs ou vers les grandes
cavités. Je crois qu'elle serait désignée plus exac-
tement par la dénomination de *goutte vague
primitive* ou *consécutive*, suivant qu'elle n'aura
été précédée d'aucun accès, ou qu'elle aura succédé à plusieurs attaques de goutte régulière.

La constitution du sujet, une vie molle et voluptueuse, l'abus des liqueurs, joint à des habitudes sédentaires, une disposition goutteuse héréditaire, et l'absence de toute autre cause plus
présumable, feront soupçonner une goutte vague
primitive. Une longue rémission, après plusieurs
attaques régulières et l'invasion correspondante
de l'hypocondrie, ou l'apparition alternative de
la goutte et de cette névrose, feront penser que
celle-ci est le résultat d'une goutte vague consécutive. Je suis même très-porté à croire qu'un
grand nombre de ces névroses est suscité, puis
entretenu par le transport de diverses maladies,
qui, des organes extérieurs ou de la surface cutanée, se fixent sur les viscères abdominaux.
Nous rapporterons ici l'exemple d'un homme
sujet à une affection dartreuse, qui alterne avec
l'hypocondrie. Ses mains sont-elles couvertes
d'une éruption farineuse très-visible, il jouit d'une
parfaite santé ; mais celle-ci s'altère aussitôt que
la maladie de la peau a disparu ; il ressent alors
de la cardialgie, des tensions dans les hypocon-

dres, de la difficulté pour digérer, des borborygmes, de l'oppression , etc. Ses idées prennent
malgré lui une teinte rembrunie, et bientôt tout
l'inquiète ; le calme se rétablit, aussitôt que la
dartre reparaît. Il est maintenant soumis à un
traitement approprié, dont nous espérons un
heureux et double résultat. Nous avons vu une
disposition rhumatismale jouer le même rôle.
Aussi pensons-nous, soit dit par anticipation,
qu'on a trop limité dans le traitement de ces
maladies l'emploi des exutoires.

Mais de plus, l'hypocondrie peut être le résultat d'une irritation, ou d'une humeur fixée
sur les organes, qui forment le centre épigastrique, et qui sera d'autant plus difficile à reconnaître, qu'aucun signe extérieur n'en aura dénoté
l'existence. Dans d'autres cas, une dartre, après
s'être manifestée à la surface cutanée, disparaît
au bout de quelque temps, sans qu'il en résulte
d'abord aucun trouble notable dans la santé ;
mais bientôt les digestions deviennent difficiles,
une cardialgie plus ou moins continue se manifeste, l'hypocondrie est imminente ; et l'on peut
croire alors que l'affection dartreuse s'est établie
sur les organes qui forment le centre épigastrique.
Sans doute, on n'a point vu de dartres véritables
sur les viscères, puisque la peau en est le siége
le plus ordinaire, et en a même été censée le
siége unique ; cependant on en voit assez fré-

S

quemment à l'intérieur du nez, des lèvres, des joues, au voile du palais, à la partie interne des parties génitales ; il est même probable qu'outre les membranes muqueuses, il est encore des organes intérieurs où elles peuvent prendre domicile ; on doit seulement admettre qu'alors la maladie revêt une autre forme.

Les affections siphilitiques ont également des siéges variés, des caractères bien tranchés, et qui leur sont propres ; toutefois, lorsqu'elles sont dégénérées ou très-anciennes, elles perdent leur type primitif, et deviennent chez quelques individus tout-à-fait méconnaissables ; elles peuvent alors donner lieu à une foule d'autres désordres et de névroses, au nombre desquels on doit ranger l'hypocondrie.

Bornons ici l'examen des causes physiques, et disons que, si, dans ce tableau, nous en avons omis quelques-unes, nous croyons du moins avoir énuméré toutes celles qui, à cet égard, jouent un rôle important.

DEUXIÈME SECTION.

Causes morales.

Abordons maintenant un autre ordre de causes, entrons dans le domaine des agens moraux. Les sens, qui font partie de ces derniers, sont sur les confins de la vie organique ou nutritive, et de la vie relative ; ils sont les sentinelles avancées de cette dernière. Nous commencerons l'examen des causes morales par celui des antipathies, considérées suivant nos différens sens.

L'antipathie est un sentiment intérieur, presque toujours indépendant de notre volonté, qui nous éloigne des objets animés ou privés de vie, que nous avons pris en une aversion portée quelquefois jusqu'à l'horreur. Les antipathies sont, en général, beaucoup plus fréquentes chez les personnes nerveuses que parmi les sujets doués d'un autre tempérament; et c'est pour cette raison que nous avons cru devoir les mentionner en examinant les sources d'où peut dériver l'hypocondrie.

La vue est peut-être de tous les sens le plus fécond en antipathies; citerons-nous Germanicus, qui ne pouvait souffrir ni la vue ni le chant d'un coq (*Montaigne*, livre I); et Jacques Ier, roi d'Angleterre, qui se trouvait mal à l'aspect d'une épée? Le même accident se manifestait chez une jeune personne lorsqu'elle voyait une tête de veau sur une table. On connaît l'aventure de ce lord qui avait en horreur les araignées, et qui, surpris par la vue d'un de ces insectes, mit la main sur la garde de son épée, comme pour se préparer au combat. Un fait plus authentique est celui transmis par *Jos. Lanzonius*, qui mentionne l'exemple d'une femme âgée de trente-trois ans, dont la gros-

sesse s'annonçait d'une manière infaillible par
une antipathie violente contre les anguilles.
Dès qu'on lui en servait, elle était prise de
vomissemens. Cette antipathie se dissipait aussitôt après l'accouchement.

Examinons avec la même rapidité l'impression
variée que produisent les odeurs, les parfums,
chez plusieurs personnes très-nerveuses. Le même
auteur (obs. VIII) parle d'un jeune militaire âgé de
vingt-six ans, qui ne pouvait souffrir ni l'odeur
ni la vue de la pivoine, *qui pæoniæ odorem
aspectumque nullo pacto ferre potest,* et qui était
pris de syncope et de sueurs froides, s'il ne
s'éloignait. C'est ainsi qu'un homme fort nerveux, et disposé à l'asthme, éprouve une très-
grande gêne dans la respiration aussitôt qu'il est
près d'une certaine quantité de laine : la dyspnée
est d'autant plus forte, que la laine est en plus
grande abondance, et plus, dans le voisinage immédiat de cet individu ; aussi a-t-il pris l'habitude
de se coucher sur un matelas fait avec du crin.

Les antipathies du goût ne sont pas les moins
nombreuses ; et sont susceptibles de produire
plus directement les névroses digestives. Ces aver-
sions sont presque toujours relatives aux substances alimentaires. Rapportons – en quelques
exemples.

Un jeune homme âgé de vingt-huit ans, doué
d'une bonne constitution, est parvenu jusqu'à

cet âge sans avoir jamais mangé de *viande* : l'odeur de celles qu'on sert ordinairement sur nos tables ne lui est point désagréable ; il mange avec plaisir de la soupe faite avec leur jus ; mais il lui est impossible de faire pénétrer dans son estomac aucune substance animale solide. Lorsqu'il en a introduit dans sa bouche, de suite il a éprouvé un malaise général, un resserrement à la gorge très-intense, douloureux, et tel, que le passage est en quelque sorte obstrué : il se manifeste en même temps un trismus incomplet des mâchoires, et des bourdonnemens très-incommodes. Cet ensemble d'accidens l'a convaincu de l'inutilité et même du danger des tentatives qu'il avait faites, et de celles qu'il voudrait recommencer. Aussi se contente-t-il de son régime végétal, dont au reste il se trouve fort bien. Dans le cas suivant, nous verrons une idiosyncrasie opposée. Un particulier avait une antipathie très-prononcée pour le poisson : quelques personnes, voulant s'assurer si cette aversion n'était pas simulée, masquèrent cet aliment de plusieurs manières. Celui que l'on éprouvait ainsi ne s'en aperçut pas ; mais il en fut très-incommodé. Il est également connu que l'on conserve ordinairement, et long-temps, une sorte d'antipathie pour tous les alimens qui ont occasionné un trouble sensible dans nos fonctions digestives.

Les antipathies du *toucher*, quoique moins fréquentes que celles des autres sens, n'en sont pas moins réelles. C'est ainsi qu'une dame éprouve une forte envie de vomir toutes les fois qu'elle touche une étoffe de soie; nous pourrions même citer l'exemple d'un homme pour qui le contact de l'argent est une cause d'irritation : il n'en porte jamais, et à ses repas il se sert constamment d'une cuillère et d'une fourchette de bois ou de fer.

Terminons cette revue par l'influence que peut exercer le sens de l'ouïe.

Le choc de plusieurs verres, ou le son qu'ils produisent, quand on les frappe en mesure, provoque parfois une sensation tellement insupportable, qu'il serait possible que son effet, long-temps continué, troublât l'exercice régulier des organes digestifs; il en exalterait pour le moins la sensibilité. On connaît également l'impression désagréable que font éprouver certains bruits, tels que ceux qui résultent du déchirement du papier, du froissement d'un corps métallique sur du marbre, de la fente des pierres au moyen de la scie, etc. Mais l'on ignore quel accident pourrait occasionner la continuité de cette irritation chez des personnes fort susceptibles. Sans doute toute impression antipathique ne dérange pas l'harmonie de notre organisation, ou de notre système digestif; mais nos ressorts, nos organes sont doués d'une texture si délicate, que le désordre le plus faible, la cause, en apparence la moins active, suffit quelquefois pour intervertir l'ordre naturel de nos fonctions. De même une antipathie peut accidentellement, soit par son propre fait, soit par une disposition particulière de l'individu, devenir l'occasion d'un trouble dans le système nerveux de l'abdomen, et par suite d'une névrose bien prononcée. Avouons cependant que nous ne connaissons pas d'exemple d'hypocondrie déterminée par suite des antipathies ; ce qui tient sans doute à ce qu'on n'a pas soupçonné leur influence à cet égard, dont au reste la possibilité nous paraît démontrée.

L'empire de l'exemple a des résultats plus certains : on sait en effet que les névroses des organes digestifs peuvent se communiquer par suite du penchant qui nous porte à imiter ce que nous voyons ou entendons. Ainsi le spectacle de ces malades, et surtout leur conversation habituelle, est quelquefois pour les gens du monde une véritable source de contagion, pour peu que ces derniers soient disposés à cette maladie par une vive sensibilité nerveuse, une grande susceptibilité morale, ou par un caractère méticuleux, spécialement pour ce qui concerne leur santé. Souvent la seule fréquentation des hypocondriaques détermine cette affection chez des

individus qui, sans cette circonstance, y auraient peut-être échappé.

L'habitude d'entendre ces malades se plaindre
de leur santé, ou décrire avec autant de détails
que de persévérance les maux ou les tourmens
qu'ils endurent, portent ceux qui vivent habituellement dans leur société, à faire de fréquens
examens d'eux-mêmes, à interroger leurs organes, et à être dans une defiance presque continuelle de leur santé; celle-ci est-elle bonne, ils
craignent qu'elle ne soit incessamment compromise; vient-elle à essuyer un léger dérangement,
aussitôt la crainte les poursuit, et la crainte du
mal amène bientôt un mal trop réel.

Les médecins eux-mêmes ne sont pas toujours
à l'abri du danger de l'exemple; le grand nombre
de maladies dont ils étudient la description,
ou dont ils observent la marche dans la pratique,
les expose à des craintes, à des retours sur eux-
mêmes, qui coopèrent à troubler leurs fonctions
digestives, et à en produire les névroses. Ainsi
se trouve en partie exaucé le vœu de *Montaigne*,
qui désirait que les médecins éprouvassent ou
eussent éprouvé toutes les maladies. Il est cependant probable que la multiplicité des affections nerveuses que l'on observe chez eux ne
dépend pas exclusivement de cette cause. Témoins du développement et des terminaisons
variées des maladies, ils sont en outre plus dis-

posés que les autres hommes à porter de faux
jugemens sur celles dont ils sont atteints. Entre
mille exemples, je choisis le suivant. M. G**,
médecin très-distingué à T**, perdit un de ses
amis qui succomba à une lésion organique du
cœur. Aussitôt il fait un retour sur lui-même,
et se persuade bientôt qu'il est menacé du même
danger; sa santé s'altère, l'hypocondrie se déclare. Il vient à Paris pour consulter, et réclame
mes conseils. Je combats ses craintes, et à force
de réflexions rassurantes, je parviens à calmer
son esprit. Au bout de quelques jours, il retourne en province, non parfaitement guéri,
mais en convalescence ou au moins en voie de
guérison, et assez bien rassuré sur celle de ses
craintes qui le tourmentait davantage. Non-seulement l'habitude journalière de voir un grand
nombre de malades offre cet inconvénient, mais
la lecture des livres de médecine, et l'étude clinique de cette science sont aussi, pour les jeunes
gens qui se destinent à la carrière médicale, l'origine de beaucoup de névroses, d'hypocondries,
et surtout de mélancolies.

L'avidité avec laquelle les gens du monde parcourent ces sortes d'ouvrages leur est bien autrement fatale; et ce n'est pas impunément qu'ils
se familiarisent avec ces livres qu'ils croient comprendre, parce qu'ils les interprètent en aveu-
gles, et toujours à leurs dépens. Ce penchant

irrésistible, qui séduit les personnes étrangères
à l'art de guérir, passe toute croyance, et ne peut
être comparé qu'aux mauvais résultats qu'il produit : en effet cette lecture, qui est presque toujours la preuve d'un esprit inquiet, ajoute aux
craintes chimériques de ces personnes, qui ne
tardent pas à se croire atteintes successivement
de toutes ou presque toutes les maladies dont
elles ont lu la description. Elles ne voient pas
ce qui devrait les rassurer ; elles sont beaucoup
plus frappées des pronostics les plus fâcheux,
et s'y attachent de préférence.

Quand ces individus parcourent l'histoire d'une
maladie qui offre plusieurs degrés et des terminaisons variées, ils se persuadent que chez eux le
mal ira en croissant, et qu'il parviendra toujours
à la dernière période. Est-il annoncé dans cet
ouvrage qu'une affection se termine le plus souvent par résolution, ce mot ne les rassurera pas ;
pour un grand nombre il serait inintelligible.
Si l'on ajoute que rarement sa terminaison est
mortelle, ils concluront, de la possibilité d'une
terminaison funeste à la certitude de leur fin
prochaine. Mais s'il est écrit que la mort est souvent le terme d'une maladie, alors leur effroi est
au comble, leur imagination est bouleversée ; ils
se persuaderont que leur dernière heure est déjà
sonnée. Cette frayeur panique n'est pas le seul
mal ; le chagrin qui résulte d'une crainte aussi

déplacée peut produire un trouble d'autant plus grave qu'il est chaque jour renouvelé. Après avoir ainsi entrevu la marche de la maladie et ses terminaisons, ils s'occupent du traitement, et ce nouveau travail leur offre de nouveaux inconvéniens, puisqu'il entraîne le plus souvent la fausse application des remèdes; car tantôt ils se méprennent sur la maladie, qui n'est point celle qu'ils pensent reconnaître; dans d'autres cas, ils se trompent sur les circonstances, les époques et les degrés de l'affection : comment d'ailleurs reconnaîtront-ils la nature de la cause, la valeur des différens symptômes? N'attacheront-ils pas toujours la plus grande importance au phénomène le plus apparent, et qui ne sera cependant, dans bien des cas, qu'un symptôme accessoire ou peu remarquable ?

Par suite de ces lectures indiscrètes, de ces demi-connaissances, les gens du monde sont exposés à adopter des systèmes entièrement faux; ils se préviennent contre tel ou tel moyen curatif; et lorsque leur état exige un traitement, souvent ils ne l'emploient qu'avec une prévention qui peut en détruire l'effet salutaire. Que ces individus se persuadent surtout que des notions acquises sans les études préliminaires, seules bases de la science médicale, sont trop superficielles pour être véritablement utiles, et qu'elles conduisent le plus souvent à des jugemens faux et à des conséquences encore plus dangereuses.

Nous avons connu plusieurs malades qui convenaient des tourmens que ces lectures leur occasionnaient, et pour qui cette occupation pernicieuse était un besoin plus irrésistible que le soin même de leur santé ou de leur nourriture : tous leurs efforts pour éviter cet écueil étaient inutiles : *Trahunt fata nolentem.* Par suite de ces habitudes favorites, il suffit quelquefois à ces personnes d'apprendre qu'un de leurs amis est malade pour qu'elles se persuadent aussitôt être menacées ou atteintes de la même maladie. Cette erreur première prendra bientôt un nouvel accroissement, si cet individu vient à succomber. L'hypocondrie est alors imminente, et souvent ces personnes se laissent entraîner, par suite de cette coutume ou par leur disposition naturelle, vers une hypocondrie plus ou moins rebelle.

L'influence du caractère offre des résultats non moins intéressans à observer. Le caractère d'un individu est à son organisation morale ce que le tempérament est à sa constitution physique : ils sont l'un et l'autre presque toujours en rapport, et se modifient réciproquement. Le caractère ou tempérament moral varie suivant l'âge, le sexe, l'éducation, le climat, les professions, etc.; mais quelle que soit la modification, conséquence de ces diverses circonstances, le caractère influe

plus ou moins sur la production des maladies; il
constitue en quelque sorte une disposition prochaine ou éloignée à recevoir leur impression.

On a remarqué qu'en général les personnes
gaies, vives, actives, courageuses, étaient peu
accessibles aux maladies contagieuses, épidémiques, endémiques, aux névroses, et surtout aux
vésanies, etc.; tandis que les individus moroses,
tristes, paresseux, indolens, craintifs, méticuleux, y étaient singulièrement disposés.

On sait également que les jeunes gens qui se
livrent avec ardeur et sans crainte aux études
anatomiques sont bien plus exempts des affections qui peuvent en dépendre que ceux qui s'y
adonnent avec insouciance, dégoût et pressentiment. On peut croire en outre, avec *Baglivi*,
que les individus pusillanimes sont plus exposés
aux maladies résultant des peines de l'âme, et
par conséquent à l'hypocondrie, que les hommes
véritablement courageux : *Vir constans et im-
motus animo, quique mediis tranquillus in undis
sublimè illuc et heroïcum..... Nec spe, nec metu
perpetuò repetit, raro incidit in morbis ex animi
pathemate.*

De même qu'on reconnaît dans un individu
une disposition morale que l'on nomme *caractère*, de même l'on retrouve dans les habitudes
et les mœurs d'un peuple une disposition plus
ou moins générale, que l'on désigne sous la dé-

nomination de *génie* ou *caractère national*, et
qui résulte de l'influence de la civilisation, de la
forme du gouvernement, et de l'impulsion communiquée aux habitans. Ce que nous venons de
dire du caractère individuel est également applicable au caractère national.

Les peuples guerriers seront moins exposés,
en général, à l'hypocondrie. Ceux dont le caractère est franc, vif, gai, en seront moins souvent atteints ; l'Anglais, naturellement sombre,
penseur ; l'Espagnol et l'Italien, qui sont plus
enclins à la jalousie, à la paresse, offriront la
disposition à cette maladie, ou cette affection elle-
même, plus fréquemment que les habitans de
la Suisse, de la France, de l'Allemagne ou des
Etats-Unis d'Amérique.

Mais si le caractère propre aux habitans d'un
pays peut les disposer à cette névrose, d'autres
circonstances, relatives à l'état social, peuvent
revendiquer une participation encore plus directe. Un des avantages de la civilisation, c'est de
donner aux facultés intellectuelles un plus grand
développement et une plus grande vivacité aux
affections de l'âme. Les peuples policés ne respirent que pour l'honneur et l'amour de la liberté ;
ils supportent avec une sorte d'impatience le
joug politique et les contraintes sociales : leurs
sensations sont plus vives, leurs passions plus
mobiles et plus impérieuses, leurs besoins plus

multipliés. Cette activité morale les expose à des contrariétés sans nombre, à de violens chagrins, dont les résultats sont d'amener des digestions difficiles, des désordres, d'où peut provenir l'hypocondrie.

Si nous comparons les pays dont la civilisation est peu avancée, nous y verrons une apathie générale; les passions s'y bornent presque exclusivement à veiller à la conservation, et à se procurer la nourriture. Telles sont les sources les plus ordinaires des animosités et des dissensions qu'on remarque chez leurs habitans. Les névroses doivent donc se rencontrer moins souvent parmi les peuples non civilisés. Chez les nations qui vivent sous le despotisme d'un chef, comme en Turquie, etc., l'homme, né dans la contrainte et l'ignorance, imbu des principes du fatalisme, contracte nécessairement l'habitude de réprimer ses désirs; l'impossibilité de les satisfaire l'empêche de les concevoir : son indolence le met à l'abri des violentes secousses morales qui décident si souvent les névroses; mais il n'en est pourtant pas entièrement exempt; d'autres causes peuvent l'y exposer, comme nous l'avons indiqué plus haut. Tantôt c'est le régime, l'abus des alimens excitans, des substances opiacées; d'autres fois c'est le genre de vie, des habitudes trop sédentaires, la nature des professions, des métiers, etc.

Nous avons examiné déjà par quel mécanisme, sur l'organisation physique, les professions diverses étaient susceptibles de donner naissance aux affections hypocondriaques ; leur influence sur les facultés mentales peut amener les mêmes conséquences. D'après cette opinion, on pourrait considérer successivement l'action spéciale des différens états de la société, et l'impression reçue par le système nerveux des organes de la digestion ; mais cette étude anticiperait sur le chapitre de ces facultés, considérées comme causes des maladies nerveuses.

Les hommes, qui par état mènent une vie sédentaire, et qui exercent leurs mains à des travaux mécaniques, acquièrent parfois une industrie étonnante ; mais si ces occupations matérielles n'exigent aucun usage de leurs facultés morales, leurs idées restent toujours très-bornées et peu multipliées. Si celles-ci se concentrent sur un seul objet, et sur ce qui s'y rattache, elles peuvent conduire ces individus à la mélancolie. Dans d'autres cas, l'homme, privé en quelque sorte de rapports sociaux, s'occupe exclusivement de lui-même, et surtout de ce qui concerne sa santé. Il est par conséquent disposé à prendre pour des symptômes d'une maladie grave les accidens les plus légers : si son imagination est constamment inquiète, il reste ainsi dans une disposition prochaine à l'hypocondrie.

Aussi voyons-nous que les artisans qui travaillent dans l'isolement, et que rien ne distrait dans leur constante solitude, y sont très-exposés; mais les ouvriers entourés de leur famille, de parens ou d'amis, ceux qui sont réunis dans des ateliers avec de nombreux compagnons, dont ils partagent la conversation ou les chants pendant le travail, les récréations ou les jeux dans les momens de repos, auront peu à redouter de leur profession, et jouiront presque toujours d'un bon système digestif.

Les personnes qui, au contraire, exercent beaucoup et habituellement leur entendement, et surtout quand elles se livrent à leurs méditations, à l'issue des repas, ont ordinairement les organes abdominaux faibles et très-sensibles. Il semble que l'activité mentale ait lieu au préjudice des fonctions digestives. Un mauvais estomac, a dit *Amatus Lusitanus*, suit les gens de lettres comme l'ombre suit le corps; en effet, par cette application constante à l'étude, ils troublent leurs digestions, ils affaiblissent les viscères de l'abdomen, ou en exaltent la sensibilité. C'est sans doute cette singulière influence des contentions d'esprit habituelles sur les fonctions de l'estomac et des intestins qui a fait dire que l'homme qui pensait le plus était celui qui digérait le plus mal.

Mais outre l'habitude des contentions d'esprit,

T

il faut distinguer la nature des idées que chaque
profession fait naître. Dans l'une, on trouve
une application trop uniforme, monotone, qui
a fait dire à Lamotte :

> L'ennui naquit un jour de l'uniformité,

ou un cercle d'idées fastidieuses dont l'homme
ne peut sortir, et qui quelquefois amène le dégoût de la vie, le *tædium vitæ*, tantôt cause,
tantôt symptôme de l'hypocondrie.

Dans une autre, telle que l'exercice de la médecine, les idées sont graves, sévères, souvent
tristes; toutefois le bonheur d'être utile, et la
satisfaction des familles, tempèrent dans bien
des cas ce qu'a d'austère et d'affligeant cet art,
quand il ne peut guérir. La sensibilité des médecins est peu expansive, parce qu'elle est maî-
trisée par la raison et le spectacle habituel de
l'humanité aux prises avec la douleur; mais elle
n'est pas moindre que dans les autres professions.
N'est-ce pas une sensibilité réfléchie, plus encore qu'un sentiment d'honneur ou l'amour du
devoir, qui précipitait les *Percy*, les *Larrey*, les
Galée au milieu d'un champ de carnage, qu'il
faut pourtant appeler un champ d'honneur, et
les portait à braver la mort pour secourir de
malheureux blessés gisans sur l'arène, exposés
de nouveau au feu de l'ennemi, ou à être foulés
sous une charge de cavalerie? Combien de fois

n'a-t-on pas vu, animés par les mêmes sentimens,
les *Desgenette*, les *Gilbert*, les *Duméril*, les *Bally*,
affronter des dangers non moins certains, pour
arrêter les ravages d'une épidémie meurtrière ?
En citerai-je des victimes (1) ? leurs noms seraient
honorés de se trouver auprès de celui d'un *Desgenette*, qui dans cette Egypte, témoin de tant de
valeur inutile, osa braver le plus terrible des
fléaux. Ajoutons à ce lugubre tableau l'horreur
qu'inspire alors la vue d'un hôpital, et l'on
sentira combien les médecins sont encore, sous
ce point de vue, exposés aux maladies nerveuses
et à tous les effets de la douleur morale (2).

(1) Je n'en rapporterai que peu d'exemples. M. *Rochette*,
médecin distingué, père de M. *Raoul-Rochette*, membre de
l'Institut, était venu à Paris visiter ses amis. Il y apprend
que le typhus s'est déclaré dans son hôpital à Moulins ; il voit
le danger : l'amitié trop prévoyante veut en vain le retenir ; il
part, et trouve bientôt la mort dans les soins qu'il prodigue
à ceux dont il s'efforce de conserver la vie. Les médecins de
Paris ont aussi bravé ces périls. En 1814 la contagion fut
terrible ; on apporte un soir, à l'hôpital de la Pitié, neuf
malades atteints du typhus : le lendemain aucun n'existait.
Les docteurs *Defranne* et *Payen* y avaient déjà succombé, et
MM. *Husson* et *Lerminier* n'en continuèrent pas moins leurs
visites avec la même exactitude.

(2) Le médecin *Lanjuinais*, parent de M. *Lanjuinais*, membre de l'Institut et pair de France, commandait une compagnie de la garde nationale de Rennes. Étant à Fougères, lors
de la guerre de la Vendée, il ne put, avec sa petite troupe,
empêcher une de ces atrocités si fréquentes dans les guerres

Parmi les professions qui condamnent l'homme
à l'habitude des méditations, on doit encore distinguer celle d'avocat : sans doute elle n'offre que
trop souvent la discussion d'intérêts vulgaires
ou de points de droit aussi peu importans ; mais
combien elle s'élève et s'honore ! Combien elle
agrandit l'âme, quand elle se propose de défendre
un innocent contre d'injustes préventions ou de
noires calomnies, de protéger le vainqueur de
Hohenlinden contre les traits de l'envie ou du
despotisme ; quand elle s'efforce d'arracher une
auguste victime à la hache des bourreaux, ou
des milliers de citoyens à la rage des partis, à la
fureur des réactions ! Dans ce cas, la nature des
idées n'est pas toujours la même ; elles sont ordinairement élevées, libérales ; quelquefois aussi
elles participent de la joie, quand un heureux
succès a couronné de nobles efforts ; dans d'autres cas, les idées sont tristes, soit par le dénoû-
ment fatal d'une cause que l'avocat avait em-
brassée avec chaleur, soit par d'autres chagrins
ou une application non interrompue qui favorisent le développement des vésanies.

La faculté de soutenir de longues méditations
est le résultat de l'étude des sciences abstraites
et de l'exercice habituel du jugement. Ces médi-

---

civiles. Des forcenés jetèrent, par les fenêtres d'un hôpital,
les blessés vendéens qu'on y avait abandonnés : telle fut l'horreur qu'inspira ce meurtre à notre honorable confrère, que,
peu de jours après, il en mourut de chagrin.

tations sont familières aux physiciens, aux ma-
thématiciens, aux moralistes, aux philosophes,
aux littérateurs, aux médecins. Si l'homme s'y
livre avec trop d'ardeur ou d'une manière continue, aux dépens de tout mouvement nécessaire
à son organisation physique, et s'il y joint une
nourriture insuffisante ou le trouble des fonctions digestives par un travail trop rapproché
des repas, il donne ainsi naissance aux névroses
hypocondriaques; dans d'autres cas, il fatigue les
ressorts de son entendement, il épuise en quelque
sorte la somme de ses pensées; et son jugement
peut, par diverses circonstances ou le fait seul
de cette fatigue, s'altérer ou s'éteindre. Telle est
l'origine de beaucoup de vésanies mentales, de la
manie, de la démence ou de l'idiotisme, et quelquefois aussi des affections hypocondriaques.

Cependant l'étude des sciences exactes favorise
bien moins l'invasion de ces névroses que la culture des beaux-arts et des travaux qui exigent
une exaltation plus ou moins continue de l'imagination.

Dans d'autres professions, les idées sont moins
variées, mais plus exaltées, l'esprit est dans un
travail continuel, qui ne donne pas moins d'inquiétude. C'est ainsi que les professions qui exigent une activité permanente de l'imagination
peuvent avoir et ont réellement une grande part
au développement des affections hypocondria-

ques; ce sont surtout les artistes qui exercent
spécialement cette faculté, et parfois aux dépens
du jugement, qu'on voit fréquemment atteints
des maladies nerveuses les plus compliquées et
les plus graves. Leurs meilleures productions
sont souvent le résultat d'une imagination exaltée, d'une véritable effervescence, d'un mouvement fébrile extraordinaire (1).

L'artiste, doué d'un véritable mérite, exempt
de tout amour-propre ridicule, juge ses propres
ouvrages avec une extrême sévérité, et craint
toujours que les suffrages du public éclairé ne lui
soient défavorables. Lorsqu'il ébauche un travail,
la crainte de ne pas réussir le poursuit continuellement; quand l'œuvre est finie, sa frayeur
ne fait que changer d'objet; c'est l'opinion publique dont il redoute les préventions, les caprices ou l'injustice. Une éclatante réussite le
satisfait, un demi-succès le désole, un revers le
décourage, l'anéantit. Souvent l'homme qui a
le plus de génie, non-seulement compte très-
peu de jours sereins, et en passe un bien plus
grand nombre dans des perplexités sans cesse

(1) Il connaissait bien la puissance de cette fièvre mentale,
l'auteur qui disait à une actrice célèbre que, pour bien jouer
un rôle qu'il lui donnait, il fallait avoir le diable au corps.
C'est ainsi que *Colin d'Harleville* nous apprend qu'il composa
son meilleur ouvrage dans l'agitation d'un mouvement de
fièvre, dans une sorte de transport.

renaissantes ; mais lors même que son étoile est
la plus heureuse, de combien de peines sont
environnées les palmes de la gloire ! à combien
de tourmens est exposé le véritable amant de
cette déesse souvent inaccessible ! Les succès
passés le rendent plus difficile et plus craintif
sur ses productions récentes ; il se persuade à
tout moment qu'une seule faute, que la moindre
erreur peut compromettre une réputation acquise par vingt ans de travaux, de veilles ou de
fatigues, et cimentée par des chefs-d'œuvre.

Ceux qui joignent à un talent ordinaire une
susceptibilité aussi exquise sont encore plus à
plaindre, quand surtout ils sont en proie à ces
peines qui affligent les autres classes de la société, aux tourmens de l'envie, de l'ambition,
aux revers de fortune, aux malheurs domestiques ou aux affections de l'âme les plus déchi-
rantes, et qui ont en général, sur des êtres
aussi sensibles, plus de prise que sur le commun
des hommes.

On connaît la prédilection excessive des poètes,
des peintres, etc., pour leurs ouvrages ; mais
rarement les autres artistes portent-ils la bizar-
rerie, les prétentions et cet enthousiasme exclusif pour leur art, et surtout pour leurs productions, au même point que les musiciens ; ces
derniers aussi occupent le premier rang pour le
grand nombre d'hypocondriaques, de mélancoli-

ques et de maniaques qu'ils fournissent. Non-seulement la musique, comme tous les arts, concourt
au développement des maladies nerveuses par
l'exaltation de l'imagination, les contentions d'esprit et la vie sédentaire, qui en sont souvent
les compagnes ; mais elle a en outre une action
particulière ; c'est l'influence physique du son
et de ses modifications les plus délicates et les
plus recherchées sur notre organisation, et spécialement sur notre sensibilité et sur notre entendement. Le célèbre *Grétry* a également observé
qu'il y avait plus de vaporeux parmi les musiciens que dans les autres classes d'artistes (1).
Un amour-propre excessif, une susceptibilité
très-vive qui semble justifier le mot *genus irri-
tabile vatum,* se remarquent trop souvent chez
les compositeurs et chez les musiciens, et constituent une source féconde de maladies nerveuses.

L'effet de la musique, devenue passion ou travail exclusif, sera d'autant plus préjudiciable
que le sujet sera plus nerveux, qu'il s'y adon-
nera de bonne heure et au préjudice des exercices
du corps. Si nous examinons la passion des peuples du midi, des peuples policés pour cet art,
nous la verrons en proportion des mœurs et de
l'influence des sociétés. On peut remarquer un
effet contraire chez les peuples du nord, où la

_____

(1) Essais sur la Musique, t. I, p. 208.

civilisation est peu avancée. Les Allemands la cultivent cependant avec distinction, mais depuis peu de temps. Sévérité, science, harmonie, sont les caractères de la musique allemande, bien moins énervante que la mélodie, le raffinement, l'art et le goût délicat de la musique italienne. *J. J. Rousseau* énonce la même opinion : « La » musique naturelle ou harmonique n'agit que » sur les sens, et non sur l'âme; c'est la plus agréa- » ble; c'est celle de tous les chants qui ne sont » que·des combinaisons de sons mélodieux; la » musique imitative, par des inflexions vives, » accentuées, et pour ainsi dire parlantes, ex- » prime toutes les passions, peint tous les ta- » bleaux, rend tous les objets, soumet la nature » entière à ses savantes imitations, et porte ainsi » jusqu'au cœur de l'homme des sentimens pro- » pres à l'émouvoir ». C'est dans celle-ci que l'on doit chercher la raison des effets prodigieux qu'elle a excités autrefois; c'est à cette musique que la France dut en partie les nombreuses victoires de ses armées. Nous avons tous été té- moins des effets étonnans qu'ont produits pen- dant long-temps sur nos soldats des airs pleins de force et d'expression.

L'harmonica provoque par un mode analogue, chez quelques individus, des convulsions, des syncopes, et divers symptômes nerveux; le son de cet instrument a donné lieu à la mélancolie;

il me paraît également susceptible d'amener l'hypocondrie.

On se rappelle l'impulsion que communiquait
aux soldats suisses *le ranz des vaches*. Cet air
chéri inspirait le désir le plus vif de revoir la
patrie, déterminait souvent la nostalgie ou l'hypocondrie, et leur faisait abandonner leurs drapeaux. « Ces effets ne dépendaient que de l'ha-
» bitude, des souvenirs, de mille circonstances
» qui, tracées par cet air à ceux qui l'entendaient,
» et leur rappelant leur pays, leur jeunesse, et
» toutes leurs façons de vivre, excitaient en eux
» une douleur vive et des regrets amers. Cet air,
» toujours le même, ne produit plus sur les
» Suisses les mêmes effets, parce qu'ils ont perdu
» le goût de leur première simplicité : tant il est
» vrai que ce n'est pas dans leur action physique
» qu'il faut chercher les plus grands effets des
» sons sur le cœur humain ». (ROUSSEAU, *Dict.
de Musique.*)

On remarque également les affections nerveuses chez les femmes, l'hystérie plus souvent
que l'hypocondrie, quand elles sont grandes mu-
siciennes, avant d'avoir atteint la perfection et
la consistance de l'âge.

Une application trop constante, trop suivie à
l'étude de la musique, est donc une circonstance
favorable au développement de l'hypocondrie.
L'antiquité nous offre plusieurs exemples d'af-

fection hypocondriaque ou mélancolique chez les plus célèbres musiciens de la Grèce. (Voyez l'*Odyssée d'Homère, Festins des Prétendans*.) Le caractère du fameux *Tigellinus*, décrit par *Horace*, (sat. 3, liv. 1ᵉʳ); et parmi les modernes, *Viotti* (*Décade philosoph., fruct. an VI*); l'esquisse historique du célèbre *Mozart* (*Journal du Publiciste*, *brum. an X*); *Sacchini, Grétry* (*Essais sur la Musique*). L'on peut également compter au nombre des individus d'une sensibilité excessive et voisine de l'hypocondrie plusieurs de nos plus savans compositeurs modernes.

Après l'examen du rôle que jouent à cet égard les facultés intellectuelles, voyons jusqu'à quel point y participent nos impressions morales.

Il est assez difficile de bien définir les passions : suivant les uns, tous les mouvemens de l'âme déréglés ou contraires à l'ordre, constituent les passions ; suivant d'autres, les passions sont toutes les affections fortes pendant la durée desquelles l'âme éprouve une sorte de violence.

La plupart des philosophes et des moralistes ont attaché au mot *passion* un sens plus général ; ils l'ont appliqué à tout sentiment de l'âme, soit naturel et modéré, soit surnaturel et immodéré. Pour ceux-ci l'amour, l'amitié, le plaisir, l'espérance, l'émulation, le chagrin, constituent des passions, comme la haine, la jalousie, la colère, la vanité, l'ambition, le désespoir, etc.

Sans nous établir juges dans une question aussi délicate, nous adopterons le sentiment de ceux qui distinguent les impressions, les émotions de l'âme en modérées ou naturelles, et en violentes ou déréglées.

Aux unes nous donnerons le nom d'affections de l'âme, aux autres celui de passions.

Dans la première série on comprendra le plaisir, la peine, et toutes leurs modifications modérées, comme la joie, la gaîté, l'espérance, le désir, le chagrin, la tristesse, la crainte, etc.; la deuxième sera destinée à l'histoire des impressions gaies ou tristes, mais excessives; l'amour, l'amitié, la noble émulation, lorsqu'elles sont portées à un très-haut degré; un goût prédominant pour une étude quelconque, soit celle de la musique, soit celle des sciences abstraites; la crainte ou la douleur morale produisant la terreur ou le désespoir, la jalousie, l'envie, la colère violente ou l'habitude des emportemens, l'avarice, l'ambition, l'amour démesuré de la gloire, de la célébrité, de la fortune ou des honneurs, l'aveugle préjugé nommé point d'honneur, la passion du jeu, etc.

D'après la distinction que nous avons adoptée, on ne doit donc appeler affections de l'âme que les impressions modérées ou naturelles, reçues par notre intelligence. Les affections de l'âme sont, jusqu'à un certain point, pour les organes abdo-

minaux ou le centre épigastrique, ce que sont
les sensations pour les organes des sens. Il est
avéré, en effet, que la sensation produite dans
nos sens par les rayons lumineux et sonores,
par les corps odorans et gustatifs, est transmise
au cerveau, où elle produit le sentiment; de
même l'émotion reçue se fait d'abord sentir à la
région épigastrique, et est reportée consécutivement à l'organe cérébral : c'est cette impression transmise à l'encéphalon qui constitue l'affection de l'âme; et suivant la nature de cette
impression, on divise les affections morales en
gaies et agréables, et en tristes ou pénibles : les
premières sont en général excitantes; les secondes au contraire sont débilitantes, et presque
toujours nuisibles. A la première section se rattachent la joie modérée, le plaisir, l'espérance,
le désir et la gaîté. Dans la seconde, nous placerons le chagrin et toutes ses nuances, la tristesse,
la crainte, l'ennui, la honte, le dégoût, la
satiété des jouissances physiques et morales.

De toutes les affections morales, celle qui
semble la moins capable d'altérer notre santé,
et qui tend au contraire à la rétablir dans bien
des cas, c'est la joie. Cependant quand elle est
inattendue, brusque, elle peut affecter à ce point
nos organes, que la santé en soit dérangée; si
surtout son action trouble une fonction ou une sécrétion importante, telle que la digestion, le flux

menstruel ou hémorrhoïdal, son effet consécutif peut amener différens désordres, et même
l'hypocondrie.

Le plaisir est un sentiment salutaire dont la
joie forme en quelque sorte le plus haut degré.
L'espérance est une affection douce, modérée,
dont le résultat est toujours favorable, quand
elle est indépendante de la crainte ou d'une impression pénible. Toutes ces modifications d'un
même sentiment ne peuvent, en général, porter
qu'un préjudice peu notable à l'économie; mais
au premier rang des causes de l'hypocondrie il
faut placer les affections de l'âme tristes et pénibles, le chagrin, la peine, la crainte, la honte,
l'ennui, le dégoût, la satiété des jouissances
physiques et morales (1).

Le regret d'avoir quitté un pays où on a laissé
l'objet de ses plus douces affections est quelquefois aussi vif que le sentiment qui nous attache
au sol qui nous a vus naître : tant il est vrai que
souvent *ubi benè, ibi patria.* Transportés dans un
séjour peu agréable, l'ennui d'abord s'empare de
nous, et bientôt le chagrin nous assiége; et comme,
dans tous les cas de peines profondes, nos fonctions languissent, le système digestif souffre

(1) Nous ne faisons point mention de la compassion, ce
sentiment n'a point d'effet nuisible tant qu'il est modéré :
s'il est excessif, c'est alors la tristesse.

spécialement, et déjà les symptômes précurseurs
de l'hypocondrie se manifestent : un voyage ou
le déplacement pour un autre séjour suffit souvent pour prévenir ou dissiper cette névrose.
Mais si le chagrin persiste, si c'est le retour vers
le pays natal qui est exclusivement l'objet des
vœux du malade, la passion dominante, ce n'est
plus l'hypocondrie simple, c'est la *nostalgie, la
mélancolie morale*, qui peut être compliquée avec
une affection hypocondriaque.

L'impression exercée sur notre moral par une
maladie chronique et douloureuse produit une
tristesse réelle, dont le résultat peut être celui
des affections morales les plus pénibles ; mais
cette disposition de notre âme, cet effet de la
douleur physique, que des médecins peu métho-
diques ont parfois confondus avec l'hypocondrie
et la mélancolie, diffèrent essentiellement de ces
deux névroses, bien qu'ils puissent les déterminer. Nous placerons donc au rang des affections
les plus fâcheuses de l'âme le chagrin que fait
toujours naître une maladie longue et douloureuse, qui non-seulement empoisonne l'existence,
mais de plus tarit quelquefois les sources de la
prospérité d'une famille, et qui est fréquemment
l'origine de cette névrose (1); d'autres fois une

_____

(1) Quoiqu'il soit rigoureusement possible que le chagrin
occasionné par une affection aiguë amène le même résultat,

simple infirmité nous force à une sorte d'exil,
à une retraite absolue du monde, et même de
la société : combien cette situation est encore
pénible! et combien elle favorise les vésanies
hypocondriaques par le sentiment de la douleur,
par le chagrin d'un mal dont on ne connaît pas
le terme, par le détriment qu'en éprouvent nos
intérêts; enfin par la privation des plaisirs les
plus doux de la vie, tels que la société de nos
amis, l'étude, le spectacle de la campagne. Ces
raisons sont sans doute suffisantes pour faire apprécier la part que peuvent avoir, dans bien des
cas, au développement de l'hypocondrie, la plupart des maladies chroniques, quand surtout elles
se déclareront chez des individus plus ou moins
disposés aux vésanies par leur constitution, leur
caractère ou leurs professions, etc.

Hypocondrie, suite de chagrins occasionnés par une maladie.

Un professeur ès-lettres, âgé de cinquante-
huit ans, et fort instruit, consacrait à l'étude
une grande partie de son temps; des revers de
fortune viennent alors le frapper; sa santé résiste d'abord, et ne s'altère aucunement; mais
huit mois après il éprouve des envies fréquentes

---

cependant on ne le voit guère que dans les maladies chroniques.

d'uriner, et de la difficulté, ou même des douleurs quand il veut rendre son urine. Le rétrécissement fait des progrès, l'usage des bougies et des sondes devient nécessaire ; on lui prescrit un régime sévère, enfin on le consigne dans sa chambre.

Bientôt il est en butte à tous les inconvéniens d'une maladie longue et pénible ; l'ennui, le chagrin le gagnent ; ses digestions deviennent difficiles, il est tourmenté par des vents, des borborysmes et une constipation des plus opiniâtres ; il s'y joint des étourdissemens, des palpitations, etc. : il fait de ses maux un tableau désespérant et plein d'exagération ; il se figure qu'il ne peut plus marcher, ni même rester assis ; bientôt il s'établit dans son lit, et n'en veut plus sortir. Sur ces entrefaites on lui annonce un médecin qui a fait, dit-on, des cures *miraculeuses ;* aussitôt l'espérance semble renaître chez le malade dont le courage est ranimé par les belles promesses du docteur, qui exige qu'on seconde par l'exercice les moyens qu'il va prescrire ; il ordonne en même temps quelques médicamens toniques, et un régime plus convenable ; mais il veut, en outre, que M. le professeur donne à son tour l'exemple de la docilité, et qu'il profite du beau temps pour faire chaque jour une promenade un peu plus longue. Bientôt la santé s'améliore, l'imagination se calme, les forces se relèvent, le trajet des urines est même un peu moins difficile, et tout porte à croire que sous peu M. D** sera un nouveau témoin des miracles bien innocens opérés par ce médecin, qui a su parler à l'imagination.

Non-seulement le chagrin, mais la crainte seule d'une maladie, et surtout de l'affection vénérienne, l'appréhension d'un événement fâcheux, d'une fin prochaine, peuvent concourir au développement de l'hypocondrie; de même qu'ils en sont souvent aussi un des symptômes concomitans. Ces terreurs paniques sont presque toujours suscitées par la vue, le souvenir ou le récit d'événemens analogues arrivés à d'autres personnes, ou, comme nous l'avons vu, par la lecture imprudente des livres de médecine. Un esprit inquiet tient toujours l'homme éveillé sur son état, sur ce qui le concerne et le prépare à ces maladies; de là vient sans doute la propension qu'éprouvent plusieurs personnes à se croire toujours affectées de maladies vénériennes, surtout quand elles en ont été atteintes à une époque quelconque de leur vie, et rien ne renforcera cette disposition morale comme de fréquentes conversations avec des personnes sujettes à l'hypocondrie. On s'associe d'abord à leurs inquiétudes particulières, on éprouve ensuite des craintes personnelles, et bientôt l'on ressent divers accidens nerveux qui sont le résultat de

cette espèce de contagion morale que nous avons
déjà signalée.

La crainte qui naît de l'idée d'un péril ou d'un
malheur plus ou moins prochain, sera d'autant
plus susceptible des mêmes effets, que son action
sera plus brusque, plus intense et plus prolongée : c'est surtout en suspendant, en ralentissant
l'action vitale, que cette passion devient quelquefois si préjudiciable. Nous avons noté déjà la
crainte particulière relative à certaines maladies,
et spécialement aux affections les plus fréquentes,
qui est tantôt cause, tantôt symptôme de l'hypocondrie. Aussi combien voit-on de personnes
qui ont dû leur affection hypocondriaque à la
peur seule d'une maladie dont elles avaient en-
tendu faire des récits alarmans ; combien de
femmes surtout, vivement effrayées du tableau
habituel d'une phthisie ou d'un squirrhe de l'utérus, ont trouvé dans ce triste spectacle l'origine
de leur névrose.

Examinons maintenant l'influence des passions, que nous distinguerons en naturelles et en
factices ; les premières sont celles qui résultent
des besoins relatifs à notre organisation, et se
rattachent à la conservation et à la reproduction
de notre individu, comme l'amour, la haine, la
jalousie, l'avarice, la frayeur, etc.; les passions factices sont la conséquence de nos rapports sociaux,
et dépendent des besoins que nous nous sommes

créés; telles sont : l'ambition, l'amour de la gloire,
le point d'honneur, etc. Cette division est cependant inexacte, car la disposition première, l'origine de nos idées, existe en nous, et ne provient
pas de nos sensations ; à la rigueur, nous n'ima-
ginons rien, nous ne créons rien. D'ailleurs l'avarice est le plus souvent une passion factice, puisque toutes les relations ont appris que les sauvages ne connaissaient pas l'idée du lendemain,
ni par conséquent l'avarice naturelle ; mais l'in-
stinct de la fourmi semblerait infirmer cette assertion, et porterait à considérer l'avarice comme
une passion naturelle. Une division, plus exacte
peut-être, distinguerait les passions en mouvemens de l'âme, dont l'invasion est brusque et
l'impression subite, et en affections lentes dans
leur développement et dans leur action. Quoi
qu'il en soit, si nous considérons l'effet des passions d'une manière générale, nous verrons que
l'affaiblissement des forces vitales résulte ordinairement de la crainte, de la douleur profonde,
de la jalousie, des tourmens de l'envie ou d'une
ambition inquiète ; tandis que très-souvent
l'amour, l'émulation, la joie, le désir de la célébrité, le point d'honneur, la colère même, exaltent nos facultés physiques et morales.

Quelle que soit la passion qui agisse sur notre
économie, qu'elle augmente ou diminue nos
forces vitales, elle exerce toujours sur nos or-

ganes abdominaux une influence irrécusable ; on doit pressentir dès-lors quel rôle les passions jouent sur le développement des affections hypocondriaques, puisque celles-ci résident dans la sensibilité exaltée des viscères que contient la cavité épigastrique. Nous allons examiner plus en particulier leur action spéciale sur les phénomènes de notre organisation.

L'amour violent est une passion qui diffère d'elle-même, suivant que l'objet qui l'inspire répond ou se refuse à nos désirs. Quand nos vœux sont satisfaits, ou lorsque nous conservons l'espoir du succès, ce sentiment décide une excitation favorable à notre organisation ; dans le cas contraire, si des obstacles s'opposent à notre bonheur, l'économie en est troublée, et cette affection rentre dans la classe des passions tristes et pénibles. Ainsi donc un attachement démesuré, heureux ou malheureux, peut devenir une passion dominante, une véritable mélancolie : dans le premier cas, il conduit au délire de l'imagination ; il produit, dans l'autre circonstance, la douleur la plus vive, et conduit parfois au suicide ; mais ne devant considérer ici cette passion que dans ses rapports avec l'hypocondrie, nous reconnaîtrons que, comme toutes les modifications de la douleur morale, le chagrin que nous fait éprouver un amour contrarié, en exposant au trouble des organes digestifs, occasionne par-

fois aussi cette névrose. C'est par un procédé différent, mais analogue, que le sentiment d'une
joie très-grande, quand surtout elle est brusque
et inattendue, opère sur notre organisation physique et morale des effets rapides ; il peut troubler ou arrêter une hémorrhagie salutaire, l'écoulement des règles, un flux hémorrhoïdal, ou
déranger une sécrétion importante, la transpiration, l'écoulement des lochies, et de ces différens désordres arrivera peut-être le trouble
nerveux de l'appareil digestif. Ne sait-on pas
qu'une joie extrême a produit des résultats encore plus fâcheux ; l'histoire en offre beaucoup
d'exemples, parmi lesquels nous ne citerons que
la mort de Sophocle et celle de Diagore. Un événement heureux peut donc, quand surtout il est
annoncé brusquement, devenir cause directe ou
indirecte d'hypocondrie.

Tels, et plus pernicieux encore, sont les effets
d'un violent chagrin sur nos divers organes ; le
plus souvent la respiration devient difficile, des
palpitations se manifestent, la digestion languit,
l'estomac se goufle, et des tensions spasmodiques
se font sentir vers les différens points de l'abdomen, et surtout aux hypocondres. Le système
nerveux est-il seul affecté, l'hypocondrie en
émane le plus souvent ; mais quand son action
se porte spécialement sur le tissu même des organes abdominaux, elle en favorise fréquemment

la désorganisation ; si elle affecte les organes de la poitrine, ce qui arrive plus rarement, elle entraîne les catarrhes chroniques, les phlegmasies lentes, enfin la phthisie pulmonaire. Si l'on réfléchit au grand nombre de circonstances qui peuvent porter la désolation dans une âme sensible, on concevra aisément avec quelle fréquence et quelle intensité cette cause doit agir ; cette influence de la douleur morale sur les organes abdominaux doit donc être regardée comme une des circonstances les plus favorables au développement des maladies nerveuses. *Cura*, dit Hippocrate, *in visceribus veluti spina est et illa pungit.* Plaçons en première ligne la douleur qui résulte de la perte de nos parens, d'un enfant chéri, d'un ami, d'un bienfaiteur, les revers de fortune, des dénonciations odieuses, une injuste destitution, un amour-propre humilié, blessé, offensé, etc.

Les peines de l'âme, qui sont la conséquence des bouleversemens politiques, des dissentions intestines ou des guerres étrangères, jouent un rôle bien important dans le développement des affections hypocondriaques, comme nous l'avons fait entrevoir dès les premières pages où nous avons exposé l'histoire de ces maladies. Leur fréquence était remarquable à la fin du dix-septième siècle, à l'époque où écrivait *Zacchias;* alors aussi la France était occupée par une guerre dont les brillans résultats excitèrent contre elle une coalition qui lui devint fatale. A l'intérieur elle présentait en outre une assez grande agitation ; mais les événemens dont nous avons été témoins ont eu une influence bien plus prononcée, les années épouvantables de la terreur, les conscriptions sans fin, les malheurs de la guerre, la désolation des familles, la division des esprits, l'acharnement des partis, ont bien autrement multiplié les névroses.

C'est ainsi que nos différentes invasions en Hollande, en Italie, en Allemagne, en Espagne, y ont porté le germe d'un grand nombre de maladies mentales et d'hypocondries. Le docteur *Nacquart*, qui se recommande autant par l'élévation de ses pensées que par son talent comme praticien, a observé plusieurs fois, pendant son séjour en Allemagne, des vésanies qui provenaient du chagrin que causait aux habitans la présence des armées françaises sur le sol de leur patrie ; et je tiens également du docteur *Piron*, qui a visité l'Espagne en observateur éclairé, que les désastres dont ce malheureux pays fut le théâtre, à partir de 1808, y avaient singulièrement multiplié les affections nerveuses.

Quel contraste nous offrent, suivant les circonstances, les effets du chagrin, ou plutôt quelle situation pénible, quelle désolante perspective présentent ces individus qui, par des jouissances

immodérées ou trop précoces, sont las et en-
nuyés de tout : ils ressemblent à ces fruits élevés
à grands frais dans une saison impropre, ou
recueillis avant leur maturité, et qui sont toujours flétris. Les uns se plaignent de leur célibat; s'ils l'échangent contre une union mal assor-
tie, leur sort devient encore plus affreux; ont-
ils, au contraire, rencontré une femme aimable
qui s'empresse de les entourer des soins les plus
affectueux, ils n'oseront peut-être s'en plaindre,
mais ils n'en sentiront certainement pas le prix.
Les autres ont un talent particulier pour se créer
des chagrins, des tourmens au milieu d'un intérieur paisible, où ils pourraient trouver une
source de plaisirs doux ou de distractions agréables; souvent même les meilleurs procédés, les
prévenances les plus délicates, ne servent qu'à
les aigrir. Cette fâcheuse disposition, quoique
plus ordinaire aux personnes élevées ou riches,
se voit cependant encore dans des rangs infé-
rieurs; mais elle est fort rare dans les classes les
moins aisées de la société. Sans doute cette propension singulière à s'ennuyer, cet ennui universel, suite assez ordinaire de la satiété, conduit plus souvent à la mélancolie; mais elle n'est
point non plus étrangère au développement des
affections hypocondriaques.

Il en est ainsi du point d'honneur, sorte de
convention tacitement tolérée par les lois, mais

contre laquelle s'élèvent également la raison et l'humanité. S'il offre dans les états policés quelques avantages, s'il excite le courage et familiarise avec l'habitude du péril, il présente aussi des inconvéniens majeurs, des excès bien condamnables; en effet, quel mépris ne doivent pas inspirer ces hommes qui se font un jeu, une gloire de leur adresse à tuer leur semblable, ou plutôt de leur infamie, et souvent de leur lâcheté; mais bornant notre examen aux rapports que cette passion factice peut avoir avec notre sujet, nous dirons qu'en exaltant l'imagination, en provoquant des emportemens et des scènes orageuses, elle favorise les vices, elle prépare des regrets, des humiliations, des peines, d'où peut dériver le dérangement des viscères de la digestion, et parfois leurs névroses.

Une des passions qui pervertit encore profondément le jeu de nos fonctions organiques, c'est la jalousie; cette passion terrible fait le tourment de notre vie : dès l'enfance elle trouble les fonctions digestives, amène l'atonie du système intestinal, la diarrhée, le carreau, le marasme et la fièvre lente; dans un âge plus avancé, quelle que soit la cause de la jalousie, amour aveugle, vanité, ambition, elle porte spécialement son impression sur les organes abdominaux, dont elle affecte souvent le système nerveux, et dont elle altère fréquemment aussi l'organisation.

L'envie dérive, en quelque sorte, des mêmes mobiles que la jalousie ; aussi les phénomènes en sont-ils peu différens.

Qui ne connaît les fâcheux résultats d'un violent accès de colère, ou plutôt de l'habitude des emportemens qui exposent au désordre des sécrétions, au dérangement des évacuations, à la disparition des maladies cutanées : de ce trouble dans l'organisation il peut encore résulter des névroses plus ou moins graves.

La frayeur et la terreur sont deux degrés de la même passion ; mais la terreur est en général plus intense et plus continue. Nous confondrons néanmoins ici leurs effets : elles occasionnent ordinairement un spasme général, souvent le frissonnement de tout le corps, le reflux du sang de la circonférence au centre, le resserrement de l'épigastre, l'atonie de tous les muscles, et le relâchement des sphincters. Si le désordre est violent, continu ou réitéré, l'économie peut en recevoir un ébranlement sensible, et dont la génération des névroses digestives sera la conséquence ; mais le plus souvent l'effet de la frayeur (1), quand elle est excessive, est le trou-

_____

(1) La crainte agit toujours comme débilitant, mais la frayeur et la terreur ont quelquefois un mode d'action différent, et souvent elles exaltent les forces d'une manière très-prononcée. Deux personnes voient un enfant s'approcher

ble des fonctions de l'entendement, et surtout l'idiotisme.

De même l'ambition peut concourir à la production de l'hypocondrie, en exaltant outre mesure les facultés intellectuelles, et surtout l'imagination, en leur donnant une grande activité au préjudice des fonctions nutritives : aussi a-t-on observé beaucoup de vaporeux, d'hypocondriaques, et surtout de mélancoliques, parmi les hommes à grands projets, à grandes spéculations, parmi ceux qui se sont enthousiasmé aveuglément pour les découvertes ou les innovations les plus hasardées. Elle peut encore la déterminer par le chagrin, suite ordinaire des espérances déchues, des illusions trompeuses et de toutes les chimères que cette passion enfante trop souvent : c'est donc avec raison que l'on a parfois appelé ces maladies *une ambition rentrée*. Les cours cependant offrent un petit nombre d'hypocondriaques, parce qu'aussi long-temps qu'un courtisan est dominé par un mobile puissant, il est rare qu'il s'occupe de sa santé ; il songe à toute autre chose : son désir, son ambition l'absor-

d'un précipice ; l'une vole à son secours, l'autre est tellement effrayée qu'elle se sent comme anéantie, et ne peut faire un pas. Celle-ci, poursuivie un jour par des assassins, s'enfuit avec une rapidité étonnante, et franchit un fossé très-large, ce que de sang-froid elle n'eût jamais pu faire. La même cause peut donc avoir des résultats opposés.

bent ; mais ses vœux à peine exaucés, à l'exaltation succèdent le calme moral et l'affaissement
physique. Cette première nuance d'une débilité
générale établit une disposition à l'hypocondrie, que déterminent parfois les dégoûts, l'ennui, les regrets, les privations ou la satiété.

Il est encore plus rare de rencontrer des hypocondriaques parmi les hommes qui suivent la
carrière des armes, tant qu'ils passent leurs jours
dans une sorte d'activité mentale continuelle ;
comment ces individus s'inquiéteraient-ils de leur
santé, puisqu'ils songent à peine aux dangers
bien plus imminens qui dépendent de leur profession : pendant la paix, et en temps de guerre
spécialement, le service militaire, l'émulation,
le désir ou l'espoir de l'avancement, l'amour de
la gloire et la soif des honneurs suffisent pour
les mettre à l'abri des affections nerveuses; mais
quand ils rentrent dans la société, ils sont obligés de contracter de nouvelles habitudes. Souvent leur inaptitude aux travaux du cabinet les
éloigne de toute occupation mentale ; alors ils
s'abandonnent au désœuvrement, qui, de concert avec la vie sédentaire, entraîne si fréquemment l'hypocondrie.

De même encore le négociant, livré au tourbil-
lon d'un commerce étendu, ou jeté dans un dédale
de spéculations incertaines, nombreuses et compliquées, ne peut songer à lui, et conserve, grâce

à cette activité d'esprit, à ce conflit d'affaires, une bonne santé; mais vient-il à échanger une vie aussi occupée contre le repos moral auquel il aspirait depuis long-temps, bientôt l'orage le menace, et loin de toucher au port, ou de recevoir le prix des peines qu'il s'est données, des sacrifices qu'il s'est imposés, il court risque de. se placer au milieu des tempêtes, et de voir les craintes et la souffrance remplacer des inquiétudes journalières, et qui cependant lui étaient plus nécessaires que la fortune qu'il a si péniblement acquise.

Ainsi donc l'ambition et ses diverses nuances ont une très-grande part au développement des affections hypocondriaques; mais d'autres passions peuvent encore y participer : telles sont la haine, l'avarice, qui cependant influent davantage sur l'invasion de la mélancolie. Joignons encore ici la passion du jeu, cette source de désordres, et souvent de l'immoralité la plus dégoûtante; elle offre au nombre de ses résultats les plus fâcheux une perplexité morale effrayante, un balottement continuel entre l'espoir et la crainte, entre le plaisir et la peine, et en dernier lieu la douleur et le trouble nerveux, ou cette maladie de l'homme moral qui le porte au suicide, et l'entraîne, mais plus rarement, vers les névroses des organes digestifs.

On a considéré l'amour de l'étude comme une

passion ; mais il faut distinguer le goût, l'ardeur pour le travail, et la contention d'esprit qui en résulte : en effet, un homme peut avoir une grande vocation pour l'étude, et être forcé par les circonstances à ne point travailler. Ainsi nous avons connu un médecin passionné pour la méditation, et qu'une santé débile éloignait forcément de son cabinet ; tel autre au contraire s'occupe nuit et jour, sans jamais avoir éprouvé aucune passion pour l'étude. Toutefois nous dirons que les travaux du cabinet, c'est-à-dire; une contention d'esprit soutenue et journalière forme à elle seule une des sources les plus fécondes de l'hypocondrie. Les considérations que nous avons présentées, en traitant de l'influence morale des professions, nous dispense d'entrer ici dans de nouveaux développemens.

Enfin doit-on admettre une disposition physique ou morale, transmise aux enfans par leurs parens, et propre à développer cette maladie vers une certaine période de l'existence? *Hoffmann* penche vers cette opinion, que beaucoup d'autres médecins, *Willis*, *Raulin*, *Laurent*, etc., ont partagée avant et depuis l'époque où vivait cet observateur. Si nous considérons que dans certaines contrées la presque universalité des habitans reçoit en partage une constitution analogue, et que les mêmes nuances physiques ou morales sont en quelques occasions

beaucoup plus prononcées dans une même famille, nous serons très-portés à reconnaître l'influence de cette cause. Dans la Suède et la Russie,
nous trouvons pour apanage des habitans la
force et la vigueur ; en Italie, et surtout chez les
Napolitains, le système musculaire est d'autant
moins développé que la sensibilité nerveuse est
plus exaltée. Dans plusieurs pays, bas, froids,
humides, marécageux, le système sanguin est
sans vigueur, les vaisseaux lymphatiques sont au
contraire nombreux, ou plutôt prédominans : la
France et l'Allemagne, et en général les peuples
qui habitent les régions moyennes, présentent
des conformations moins prononcées, des types
moins saillans, et par suite des tempéramens
mixtes : chez eux, tous les tissus, tous les systèmes se balancent réciproquement ; de telle
sorte qu'il en résulte un équilibre plus parfait
que partout ailleurs, mais peut-être moins favorable à la santé et à la longévité que la prédominance du tempérament musculaire. Chez les
habitans de ces contrées la sensibilité physique
et morale est plus développée, l'éducation plus
étendue et plus soignée, les sens plus excités,
les passions moins circonscrites et moins modérées, l'imagination est plus active et plus ardente, les facultés intellectuelles, en outre,
reçoivent en général un plus grand développement. Toutes ces considérations nous font pen-

ser que l'homme peut apporter une propension morale et *innée* vers les affections nerveuses : elle sera surtout remarquable dans les
pays civilisés, chez les peuples dont la sensibilité
est prédominante, ou parmi les classes les plus
élevées ou les plus riches de la société. De plus,
cette disposition peut être singulièrement favorisée par les circonstances locales, par les habitudes
de la vie, non moins par les causes les plus
puissantes, et spécialement par les affections de
l'âme les plus pénibles. Mais si cette propension
physique et morale s'observe chez un peuple
entier, combien n'est-elle pas plus prononcée
dans une même famille! Quel observateur n'a
pas été frappé de cette conformité d'idées, de
cette habitude des mêmes sentimens dans quelques branches, et pendant des générations entières. Quel médecin surtout n'a pas vu des affections hypocondriaques être en quelque sorte
le partage de certaines familles? Je pourrais,
pour ce qui m'est personnel, en citer plusieurs
exemples; mais l'hérédité des maladies nerveuses
est si généralement reconnue aujourd'hui, que
l'opinion contraire ne compte plus pour parti-
sans que *Brown* et le nombre très-petit et toujours décroissant de ses sectateurs.

Variétés des causes.

Les causes varient suivant l'âge, le sexe, la

X

profession, et suivant les circonstances physiques ou morales dans lesquelles sont placés
les individus, etc. Dans la jeunesse, les causes
de l'hypocondrie sont le plus souvent relatives
aux affections du cœur, aux tourmens d'un
amour contrarié, à la lecture des livres de médecine, à l'étude de cette science, à l'onanisme,
et à l'abus des plaisirs vénériens. Chez l'homme
adulte, cette maladie provient fréquemment de
la vie sédentaire, des chagrins qu'entraînent les
revers de fortune, d'une ambition trompée dans
ses calculs, des peines domestiques et des contentions d'esprit trop prolongées, de la trop
grande quantité ou variété d'alimens, et surtout
de mets excitans. Chez les femmes, les causes de
l'hypocondrie les plus ordinaires, outre celles qui
leur sont communes avec l'homme, sont, au
physique, les dérangemens de la menstruation
et des écoulemens, ou fonctions propres au sexe
pendant lesquelles leur susceptibilité est si prononcée ; au moral, tout ce qui contrarie leurs
penchans, tout ce qui excite leur jalousie, les
atteintes qui blessent leur pudeur, leur timidité,
leur bonnêteté, etc. Dans les villes, et surtout
parmi les individus qui composent la classe aisée,
les circonstances qui concourent le plus puissamment à l'invasion des affections hypocondriaques, sont le défaut d'exercice, de mouvement,
l'excès d'étude, les contentions d'esprit trop pro-

longées; les espérances, les ambitions déçues,
les renversemens de fortune, et autres affections
pénibles de l'âme, l'abus de la bonne chère, des
liqueurs alcooliques, et des plaisirs de l'amour :
l'air peu salubre des villes n'y contribue-t-il pas
aussi pour quelque chose? Opposons maintenant
aux causes énervantes auxquelles le citadin est
en proie, les causes non moins débilitantes qui,
dans les classes peu aisées de la société et dans
les campagnes, provoquent le développement de
l'hypocondrie; ici c'est l'excès de fatigue, l'intempérie de l'air, les dérangemens de la transpiration, une chaleur excessive ou un froid violent
contre lequel on ne se garantit pas assez; là, une
nourriture grossière, insuffisante, le défaut d'alimens excitans et de boissons toniques, telles que
le vin, etc.; si l'artisan et l'habitant des campagnes en usent quelquefois, c'est alors avec profusion, et l'abus est souvent relatif à la mauvaise
qualité de cette liqueur, ou à la longue privation
qu'ils en ont éprouvée; circonstance qui en
accroît le danger : l'excitation trop vive ou trop
prolongée devient également une irritation, et
par suite une atonie. Enfin l'abus des purgatifs
et des sudorifiques est encore une source de ces
névroses, bien plus fréquentes dans les campagnes que dans les villes.

D'après cet exposé, il est évident que toutes
les causes ou circonstances, soit physiques, soit

morales, qui affaiblissent les organes de la digestion et qui exaltent leur sensibilité, sont propres à favoriser ou à déterminer tôt ou tard l'hypocondrie. Tantôt une cause est isolée, tantôt plusieurs sont réunies; celles-ci jouissent seulement d'un certain degré d'énergie ou agissent avec une très-grande intensité; leur action est instantanée, réitérée; d'autres fois elle est continue, ou persévère plus ou moins long-temps. Mais parmi les circonstances qui provoquent le plus constamment l'invasion de cette névrose, nous remarquerons les suivantes : 1°. *Causes physiques;* vie sédentaire; dérangement des hémorrhagies, soit menstrues, soit hémorrhoïdes, abus de soi-même. 2°. *Causes morales;* affections de l'âme tristes et pénibles, craintes relatives à la santé, lecture des ouvrages de médecine, travaux du cabinet, études des sciences abstraites, méditations profondes, longues et continues.

Si chacune de ces circonstances peut amener une vésanie très-prononcée, leur réunion plus ou moins considérable produira presque toujours un désordre encore plus intense, surtout quand leur influence sera très-prolongée. Dans un petit nombre de cas, la cause ne paraît exercer, sur les organes de la digestion, aucune action; celle-ci semble concentrée toute entière en une exaltation de tout le système nerveux, à laquelle, en apparence, les organes digestifs sont étrangers, parce que les signes qui dépendent de leur affection, affaiblis ou étouffés par d'autres phénomènes, ne sont pas les plus saillans : *Duobus doloribus simul obortis, vehementior obscurat alterum.* HIPP. *Aphor.* Mais il n'en est pas moins probable que la cause interne ou immédiate de cette vésanie réside dans l'affection du système nerveux, qui vivifie les différens viscères de la digestion : c'est à éclaircir ce point important de controverse que nous tendrons dans les considérations suivantes.

CHAPITRE III.

Siége et principe de l'Hypocondrie.

RIEN de plus problématique que la nature intime, que l'essence ou la cause immédiate de cette maladie, qui de tout temps a occupé les praticiens. *Hippocrate*, *Galien*, *Arétée*, l'attribuaient à l'atrabile ou à la mélancolie. *Dioclès*, qui vivait avant *Galien*, en accusait l'estomac ; d'autres, l'intempérie sèche et chaude des vaisseaux du mésentère, du foie, et surtout de la rate. Suivant *Hygmore*, cette cause réside dans la faiblesse de l'estomac ; *Willis* la place dans l'affection du cerveau ou du système nerveux, et *Sydenham* dans l'ataxie, l'irrégularité des esprits animaux. Si *Zacutus Lusitanus* regarde la froideur de l'estomac et la chaleur du foie comme la source de cette affection, *Boërhaave* admet

une matière tenace engorgée dans les vaisseaux
des hypocondres (1). *Lienem, ventriculum, pancreas, omentum, mesenterium obsidens.* Tandis
que la nature apparaît partout à *Stahl* et à ses
disciples, faisant effort afin d'établir une hémorrhagie critique, *Lower* reconnaît pour principe
la mauvaise disposition de la masse du sang, et
Hoffmann, la trop grande tension du système
nerveux, et quelquefois l'inflammation de la
membrane muqueuse intestinale. Citerai-je
comme autorité le docteur *Pomme*, qui voyait
toujours le spasme, l'éréthisme et le raccornissement des nerfs, ou *Réveillon*, pour qui les variations du fluide électrique de l'atmosphère, et
les anomalies de la transpiration, étaient le fil
d'Ariane, qui avait échappé à tous les observateurs, et à l'aide duquel il pénétrait tout le labyrinthe de notre organisation, ou sondait l'abîme
des maladies nerveuses? D'autres enfin ont accusé un état de phlogose chronique de la membrane muqueuse, gastrique ou intestinale; mais
l'observation n'est point positive à cet égard; et
quand l'anatomie pathologique nous offrirait
cette lésion, qu'est-ce qui nous prouverait que,
dans ce cas-ci, elle n'est pas consécutive?

(1) Cette opinion, qui portait à regarder l'état de ces
malades comme tenant presque toujours à des obstructions,
ajoutait souvent à leur découragement, et aggravait leur état
physique et moral.

Malgré l'étonnante opposition de ces divers systèmes, il faut convenir que c'est moins l'observation que le raisonnement, qui, dans ce cas, est en défaut. Tous les auteurs ont argumenté d'après ce qu'ils observaient ; mais plusieurs d'entre eux ont pris les effets pour la cause. De là les opinions erronées sur cette question ; toutefois il est vrai de dire que leurs travaux nous ont été d'un grand secours, qu'ils ont, par leur controverse, éclairé notre jugement, et que *Dioclès*, *Hygmore* et *Willis*, etc., nous paraissent avoir entrevu le chemin de la vérité.

Ce n'est pas dans l'altération du tissu nerveux lui-même que réside la cause immédiate des névroses ou maladies nerveuses : il en est de la disposition des nerfs ganglionnaires, dans ce cas, comme de l'état que les nerfs présentent dans les membres paralysés ; le tissu du nerf est intact, il n'est ni relâché, ni raccorni ; ou s'il existe dans son organisation quelques changemens, ils sont inaccessibles à nos sens et consécutifs. C'est l'altération des propriétés vitales, des nerfs de la vie de nutrition, et surtout l'exaltation de la sensibilité organique, dont les nerfs sont les conducteurs spéciaux et les dépositaires, qui nous semblent constituer la maladie. Si on lie un nerf, toute la partie qu'il alimente devient paralysée, et cependant son tissu n'est point sensiblement altéré, il continue même à vivre organiquement ;

mais il devient inhabile à remplir les fonctions
qui lui étaient confiées. La ligature enlevée à
temps, les propriétés vitales reparaissent, et avec
elles les fonctions nerveuses. Il en est ainsi des
nerfs qui se distribuent aux organes de la digestion; quand ils sont affectés, leur tissu n'éprouve
aucune altération ; mais leur sensibilité exaltée
provoque un désordre plus ou moins sensible,
et entraine, en raison de ses nombreuses sympathies, tous les organes voisins : de là cette
multiplicité de symptômes que l'on observe dans
les affections hypocondriaques.

Dans l'hystérie simple l'affection est locale,
et ne devient presque jamais générale, ou ce
n'est que momentanément, sans doute parce que
les nerfs de l'utérus ont beaucoup moins de
communications que ceux qui se distribuent aux
organes de la digestion.

Disons donc, en nous résumant, avec les phy-
siologistes modernes, que d'après l'observation
journalière et l'examen attentif des phénomènes
de la maladie, nous reconnaissons pour siége
primitif de l'hypocondrie, les viscères abdominaux, et surtout l'estomac, affectés dans leur
système nerveux ou leurs propriétés vitales, et
surtout dans leur sensibilité organique. Telle
est du moins dans le silence des preuves physiques la probabilité la mieux appuyée, celle qui
résulte de l'observation des faits, de l'expérience

et du raisonnement physiologique : nous verrons en effet dans la série des symptômes qui
seront énoncés, l'affection simultanée et pri-
mordiale des organes, tant essentiels qu'accessoires, qui composent l'appareil digestif; à ce
trouble se joint par sympathie le désordre consécutif de presque tous les organes de notre
économie, et par suite l'exaltation de la sensibilité générale; enfin l'affection sympathique
de nos facultés morales et intellectuelles.

De la connaissance des causes, nous passerons
à l'examen de leurs effets, à l'histoire des phénomènes de la maladie.

CHAPITRE IV.

Considérations préliminaires.

En proclamant ce que les auteurs, qui ont
traité de l'hypocondrie avant nous, ont fait faire
de pas à la science, en profitant surtout de leurs
travaux, nous avons cru devoir, dans le tableau
général que nous voulions tracer de cette affection, abandonner la route qu'ils ont suivie. Ce
qui semble justifier la marche différente que
nous avons adoptée, c'est cette uniformité, cet
accord presque général, qui leur a fait souvent
présenter dans un cadre unique et sans distinction précise, toutes les névroses et tous leurs
différens phénomènes. Nous avons préféré rap-

procher, confronter les traits épars de l'hypocondrie, tels qu'ils nous étaient offerts par un
grand nombre de malades, et les disposer ensuite
en autant de groupes, suivant qu'ils paraissaient
tenir essentiellement à l'affection primitive et
locale, ou dépendre d'une irradiation sympathique, et suivant qu'ils se manifestaient dès le
principe du trouble nerveux, ou que leur apparition n'avait lieu qu'après un certain laps de
temps ; enfin nous les avons le plus souvent
rangés suivant les organes auxquels ils appartiennent.

Quoiqu'il soit impossible d'observer d'une
manière invariable ou constante les divers phénomènes de l'affection hypocondriaque, nous
leur assignerons néanmoins un ordre fixe et
fondé sur l'observation la plus générale. On ne
retrouvera pas sans doute chez tous les malades,
ni la totalité ou l'ensemble des faits, ou des accidens relatés dans la description générale, ni
leur succession progressive ; mais les nombreuses
observations qui nous ont servi de guide, et qui
sont rapportées dans ce travail à l'appui d'un
fait ou d'une opinion, justifieront la méthode
que nous avons adoptée, en même temps qu'elles
attesteront l'exactitude que nous avons mise
dans l'exposé des phénomènes généraux de cette
névrose. Nous diviserons tous les phénomènes
de la maladie en trois époques. Dans la première,

le désordre est presque entièrement local, et se
borne aux viscères abdominaux, qui ont des
rapports très-intimes, soit par l'identité de leur
organisation, comme les différens intestins, soit
par leurs connexions nerveuses et vasculaires,
comme le foie et la rate, soit enfin par l'analogie
de leurs fonctions, comme l'estomac et le canal
intestinal; la seconde époque nous offre les organes voisins participant sympathiquement à
l'affection primitive; à la troisième série, nous
rattacherons les nombreux résultats de la sympathie, qui unit l'appareil digestif aux organes
qui nous mettent en relation avec les objets
extérieurs. C'est en effet la succession progressive
des symptômes, plutôt que l'intensité relative
des accidens, qui, dans ce cas-ci, doit servir de
base à la division des différentes périodes.

Premier degré.

L'invasion de la maladie ne s'opère, en général, que d'une manière fort lente. Toutefois,
dans un très-petit nombre de cas, cette invasion
est brusque, et dès le principe, l'affection nerveuse présente une grande intensité, ou parcourt
rapidement ses différentes périodes. Le trouble
des fonctions digestives, dont la lésion est d'abord
lente, en général, et avec un sentiment de malaise, dessine la première nuance de l'hypocondrie; sur un nombre considérable de personnes

atteintes de cette névrose que nous avons observées depuis vingt ans, à peine avons-nous rencontré trois ou quatre individus qui n'aient
offert ce désordre primitif de l'estomac et des
intestins ou des autres organes, qui coopèrent
à la digestion. Après le repas, les malades se
plaignent d'un sentiment de gêne et de plénitude
vers l'estomac; quelquefois même ils accusent
une douleur gravative; leur digestion troublée
se fait lentement; ils éprouvent des tensions plus
ou moins incommodes aux hypocondres, et un
gonflement considérable à l'épigastre et sur ses
parties latérales; des borborygmes, des flatuosités se manifestent dans l'abdomen; des bâillemens ont lieu; des vents, des rapports acides se
dégagent, quand la digestion est plus avancée; la
langue est souvent villeuse, l'intervalle seul des
papilles est couvert d'enduit muqueux; le matin à jeun les malades sont fatigués par l'état
pâteux de la bouche, quelquefois par son amertume, par une sorte de salivation ou des mucosités variées plus ou moins tenaces, et d'une aci-
dité parfois insupportable; enfin par des vomissemens muqueux, rarement alimentaires, et qui
sont peu douloureux. Tantôt l'appétit est affaibli,
nul ou très-irrégulier, et c'est ce qui arrive le plus
ordinairement; tantôt il y a alternative de vora-
cité et d'inappétence. Dans un certain nombre de
cas, l'appétit est fort bon; mais ce que le ma-

lade a mangé avec plaisir, il ne le digère qu'avec peine. D'autres fois on observe le contraire, la digestion s'opère sans douleur, et même sans trouble apparent; mais le dégoût pour les alimens est extrème. On remarque chez certains malades une sorte de *pica* ou désir des substances non-alimentaires, tantôt une sorte de *malacia* ou d'appétence pour les alimens de mauvaise qualité; ce qui existe surtout chez les femmes hypocondriaques, pendant leur grossesse; d'autres fois c'est une véritable *boulimie*. Quelques-uns de ces malades ressentent une soif assez intense; mais le plus grand nombre n'offre pas ce phénomène; la soif même, en général, n'existe pas chez eux, sinon accidentellement.

Bientôt les vents, les borborygmes, les gar-gouillemens deviennent de plus en plus incommodes; ces derniers symptômes. sont autant d'indices de la faiblesse intestinale. Ils fatiguent beaucoup ces malades, qui, non contens d'y attacher une trop grande importance, les accusent encore d'être la cause unique de leurs maux, quoiqu'ils ne soient qu'un résultat de la maladie. Lorsque le volume d'air contenu dans l'estomac et les intestins est trop considérable, il devient une cause de douleur; aussi son expulsion par la bouche, et surtout par la voie inférieure, est-elle ordinairement suivie d'un léger soulagement, que les malades exagèrent

souvent. Ce qui les confirme dans leur erreur,
et les conduit à une seconde, puisqu'ils se persuadent que s'il n'existait pas de gaz ou d'air
ainsi raréfié et altéré dans le canal intestinal, leur
santé serait parfaite; ou qu'ils seraient bientôt
guéris, s'ils pouvaient en expulser une grande
quantité. Dans leur prévention, ils vont encore
plus loin, et supposent des vents dans nos tissus
solides, comme s'il pouvait en exister chez nous,
sous cette forme, hors des voies aériennes et
digestives.

L'haleine des malades est variable; chez les
uns, elle est pure, non altérée, ou le matin seulement; chez d'autres, elle est aigre, et quand
les alimens éprouvent dans l'estomac une sorte
de putréfaction, il en résulte une fétidité insupportable; mais cette circonstance est rare.

Le plus souvent on remarque une constipation
habituelle, et parfois très-opiniâtre, tantôt effet
de la maladie, tantôt résultat de la vie sédentaire; chez quelques malades, elle alterne avec
des coliques vagues et une diarrhée qui diminue
l'intensité des accidens, quand elle est modérée,
qui les augmente, lorsqu'elle se prolonge, et qui
le plus souvent n'exerce aucune influence sur la
marche de l'hypocondrie; mais l'état ordinaire est
la constipation, parce que déjà l'altération qu'ont
ressentie les organes digestifs est telle que la bile
et les sucs gastriques ou intestinaux, sécrétés en

petite quantité, ne stimulent plus les intestins qui retiennent pendant très-long-temps le résidu des alimens. Quand le séjour des *fecès* est trop prolongé, et surtout si le foie est affecté sympathiquement, la bile coule moins abondamment; alors les matières sont grises ou comme de la boue; lorsque l'affection de ce viscère augmente, la bile est altérée, les excrémens sont noirâtres et très-fétides. Mais ces derniers phénomènes appartiennent rarement à l'hypocondrie simple; aussi ne les observe-t-on, dans ce cas, presque jamais. Parmi les exemples de constipation extraordinaire, nous citerons celui rapporté par *Forestus* d'un vieillard mélancolique (ou plutôt hypocondriaque), qui fut constipé pendant trois mois (lib. I, obs. 35). Je connais le fait d'un semblable accident qui s'est prolongé pendant soixante jours.

Le plus souvent l'urine est sécrétée comme à l'ordinaire; néanmoins elle offre chez quelques individus une abondance et une limpidité insolites. *Sydenham, Hoffmann* et *Cheyne* admettent au nombre des signes pathognomoniques de l'affection hypocondriaque, le flux subit et abondant d'une urine pâle et limpide. Nous pensons que ce symptôme appartient à beaucoup d'autres névroses, et qu'on l'observe surtout à la suite des accès hystériques. On voit encore, mais rarement, un diabétès qu'on peut regarder comme une aberration de la sensibilité organique, et des suppressions d'urine, qui, ainsi que dans l'hystérie, sont plutôt des accidens que des symptômes de la maladie.

Ces malades sont en outre tourmentés par des tensions ou des contractions, et même par des douleurs obtuses ou lancinantes vers la région de l'estomac, du foie ou de la rate. Souvent l'épigastre et les hypocondres, le gauche principalement, sont le siége de gonflemens ou d'engorgemens, dont il est parfois assez difficile de préciser la nature. Tantôt ce sont les portions d'intestins correspondantes, qui, dilatées par l'air, présentent l'aspect d'une lésion de ces organes; tantôt le tissu cellulaire qui les environne est engorgé, et c'est probablement ce qu'on nomme un empâtement; d'autres fois ces viscères sont gonflés par le sang, etc., sans qu'il y ait encore altération de leur tissu.

Souvent des palpitations se font en même temps sentir à la région épigastrique, ou à l'hypocondre gauche, plus rarement au droit, et simulent les anévrismes du tronc cœliaque, etc. Mais comme ceux-ci sont extrêmement rares, les battemens artériels de l'abdomen ne doivent pas ordinairement inspirer autant de craintes que ceux qu'on observe du côté de la poitrine.

Relatons encore, pour terminer le tableau du premier degré, ces douleurs plus ou moins mo-

biles, nerveuses ou rhumatismales, et ces anomalies de la chaleur, qui se manifestent sur les
divers points de la capacité abdominale.

Mais non-seulement les accidens de ce premier
stade varient, quant à leur intensité, et suivant
les individus; mais ils diffèrent en outre suivant
l'époque de la maladie, celle de l'année, et même
selon les diverses parties du jour.

En général, le matin est l'époque de la journée
où le malaise est moindre; souvent le désordre
ne s'annonce que vers le milieu du jour, et
après les repas; d'autres fois il est continu, et
ne présente que des diminutions peu sensibles
ou très-variables, quant à leur durée et aux
époques de leur retour. Certains malades sont
assez calmes quelques heures après leur repas;
d'autres au contraire sont plus affectés le soir,
et principalement la nuit.

Deuxième degré.

A ces phénomènes, qui appartiennent exclusivement aux viscères de l'abdomen, et qui
marquent les premiers pas de la maladie, on
doit ajouter les symptômes non moins multipliés, qui surviennent lorsque l'affection s'est
communiquée aux organes voisins. On observe
des resserremens spasmodiques de la poitrine,
plutôt que des contractions, plus rarement des
quintes de toux. Suivant le médecin *Landré-Beau-*

Y

vais (1), la toux, dans l'hypocondrie, est *petite,* sèche ou férine : caractères qui confirment la disposition nerveuse, si ordinaire à ces malades. Chez plusieurs il existe de l'oppression, ou plutôt un état de gêne dans la respiration (2), et des douleurs dans le dos ou sur les côtes du thorax. La matière de l'expectoration, sa couleur et sa consistance variables, n'offrent ordinairement aucun indice propre à éclairer le médecin. L'éternuement est quelquefois utile, surtout quand il coïncide avec le retour de la sécrétion nasale, dont la suppression est, suivant les circonstances, un effet ou un accident de la maladie.

Bientôt les organes de la circulation, et le cœur spécialement, ne sont plus étrangers au désordre. Les palpitations sont ordinairement très-fréquentes, et souvent fort étendues : non-seulement elles empêchent ces malades de se coucher librement du côté gauche; mais de plus elles gênent ou interrompent le sommeil. Tel était le malaise qu'en ressentait une personne qui rece-

(1) Traité de Séméiotique. *Paris*, 1810.

(2) Un de mes malades, même en marchant d'un pas ordinaire, était obligé de s'arrêter assez souvent, sans quoi il ne pouvait opérer d'inspirations complètes; et certes il n'y avait point chez lui d'affection de poitrine, car depuis quinze ans il se porte fort bien.

vait mes soins, qu'elle ne pouvait, dans les chaleurs de l'été, supporter pendant la nuit, sur sa
poitrine, le poids de sa couverture, ni même
celui de son drap. Ces palpitations, qui dépendent de l'exaltation de la sensibilité organique,
sont souvent sujettes à des intermissions qui en
déterminent la nature, et sont diminuées par
un exercice journalier ou des mouvemens mo-
dérés; du moins, dans ce cas, ne sont-elles pas
sensiblement augmentées; tandis que chez les
individus atteints d'anévrisme au cœur, la locomotion ou les promenades redoublent les battemens de cet organe; ceux-ci alors sont presque
toujours continus, accompagnés d'oppression,
et occasionnent fréquemment des syncopes plus
ou moins considérables.

Mais quoique ces palpitations tiennent à un
simple désordre nerveux, on ne peut cependant
se dissimuler que leur violence ou leur continuité n'offrent des dangers, parce que rien ne
favorise les lésions organiques comme la persévérance, la fréquence ou la multiplicité des irritations, même légères (1).

D'autres fois on ne remarque aucune palpi-

(1) Les professeurs *Corvisart* et *Léroux* ont fixé l'attention
des praticiens sur les maladies organiques du cœur, et ont
appris à distinguer ces dernières des palpitations qui tiennent
à l'exaltation seule des propriétés vitales.

tation très-sensible ou tumultueuse; ce sont
plutôt des irrégularités ou des intermittences,
qui amènent également des syncopes plus ou
moins rapprochées et prolongées, suivant l'état
de la sensibilité ou des forces vitales. Chez un petit
nombre de malades, il existe des suspensions
dans les battemens de l'artère radiale, tantôt
d'un seul côté, tantôt des deux. J'ai vu, entre
autres exemples, une dame hypocondriaque,
dont l'artère radiale ne présentait quelquefois
aucune pulsation pendant trois ou quatre heures;
au bout de ce laps de temps le pouls redeve-
nait sensible; mais il était habituellement très-
faible.

Le pouls, qui constitue un des moyens explo-
rateurs les plus utiles au médecin, ne lui est
pas, dans ce cas, d'une grande utilité. Cependant nous noterons que le pouls des hypocondriaques est, suivant les individus, et chez la
même personne, fort variable, qu'il diffère, selon les dispositions physiques ou morales, avant
et après le repas; qu'en général il est plus ano-
mal dans cette classe de malades que dans beaucoup d'autres, et qu'habituellement enfin il est
plutôt irrégulier que fréquent.

On voit dans l'hypocondrie, mais très-rarement, un sentiment de constriction vers la gorge,
de strangulation, qui est incommode, quoique
beaucoup moins intense que l'étranglement dont

se plaignent les femmes hystériques. Au reste,
ce symptôme, qui n'est point inquiétant, porte
chez l'homme un caractère distinctif. Il est le
plus souvent local, ou bien il se dirige de l'estomac au larynx; tandis que chez la femme, il
semble presque toujours s'élever de l'hypogastre
ou de la région de la matrice, et suivre une
sorte de mouvement oscillatoire.

La figure de ces malades offre quelquefois un
air inquiet; chez d'autres, et cette circonstance
est assez ordinaire, le teint est jaune; état que
l'observation apprend être lié à l'affection sympathique du foie, et en général du système
digestif. Mais fréquemment aussi la physionomie
n'est point en rapport avec le trouble réel de
l'économie, et annonce la santé la plus florissante au milieu des inquiétudes, et quelquefois
des souffrances les plus vives. Telle est la source
de l'erreur de certaines personnes, qui ne veulent
point croire à l'existence, ou plutôt à la réalité
d'un état morbifique, parce que la figure de ces
individus reste étrangère à son influence.

On rencontre un assez grand nombre de ces
malades qui sont tourmentés par des maux de
tête, des pesanteurs ou des embarras; d'autres
accusent des étourdissemens et des bourdonnemens d'oreilles, qui sont parfois très-fréquens
ou continuels, et on ne peut plus incommodes.
Chez quelques-uns on remarque une sensibilité

étonnante dans les cheveux, ou plutôt dans le tissu sur lequel ils sont implantés, et qu'ils comparent à une chair meurtrie.

Plusieurs se plaignent d'éprouver tantôt des douleurs vagues mobiles, bien différentes du clou hystérique, qui est fixe et circonscrit, tantôt des chaleurs ou un refroidissement très-prononcé, ou des alternatives de froid et de chaud. Ces douleurs sont locales ou générales, occupent successivement différens points, sont placées extérieurement, ou profondément enracinées, et simulent les douleurs rhumatismales, scorbutiques ou syphilitiques. Chez l'un, des chaleurs vagues et même très-intenses parcourent fréquemment le tronc ou les membres, soit intérieurement, soit à l'extérieur; chez l'autre, ce sont des frissonnemens, des feux, des espèces de fusée, des sensations irrégulières, comme le jet, le cours, les sinuosités ou les ondulations d'un liquide, des sueurs erratives et des alternatives fréquentes de ces anomalies. Dans d'autres cas, ce sont des fourmillemens, des horripilations, des engourdissemens allant même jusqu'au tremblement, ou des faiblesses qui simulent les paralysies; des crampes, des saccades, des contractions musculaires dans les bras, les jambes et les cuisses, ou des palpitations artérielles, qui sont isochrones aux battemens du pouls. Certains malades sont en proie aux sen-

sations les plus variées; il en est qui éprouvent
un sentiment extraordinaire, mais bien distinct
du délire mélancolique, et qui ressemble au
mouvement que produirait un reptile, une cou-
leuvre, un poisson; leur imagination ne les
trompe pas, puisqu'ils savent très-bien qu'il
n'existe aucun animal dans leur économie. Une
femme nous disait souvent, qu'il s'opérait dans
son dos un mouvement, tel que celui d'une carpe
qui ferait des sauts; mais sa raison ne la trom-
pait pas sur la valeur véritable de ce phénomène.
Nous avons soigné un homme atteint d'hypocondrie, qui ressentait une faiblesse très-grande
avec une sorte d'engourdissement dans tout le
côté droit. Lorsqu'il transportait sur le bras et
la jambe gauches le poids de son corps, en s'in-
clinant beaucoup de ce côté, la maladie, ou plutôt la sensation de son engourdissement, se dé-
plaçait, le bras droit et la jambe devenaient
libres, et le côté opposé était dans un état avoi-
sinant l'hémiplégie; replaçait-il l'axe de son
corps dans la situation perpendiculaire au sol,
l'engourdissement regagnait son siége primitif.
Ce malade comparait ce phénomène à l'action
de verser un liquide d'un vase dans un autre,
et il lui semblait qu'en effet un liquide passait
de droite à gauche, *et vice versâ.* La plupart
accusent une débilité très-grande, des lassitudes
dans les membres thoraciques et surtout abdo-

minaux, une instabilité très-grande dans la progression.

C'est encore un caractère spécial de l'hypocondrie que cette disposition propre à la plupart de ces malades, qui leur fait éprouver des résultats ou des symptômes graves et alarmans, déterminés par les causes les plus légères. Ainsi un léger froid, ou une chaleur même modérée, leur occasionne des impressions très-fortes; une dose proportionnée ou usuelle d'un médicament quelconque produira chez eux des effets extraordinaires. Rien de plus commun que d'entendre ces individus accuser des accidens, des anomalies, des douleurs, ou même des maladies dans tous les points de leur organisation, surtout quand on dirige leur attention vers ces différentes parties. D'après leurs récits, ils sont malades, ou plutôt ils souffrent depuis la plante des pieds jusqu'au bout des ongles, jusqu'à l'extrémité des cheveux. La plupart conviennent de cette susceptibilité extrême que le médecin n'est pas fâché de rencontrer, parce qu'elle caractérise cette névrose, et que les malades eux-mêmes sont bien aises qu'on leur fasse remarquer si, en même temps, on veut, et surtout si on peut les convaincre qu'une lésion grave et profonde est incompatible avec une pareille exaltation de la sensibilité générale. Cette multiplicité de symptômes a été remarquée il y a déjà long-temps. *Signorum maximus,* dit Manget, *est numerus, vix enim ulla pars corporis est quæ vim hujus morbi effugit, præcipuè si morbus radices altè egerit.* Dans d'autres cas, la sensibilité est émoussée, ou plutôt l'exaltation d'un organe voisin diminue d'autant celle des autres parties; et quand on agit sur ces dernières, on est tout étonné qu'elles ne répondent pas proportionnellement aux excitations qui leur ont été communiquées.

Les hypocondriaques sont en général très-accessibles à l'influence des variations atmosphériques. Souvent ils en sont avertis par un malaise général ou local; d'autres fois par l'exaltation de leur sensibilité. Le plus grand nombre est irrité par les temps froids et humides, ou quand le vent est sud-ouest. Quelques-uns, au contraire, sont spécialement agacés par le plus beau temps du monde, et lorsque le vent souffle nord ou nord-est.

Le sommeil est ordinairement peu altéré dans les deux premières périodes de cette névrose; bien plus, quelques malades soupirent ardemment après l'heure du sommeil, et ne trouvent de tranquillité que dans leur lit; d'autres redoutent ce moment comme l'époque d'une exaltation orageuse. Le plus souvent des rêves tristes et pénibles, résultat d'une imagination inquiète, troublent le repos, et produisent une agitation ou une insomnie cruelles. Quelques-uns s'en-

dorment tranquillement, mais sont bientôt réveillés par des phénomènes nerveux, tels que
des sifflemens, des bourdonnemens très-incommodes, le bruit d'une forte détonation électrique, la décharge d'une arme à feu, le son d'une
cloche ou un grand fracas; d'autres fois ils éprouvent, au milieu même d'un sommeil parfait, des
attaques de cauchemar (1), ou font des songes si
effrayans, qu'il s'ensuit des traits de somnambulisme, ou un réveil terrible et en sursaut.

Le grand nombre de symptômes qui appartiennent aux deux derniers degrés de cette névrose, nous démontre la grande influence
qu'exerce l'estomac sur toute l'économie, influence reconnue par *Vanhelmont* et par *Wepfer*,
qui appelait cet organe le *præses systematis ner-
vosi*, le chef du système nerveux. Ces phénomènes sympathiques sont d'autant plus multipliés et plus constans, que l'organe affecté jouit
d'une vie plus énergique et remplit des fonctions plus importantes : cette vérité a été surtout

---

(1) On sait que cette sensation, très-variable dans son
intensité, peut néanmoins être comparée à un poids énorme
qui pèserait sur la poitrine : cette oppression se dissipe par
le réveil qu'elle excite; mais il reste ordinairement des palpitations et une gêne de la respiration, qui parfois dépendent
de l'impression morale, et subsistent pendant un laps de
temps plus ou moins long.

développée d'une manière lumineuse dans un
très-beau Mémoire du docteur *Roux*, sur *les
Sympathies* (1). Plus les phénomènes du deuxième
degré acquièrent d'intensité, moins les symptômes du premier sont en général prédominans;
ceux-ci s'affaiblissent, en apparence, bien davantage quand les accidens, résultat du trouble sympathique de nos facultés mentales, sont très-
prononcés.

Troisième degré.

Bientôt les organes de nos relations extérieures,
ou qui nous mettent en rapport avec tout ce qui
nous environne, participent au trouble de la vie
nutritive ou intérieure, et c'est alors que commence une nouvelle série d'accidens nerveux
vagues et irréguliers. En général, le désordre
moral se prononce plus tôt, et est plus caractérisé lorsque l'hypocondrie est produite par les
affections pénibles de l'âme ou par des médita-

---

(1) Il paraît étonnant, au premier coup-d'œil, que les
altérations organiques de l'estomac ne produisent pas des
phénomènes sympathiques aussi nombreux : cette différence
des résultats tient à la nature différente des deux maladies;
dans le premier cas, ce sont les propriétés vitales de l'estomac qui sont affectées, et surtout la sensibilité organique;
dans le deuxième, c'est le tissu même de l'organe qui est com-
promis, et la sensibilité animale qui est particulièrement mise
en jeu.

tions trop prolongées. Au contraire, quand*elle
est le résultat d'une cause physique, le trouble
de nos fonctions organiques prédomine sur celui
de l'entendement ; dans ce cas, la maladie est
quelquefois toute physique ; dans l'autre circonstance elle est toute morale, c'est-à-dire, que
- l'altération des facultés mentales est plus évidente et prédominante : on remarque communément des vertiges, des éblouissemens, des illusions d'optique, des sifflemens, des tintemens
d'oreille, une sensibilité exquise de l'ouïe (1),
de l'odorat, du goût, de la vue, et même du
toucher. Un médecin rapportait qu'il lui semblait, pendant son hypocondrie, entendre par
tout le corps. Tel était sans doute l'état de cette
femme de Lyon, qui prétendait voir par l'épigastre. N'est-ce pas à une exaltation semblable
de sensibilité qu'il faudrait rapporter ce qui a
lieu chez les somnambules et les magnétisés?
Enfin ne peut-on pas également rapporter à une
exaltation aberrative de la sensibilité, l'observation de cette dame (*Nosograph. phil.*, t. 3) qui
décrivait ainsi ses anomalies nerveuses : « Le ma-
» tin à mon réveil, et le soir avant de m'endor-

---

(1) Le son le plus léger le fait transir d'horreur ;
   Et de son cerveau creux la membrane affligée,
   Du moindre ébranlement se trouve dérangée.

   L'Hypocondre, de J. B. ROUSSEAU.

» mir, les artères de ma tête étant plus vivement
» agitées, j'entends très-distinctement, vers le
» derrière ou au sommet de ma tête, une voix
» (je manque d'autre expression, ou plutôt je
» sens que celle-là seule est exacte); cette voix
» donc rend des sons franchement articulés,
» construit des phrases qui présentent toujours
» un sens, rarement obscur; suis-je levée ou sur
» mon séant, cette voix cesse de se faire enten-
» dre. Quoi qu'il en soit de cette singularité, je
» proteste que mes idées ni aucune de mes fa-
» cultés pensantes n'y ont sciemment part.... Le
» principe de tous mes maux est dans mon ven-
» tre; il est tellement sensible que, peine, dou-
» leur, plaisir, en un mot, toute espèce d'affec-
» tions morales ont là leur principe. Un simple
» regard désobligeant me blesse cette partie si
» sensiblement, que toute la machine en est
» ébranlée.... Je pense par le ventre, si je puis
» m'exprimer ainsi ».

Ces malades sont tourmentés par des terreurs
paniques pour les causes les plus légères, ou
même sans causes; quelques-uns sont effrayés
de la moindre descente, qui leur paraît un précipice : la vue d'une rivière, d'un puits, redouble
leurs craintes; la rencontre inopinée d'une autre
personne, d'un animal domestique, l'approche
d'une voiture les épouvantent également; ils re-
cherchent la solitude, et manifestent une aversion

extrême pour la société, l'exercice et le mouvement. Les uns se prétendent dans l'impossibilité
de marcher, vu les étourdissemens qui les pour-
suivent partout ; les autres allèguent une très-
grande faiblesse dans les jambes ou leur instabilité ; beaucoup enfin mettent en avant l'une et
l'autre objection, ou d'autres raisons également
spécieuses, mais qu'ils croient fermement va-
lides. Cette répugnance pour toute espèce de
mouvement, pour l'exercice, pour la promenade, est une circonstance très-ordinaire chez
ces malades, et une disposition fâcheuse.

Souvent ils s'abandonnent à une tristesse profonde, à une défiance ombrageuse, à des impatiences multipliées, ou à une irascibilité très-
grande et presque involontaire. Toutefois on
rencontre un très-grand nombre de ces malades
à qui la nature semble avoir imprimé l'habitude
des sentimens doux et affectueux ; d'autres offriront dans le même jour une disposition morale
opposée, et recevront tour à tour leurs parens
ou leurs amis avec l'accueil le plus gracieux ou le
plus maussade ; et celui qui sera enchanté un
jour de la réception qu'un hypocondriaque lui
aura faite, sera quelquefois tout désappointé le
lendemain de l'accueil qu'il en recevra.

Gémissant sur leur situation qu'ils ne sauraient comprendre, quelque effort qu'ils fassent
pour s'en rendre raison, ils ne peuvent en entre-

voir le terme, et dès-lors leur pressentiment est sinistre, l'avenir n'est plus pour eux qu'une perspective effrayante ; ils redoutent beaucoup plus la continuité de leur état ou une longue suite de souffrances, qu'ils ne sont réellement effrayés de l'idée chimérique d'une mort prochaine : de là vient un ennui général et même le découragement ou ces velléités de mort volontaire, auxquelles heureusement un petit nombre s'abandonne. Le désespoir que l'on remarque souvent dans cette maladie diffère de celui des mélancoliques, et qui les conduit fréquemment au suicide. Dans l'hypocondrie le malade éprouve bien quelquefois le dégoût de la vie ; il parle de mourir parce qu'il souffre ; mais s'il appelle la mort à son secours, c'est comme le bûcheron de la fable.

Leur confiance est, comme leur esprit, incertaine et versatile ; on les voit consulter avec la même foi l'homme de génie et les commères, le médecin instruit et l'apothicaire, ou les savans de société, qui ont en poche un remède assuré contre toutes les maladies. Aussi remarque-t-on chez presque toutes les personnes nerveuses, une propension étonnante à entretenir de leurs accidens ou de leur situation tous ceux qu'elles rencontrent, et qui sont disposés à les entendre. Toutefois cette complaisance qui, en général, les flatte infiniment, ne leur procure trop souvent que des idées inexactes ou contradictoires sur leur état, et contribue à les replonger de plus en plus dans la souffrance, et à perpétuer leurs craintes. Le désir de la conservation est inné chez l'homme, et c'est en partie ce sentiment très-naturel qui, outré chez ces malades, les porte à désirer et à solliciter quelquefois, avec une instance imperturbable, des médicamens, ou à s'en administrer de leur chef, et à leur attribuer des effets contraires ou avantageux, suivant qu'ils étaient prévenus en leur faveur ou contre leur usage. Souvent, quand ils ont adopté une idée, ils se soumettront aux remèdes les plus désagréables, aux plus irritans, si leur action paraît se concilier avec le succès qu'ils en attendent, ou avec l'opinion qu'ils se sont créée.

Chez les hypocondriaques l'altération des fonctions de l'entendement n'est jamais essentiel; c'est un symptôme de la maladie qui n'existe même pas toujours, et manque souvent quand celle-ci n'est pas déjà ancienne ou très-prononcée.

En général un trouble fugace et varié dans les idées leur rend toute contention d'esprit plus ou moins pénible, et même impossible ; d'autres, en assez grand nombre, accusent un vague dans la tête, une sorte de vide qu'on pourrait appeler *ivresse hypocondriaque*. Cependant il est quel-

ques-uns de ces malades à qui l'habitude du travail, une tournure d'esprit particulière ou un
beau développement des facultés intellectuelles,
rendent une application modérée, non-seulement
nécessaire, mais encore favorable.

La mémoire est quelquefois incertaine ou affaiblie; rarement offre-t-elle un trouble un peu
grave. Cependant *Manget* a consigné dans ses
œuvres deux exemples d'hypocondrie avec *amnésie* (1) ou perte de mémoire; mais comme cette
lésion intellectuelle nous semble former plutôt une complication qu'un symptôme de cette
névrose, nous ne les rapporterons qu'au chapitre où sera exposée l'histoire des maladies qui
compliquent l'hypocondrie.

La conception ou le jugement présente aussi
des altérations qui sont rarement très-pronon-
cées; les hypocondriaques sont, pour la plupart,
peu susceptibles d'attention, très-sujets aux distractions, et versatiles dans leur volonté.

De toutes les facultés intellectuelles l'imagination est constamment la plus compromise, et
toujours sympathiquement. Mais il ne faut pas
croire, bien que l'imagination de ces malades
soit affectée, que la maladie ou que les souffrances qu'ils accusent soient imaginaires; leurs
maux sont réels, mais ils en exagèrent les effets,

----

(1) D'α, privatif grec, sans, μνιμον, mémoire.

les dangers, et ajoutent souvent à un symptôme morbifique véritable une crainte exagérée ou chimérique. *Alberti* rejette l'opinion des médecins qui croient qu'il y a quelque chose d'imaginaire dans cette maladie, et nous nous rangeons de son avis, tout en convenant que les craintes auxquelles les vaporeux s'abandonnent ajoutent au mal réel le mal de la peur, ce qui, dans une névrose où les affections morales jouent un si grand rôle, n'est pas sans des conséquences très-graves.

L'imagination de ces malades est tellement inquiète et mobile, qu'elle embrasse une foule d'idées, et les quitte successivement avec une égale facilité : tourmentés par les phénomènes de la maladie et par des terreurs paniques, ils se croient souvent menacés à la fois de plusieurs maladies mortelles. Si un de leurs amis vient à périr, l'affection qui l'a enlevé est celle qu'ils redoutent davantage; mais qu'on les entretienne d'une autre maladie, le plus souvent leur crainte change aussitôt d'objet.

Un de ces malades en convalescence avait plusieurs fois été frappé de diverses idées de cette nature. Néanmoins, depuis long-temps, son imagination était tranquille. Il se rencontre trois jours de suite avec un homme qui passait dans la société pour être menacé d'une hydropisie de poitrine; ils causent long-temps ensemble de leur santé, et peu de jours après, notre hypo-

condriaque, persuadé d'avoir un hydro-thorax,
nous communique ses inquiétudes ; nous ap-
prîmes en même temps la rencontre qu'il avait
faite, et reconnûmes bientôt d'où lui venait cette
nouvelle crainte. Nous lui en fîmes l'observation,
et après lui avoir rappelé mille autres terreurs
paniques, qui l'avaient également tourmenté,
nous lui annonçâmes que s'il s'occupait encore
de cette idée, nous lui ferions le tableau si dé-
taillé d'une autre maladie plus terrible encore,
que, tremblant à tout instant d'en être atteint,
il perdrait ainsi de vue sa prétendue hydropisie
de poitrine. Cette leçon un peu forte lui fut pro-
fitable, et au bout de peu de jours, il n'y pensait
plus. Nous avons souvent rencontré de ces malades, chez qui on aurait pu produire à volonté
la crainte de telle ou telle maladie, et dont nous
avons singulièrement calmé l'imagination, en
les assurant qu'on leur ferait oublier, quand on
voudrait, l'effroi qui les tourmentait, en leur
imprimant une nouvelle frayeur.

Une particularité aussi notable que fréquente
chez les hypocondriaques, c'est cette exaltation,
cet enthousiasme, et surtout l'exagération, quelquefois aussi l'épouvante, qui percent dans la
peinture qu'ils font de leurs maux ou de leurs
pressentimens (1). Ils impriment leur cachet

_____

(1) Je transcris ici la lettre que m'écrivait, durant son pa-

dans tous leurs récits ; ils ont, en un mot, une
manière de s'exprimer toute particulière, un
modus dicendi qui leur est propre, et qui les
caractérise. L'exaltation des idées est quelquefois
si prononcée, qu'elle fait craindre le développe-
pement de la manie délirante, et qu'elle l'avoi-
sine en quelque sorte ; cependant nous avons vu
plusieurs fois cette effervescence mentale sans le
résultat dont nous indiquons la possibilité, ce
qui nous porte à croire qu'il est assez rare.

Leur persévérance à parler de leur situation,
à revenir sur cet objet, et à commenter avec les
plus grands détails les moindres accidens, constituent encore aux yeux du médecin observateur
un autre signe pathognomique de cette affection.
A ce fait, remarquable chez le plus grand nombre,
il faut en ajouter un second, également important, et que nous avons déjà noté ; c'est la multiplicité extraordinaire des symptômes que présente l'hypocondrie. Mais si les phénomènes de
la maladie sont nombreux, les développemens
que l'imagination de ces malades y ajoute, les

---

roxysme, un de mes malades : « Mon corps est un foyer
» ardent ; mes nerfs, des charbons embrasés ; mon sang, de
» l'huile bouillante : tout sommeil est anéanti. Venez m'ap-
» porter quelque secours, s'il est possible ; je souffre le mar-
» tyre ». Quel est le praticien qui, sur un pareil style, ne
reconnaîtra pas un hypocondriaque ! Mais il faut en outre
s'assurer de l'état simple ou compliqué de la maladie.

différens points de vue sous lesquels ils les con-
sidèrent, sont encore bien plus multipliés. *Tot
capita, tot sensus.*

D'autres s'occupent sérieusement des choses
les plus futiles, mettent une grande importance
aux moindres détails; l'un épie tout ce qu'il
expectore, examine avec une attention scrupu-
leuse ses crachats, dans l'espoir d'y trouver le
motif de ses craintes ou quelques renseignemens
précieux sur son état ; l'autre voit dans ses urines
un nuage, un sédiment, une couleur, d'où il
tire des conséquences à perte de vue. Un particulier, atteint d'hypocondrie, avait consacré
un appartement tout entier à recevoir les vases
où il déposait son urine; il en avait une collec-
tion très-nombreuse, un pour chaque jour de la
semaine, et les passait très-souvent tous en
revue dans ce muséum d'un nouveau genre.

Plusieurs d'entre eux offrent un caractère minutieux des plus remarquables : ils ne font rien
qu'avec poids et mesure ; et c'est une vérité frappante, autant qu'un trait comique, que l'inquiète
incertitude de M. *Argan* sur sa promenade en
long ou en large, et sur le nombre de grains de
sel qu'il doit mettre dans son œuf. Souvent ils se
font expliquer vingt fois, et jusqu'aux moindres
détails, la composition de leurs médicamens ;
ils craindront quelquefois qu'on ait dérogé d'une
minute aux ordres du médecin, qu'on ait ajouté

ou omis une feuille ou une fleur dans la plus
simple infusion ; d'autres fois ils appréhenderont
l'effet de la substance la plus bénigne ou la plus
inerte, et ils ne se risqueront qu'en tremblant à
en prendre une faible partie. Le degré de la température, l'époque où le médicament doit être
pris est également pour eux un sujet d'inquiétudes très-graves. Les mêmes alarmes se repré-
sentent pour mille autres circonstances, et surtout pour leur régime. On sait qu'en général les
gens du monde attachent aux alimens les moins
actifs des propriétés, ou gratuites, ou bien supérieures à leurs propriétés véritables ; parfois ils
leur supposent une action dangereuse et malfai-
sante, ou une vertu toute puissante, sans plus
de motifs. Rarement une réunion est-elle exempte
de ces savans commentaires ; les hypocondriaques sont très-coutumiers du fait, et renché-
rissent ordinairement sur cette disposition, ré-
pandue presque généralement. Leur éducation
médicale n'est pas toujours parfaite ; aussi les
substances alimentaires qu'ils redoutent davantage, sont parfois celles qui leur conviennent le
plus, aussi leur régime est-il plutôt minutieux,
qu'exact et régulier. Les vêtemens, l'exercice,
leurs promenades, toute espèce de mouvement,
l'état atmosphérique, la direction des vents, la
chaleur, le froid, l'humidité ou la pluie, souvent
les circonstances les plus opposées leur causent

les mêmes incertitudes. Nouveaux *Sanctorius*, ils
se soumettraient, pour connaître à fond les faits
les moins importans, à une foule d'épreuves et
d'expériences, pourvu qu'elles n'exigeassent ni
une grande force de caractère, ni une grande
constance. Ils sont, en général, très-curieux de
s'instruire de tout ce qui concerne l'organisation
humaine, de ses fonctions, de leur dérangement,
et de tout ce qui réagit sur notre économie; souvent leur curiosité n'est pas ainsi limitée; elle
est générale, universelle : un hypocondriaque
présentait, entre autres symptômes, un désir
extrême de connaître toutes les causes finales.

Le caractère des hypocondriaques reçoit différentes modifications; tantôt il est renforcé, tantôt il est affaibli. Un jeune dame d'un caractère
très-vif avait perdu, pendant la durée de son
hypocondrie, une grande partie de sa vivacité;
une autre était devenue turbulente.

L'attention extrême avec laquelle ces malades observent tout ce qui les concerne, et spécialement les phénomènes relatifs à leur santé,
les porte à rechercher la cause des divers accidens
nerveux qu'ils éprouvent; et suivant celui qui
prédomine par son intensité, ou vers lequel leur
imagination a été particulièrement dirigée, ils
se persuadent être atteints de telle ou telle affection, qui peut offrir quelque analogie avec le
symptôme prédominant.

Un médecin qui, pendant ses études, fut un hypocondriaque prononcé, comptait jusqu'à sept maladies mortelles dont il se croyait affecté, ou au moins menacé. Un second s'imaginait avoir tantôt une phthisie laryngée ou une phthisie pulmonaire ; dans d'autres instans, un squirrhe au pilore, ou un anévrisme du cœur ; à une autre époque, c'était un commencement de maladie coxofémorale ou de l'articulation de la cuisse : cette dernière frayeur lui était suggérée par un sentiment de faiblesse dans la hanche et une assez forte douleur au genou. La crainte de tomber en démence tourmentait souvent une jeune dame qui échangeait cette aliénation, tantôt contre un hydrothorax, d'autres fois contre une lésion organique du cœur ou de la rate, et successivement contre toutes les affections dont elle entendait parler.

Mais nous devons noter parmi les maladies dont la peur tourmente spécialement les hypocondriaques, les aliénations mentales, les syncopes, et surtout l'affection vénérienne ; les femmes redoutent en outre les maladies qui leur sont particulières.

Madame D** éprouve de violens chagrins, et contracte insensiblement une hypocondrie très-grave : témoin d'une conversation sur les maladies siphilitiques, elle se rappelle que son mari a été atteint, en Amérique, d'un simple écoule-

ment, et bientôt elle craint que sa santé ne soit
compromise. S'abandonnant à l'exaltation de son
imagination, et prenant pour un symptôme de
siphilis les débris de la membrane vaginale, les
caroncules myrthiformes, elle se rend de suite à
Paris pour solliciter leur extirpation et un traitement approprié.

Le même fait que nous avions recueilli et consigné dans des notes dont nous lui donnâmes
connaissance, et surtout les réflexions rassurantes
d'un de nos plus célèbres chirurgiens, le professeur *Boyer*, rendirent le calme à son esprit.

Je vais rapporter un deuxième exemple, qui
tend également à démontrer combien la crainte
des maladies vénériennes trouble l'imagination
des personnes fort susceptibles.

Une femme très-nerveuse et douée d'une imagination ardente, était, depuis long-temps, tourmentée par une hypocondrie d'autant plus grave,
qu'elle était entretenue par plusieurs causes dont
l'influence subsistait toujours.

Sur ces entrefaites elle contracte une liaison
intime avec un jeune homme qui s'en sépare au
bout de quelques mois. Vingt jours après cette
rupture, il revient chez cette dame qu'il accuse,
sans raison, d'un procédé indigne. Toutefois ces
reproches, quoique dénués de fondement, suffisent pour lui faire naître des craintes (1); bien-

_____

(1) Ces frayeurs sont un symptôme de l'hypocondrie, et

tôt elle se persuade qu'elle a pu recevoir elle-
même l'infection et me témoigne ses inquiétudes.
Rien ne les motivant, je m'efforçai de les dissiper;
mais son imagination était frappée, et cette dame
va consulter un autre médecin, qui, jugeant son
état d'après le récit qu'elle lui faisait et quelques
apparences d'affection vénérienne, la confirme
dans l'idée de cette maladie. Toutefois il n'existait aucun signe positif de siphilis ni vers les parties génitales, ni ailleurs; cette dame, à la vérité,
se plaignait de maux de tête, mais ils étaient
habituels, et n'offraient point les caractères propres aux douleurs ostéocopes. Enfin, l'arrière-
bouche ne présentait aucune ulcération; et si les
bords de la langue étaient excoriés, c'était le
résultat d'une opération récente, pratiquée sur
les dents. Ce ne fut pas sans peine que je parvins
à rassurer l'esprit de cette malade; plus tard,
le succès des émolliens et de quelques autres
moyens mis en usage, acheva cependant de dissiper toutes ses terreurs paniques.

Cette habitude de faire des retours sur soi-
même, de s'occuper de sa santé, d'interroger
en quelque sorte ses différens organes, entre-

---

ne sauraient constituer la mélancolie ou délire partiel, parce
qu'elles varient, se succèdent les unes aux autres, et sont
accompagnées des autres symptômes ordinaires à la névrose
des organes digestifs.

tient une disposition continuelle à la crainte, ou
plutôt des craintes permanentes, et agit de plusieurs manières défavorables. Son impression sur
l'état général de l'âme est déja très-fâcheuse ; qui
ne connaît les mauvais effets de la frayeur et surtout d'une frayeur continue ? Mais en outre,
elle trouble de plus en plus les différentes fonctions, celles surtout qui sont le siége du désordre ;
de sorte qu'après avoir été produite par celui-ci,
la crainte devient ensuite cause aggravante. Ces
individus accusant si fréquemment des maladies
très-graves dont on ne trouve aucune trace dans
l'organisation, puisqu'il n'existe jamais de lésion
organique tant que l'hypocondrie est simple, rappellent alors le berger de la fable qui criait au
loup quand le danger n'existait pas ; ils fatiguent par leurs plaintes qui ne sont pas fondées.
Quelquefois on se familiarise enfin avec leurs récits, avec leur exagération habituelle ; et l'attention, la patience du médecin s'affaiblissent ou
s'éteignent de *guerre lasse*. D'un autre côté, s'il
arrive qu'à la longue la maladie fasse des progrès,
si une complication s'établit sourdement, ses premiers pas sont lents, obscurs ; ils peuvent échap-
per même à l'observateur attentif, *à fortiori*, à
celui qui n'est pas sur ses gardes. Le malade réclame toujours des soins, des médicamens, une
guérison qu'on se désespère de ne pouvoir lui
procurer. Cette impuissance amène le découra-

gement; et parce qu'on ne peut dissiper l'affection nerveuse, on négligera peut-être, dans quelques cas, de prévenir une lésion organique imminente ou d'en arrêter les progrès; quelquefois
aussi le malade ne songera pas à appeler de nouveau l'attention du médecin. C'est alors qu'on
voit se former des désordres d'un nouveau genre
qui compliquent, aggravent ou terminent quelquefois d'une manière fâcheuse les affections
hypocondriaques.

A mesure que le désordre moral fait des progrès, les digestions continuent ordinairement à
s'exécuter avec une lenteur ou une difficulté crois-
santes. Une irritation voisine peut cependant
débarrasser, en quelque sorte, le foyer principal
des fonctions digestives : c'est ainsi qu'une femme
très-nerveuse digère fort bien, quand un vésicatoire qu'elle porte au bras lui occasionne quelque douleur, et lorsqu'il suppure abondamment.
D'autres fois, comme nous l'avons dit, les phénomènes dépendant de la sensibilité générale et
des facultés mentales prédomine à ce point que
le trouble de la digestion est masqué, suspendu,
ou même n'existe pas. Il est en outre possible,
quoique nous ne l'ayons peut-être jamais observé,
que cette névrose débute par les symptômes qui
signalent le trouble mental et l'aberration de la
sensibilité : cette particularité se remarquera de
préférence dans l'hypocondrie, suite des peines

morales, chez les individus à imagination active,
ou pourvus d'une extrême susceptibilité; mais,
nous le répétons, c'est plutôt une exception
qu'une variété, et nous concevons difficilement
l'existence de cette maladie sans l'affection pri-
mordiale du système nerveux propre aux organes
de la digestion, affection qui peut exister, non-
seulement avec un bon appétit, mais même avec
un appétit démesuré.

Si la nutrition a lieu très-imparfaitement, le
malade maigrit en peu de temps d'une manière
sensible; le teint devient pâle, les chairs molles.
Chez la femme il se déclare souvent un état
leucorrhoïque, les règles se dérangent ou diminuent, et parfois se suppriment entièrement
avant l'époque assignée par la nature. C'est alors
surtout que l'engorgement et la tuméfaction des
hypocondres se manifestent ou se renforcent;
tantôt le droit est particulièrement affecté; et si
déjà le foie participe à la maladie, bientôt la
peau, celle surtout de la figure, se colore en
jaune. Le gonflement et la sensibilité exaltée de
cette région font pressentir une disposition plus
ou moins imminente aux hépatites chroniques,
et plus tard aux dégénérescences organiques du
foie.

Les mêmes phénomènes vers l'hypocondre
gauche attestent l'affection sympathique de la
rate : le teint du malade devient livide et terne,

quelquefois noirâtre. Souvent alors l'hypocondrie n'est plus simple, il existe déjà une complication grave qui se dénotera tôt ou tard.

Les engorgemens avec douleur et dureté de
l'épigastre ou des hypocondres, lors même qu'il
n'existe point de lésion profonde dans les organes subjacens, exigent toute l'attention du
médecin, car cette permanence seule d'une irritation nerveuse ou spasmodique sur un viscère
important, est de toutes les causes des affections
organiques, nous l'avons déjà dit, la plus constante et la plus puissante. Le siége de l'engorgement et de la douleur, joint à la série particulière d'accidens qui se développent, fait pré-
sager tout naturellement et avec une espèce de
certitude l'organe affecté; de même l'invasion
récente des symptômes, leur degré modéré, le
bon aspect de la physionomie, et l'absence de la
soif et de tout mouvement fébrile, éloignent là
crainte d'un désordre très-grave ou irrémédiable.
On doit parfois aussi augurer favorablement de
l'ancienneté de la maladie, quand le trouble
qu'elle a opéré offre peu d'intensité.

Les phénomènes sympathiques des autres parties de l'économie suivent une marche analogue;
le plus souvent ils augmentent, quelquefois se
succèdent mutuellement ou s'affaiblissent suivant le résultat des moyens administrés, etc.

Nous avons jusqu'ici décrit les symptômes les

plus constans de l'hypocondrie observée sur un très-grand nombre d'individus; nous avons, en exposant cette histoire générale, offert le tableau des différentes périodes que parcourt la maladie lorsqu'elle est abandonnée à elle-même, ou quand ceux qui en sont atteints restent long-temps sous l'empire des causes les plus défavo-rables; mais s'ils échappent de bonne heure à leur influence, ou s'ils reçoivent des soins bien entendus, l'affection, loin de se prononcer de plus en plus, s'affaiblit souvent d'une manière plus ou moins prompte.

Ainsi l'on se tromperait beaucoup, si l'on croyait que toujours l'hypocondrie parcourt tous ses différens stades : souvent même elle n'offre qu'une très-petite partie des phénomènes qui constituent le premier; d'autres fois elle ne par-vient qu'au second, et bien plus rarement atteint-elle le troisième degré. Jamais d'ailleurs un seul malade ne présente l'ensemble des symptômes que nous avons exposés, et qui sont déduits d'un très-grand nombre d'observations.

Cependant plusieurs auteurs paraissent, dans l'exposition qu'ils nous ont transmise des phé-nomènes propres à l'hypocondrie, en avoir oublié les nuances, les nombreuses anomalies et les degrés, pour offrir de cette maladie un tableau toujours très-effrayant. Beaucoup de malades, qui ont eu le malheur de lire ces ouvrages sur

les affections nerveuses, en ont reçu une impression très-défavorable ; ils en ont parcouru
la description dans ces auteurs, et se sont per-
suadés qu'une fois atteints de cette maladie, ils
en éprouveraient successivement tous les différens degrés, jusqu'à la terminaison la plus funeste. Cette opinion erronée est souvent très-
difficile à détruire.

Mais de plus, nous l'avons fait pressentir, la
marche de la maladie varie singulièrement : elle
diffère en effet suivant chaque individu, et chez
la même personne, aux différentes époques de
l'année, suivant la période de la vésanie, son
état de modération habituelle ou d'exacerbation ;
souvent elle est différente d'un mois, d'un jour,
d'un instant à l'autre ; fréquemment elle s'exas-
père chez les femmes, à chaque retour des règles,
et surtout vers l'époque critique, ou même après
cette révolution. Le genre de vie, le régime, les
habitudes, les dispositions morales surtout, le
traitement enfin, la modifient singulièrement.
Tantôt sa durée n'est qu'éphémère ou peu prolongée ; tantôt elle se soutient pendant très-long-
temps au même degré, ou présente une grande
inégalité ; dans d'autres cas, il existe des redoublemens qu'on nomme *paroxysmes*, et dont les
retours, la durée et l'intensité sont toujours très-
variables. Chez un malade, ce sont les accidens
physiques qui prédominent ; chez un autre, c'est

le trouble mental, c'est l'exaltation morale ou les craintes continuelles qui, préoccupant l'attention, font taire et oublier les symptômes maladifs, propres aux différens viscères; enfin quelques hypocondriaques perdent de vue les phénomènes les plus importans, pour s'occuper exclusivement des plus futiles, qu'ils recommandent d'une manière spéciale à la sagacité de leur médecin. Quelquefois cette névrose s'affaiblit insensiblement, ou d'une manière assez prompte, ce qui est moins ordinaire; et à l'instant où le désordre est prêt à s'éteindre, de nouveaux chagrins, des méditations trop soutenues, ou une infraction aux lois de l'hygiène, rappellent les accidens; tel cet oiseau fabuleux, l'hypocondrie semble alors renaître de ses cendres.

Mais outre ces variétés, compagnes ordinaires de la maladie, il en existe quelquefois de plus tranchées, et qui font admettre des espèces ou des variétés particulières : celles-ci doivent être reconnues toutes les fois que les symptômes d'une affection s'éloigneront de la marche qui lui est ordinaire, ou qu'à une cause particulière on pourra rattacher constamment des phénomènes analogues, mais différens de ceux que produisent les autres causes. Cette circonstance n'existant pas dans l'hypocondrie, nous n'admettrons qu'une seule espèce, et point de genres;

nous signalerons seulement quelques variétés, sans apporter aucune importance à ces distinctions qu'on pourrait, à la rigueur, considérer comme des nuances de la même névrose. Il n'en est pas ainsi, suivant nous, des deux variétés que nous avons admises, en traitant de l'hystérie : celles-ci offrent constamment des symptômes différens de ceux propres à l'affection hystérique la plus ordinaire. Le professeur *Pinel*, dans la seconde édition de sa Nosographie, admet deux espèces d'hypocondrie : l'hypocondrie simple, et celle avec lésion organique ; mais cette dernière nous paraît constituer une complication, et non une espèce particulière : passons maintenant à l'examen de ces diverses variétés d'hypocondrie.

CHAPITRE V.

Variétés de l'Hypocondrie.

LES variétés sont assez nombreuses, mais en général peu caractérisées ; ce sont en quelque sorte des nuances, que nous allons parcourir successivement.

Il est une variété d'hypocondrie assez fréquente, et qui offre pour symptômes prédominans un appétit presque insatiable, ou plutôt un besoin presque continuel de prendre des alimens, et un état de malaise ou d'anxiété qui survient chaque fois que le malade diffère à satisfaire un désir aussi impérieux. La digestion s'opère dans ce cas avec une rapidité étonnante, et d'autant plus remarquable, que cette *boulimie*, qui n'est qu'un symptôme, est presque toujours l'indice d'une très-grande débilité dans les organes digestifs.

Ces malades sont obligés de porter constamment avec eux des alimens, et d'en avoir pendant la nuit à leur disposition, parce qu'ils sont souvent réveillés par la faim, même au milieu d'un sommeil paisible. On retrouve quelquefois des indices du même trouble dans le canal intestinal ; les substances alimentaires y sont incomplètement digérées ; il y a tantôt de la constipation, tantôt de la diarrhée ; d'autres fois les selles sont jaunes, citrines ou blanchâtres. L'usage des toniques ou stomachiques leur est en général avantageux ; mais ces médicamens n'agissent pas d'une manière constante ou uniforme ; les uns échouent chez certains individus, à qui d'autres réussissent, *et vice versâ*.

Quelques médecins ont considéré comme une maladie particulière cette variété de l'hypocondrie, dans laquelle le trouble des organes digestifs est peu prononcé, ou en quelque sorte masqué. « On a confondu, dit M. *Pougens*, les va- » peurs, en général, ou maux de nerfs, avec » l'hystérie et l'hypocondrie ; cependant ces af-

» fections, quoique toutes nerveuses, diffèrent
» entre elles d'après les considérations suivantes :
» 1°. la névropathie (ou vapeurs) consiste dans
» une altération générale du système nerveux,
» sans lésion permanente d'un organe particu-
» lier; 2°. l'hystérie, dans une lésion du même ·
» système, avec excès de mobilité dans les or-
» ganes de la génération chez la femme ; 3°. l'hy-
» pocondrie, dans une mobilité morbifique des
» organes digestifs, jointe à l'altération ner-
» veuse ».

Nous répondrons, 1°. que la névropathie (ou
vapeurs) ne nous paraît pas différer essentiellement de l'hypocondrie; car les mêmes symptômes appartiennent à l'une et à l'autre variété,
et nous étayerons cette opinion sur des faits, et
particulièrement sur deux observations, qui
nous démontreront que la névropathie est une
variété, et non une espèce particulière d'hypocondrie, et encore moins une maladie *sui ge-
neris*, distincte de l'hypocondrie, comme l'est
par exemple l'hystérie. 2°. Nous ajouterons que
l'hystérie est, à la vérité, très-distincte de l'hypocondrie; mais qu'elle consiste bien moins dans
une lésion du système nerveux, avec excès de
mobilité dans les organes génitaux de la femme,
que dans une affection primitive du *système nerveux utérin*, avec excès de mobilité du système
nerveux général, qui est entraîné sympathique-

ment. Si l'hystérie consistait principalement et primitivement dans une lésion du système nerveux général, comme le dit M. *Pougens*, l'homme, ainsi que la femme, serait passible des affections hystériques; mais il en est exempt, parce que cette maladie réside essentiellement dans l'affection des organes générateurs, qui, dans chaque sexe, ont une organisation différente, et c'est cette différence qui amène des résultats si différens. (*Voyez* au reste la première partie de ce travail.) 3°. L'hypocondrie réside bien, comme l'annonce M. *Pougens*, dans une mobilité morbifique des organes digestifs, jointe à l'altération nerveuse; mais cette définition appartient également à cette variété d'hypocondrie, qu'il désigne sous le nom spécifique de névropathie, et qui ne diffère qu'en raison du trouble des organes de la digestion, qui quelquefois est affaibli ou masqué par l'intensité ou la prédominance de quelques autres phénomènes, ainsi que nous l'avons déjà indiqué. De plus, dans l'un et l'autre cas, on retrouve les mêmes causes, les mêmes terminaisons, complications, etc., l'indication des mêmes moyens curatifs, sauf les différences qu'exigent le tempérament, l'âge, le sexe, etc., enfin les mêmes résultats.

L'observation suivante nous offre l'exemple d'une hypocondrie, ou névropathie, suivant M. *Pougens*.

M. D** , âgé de trente-deux ans, naquit de parens sains, et n'éprouva aucune maladie nerveuse jusqu'à l'âge de trente ans; il jouissait habituellement d'une bonne santé, et se livrait avec zèle aux soins qu'exigeait un commerce assez étendu. Libre d'inquiétudes et de chagrins, il s'estimait heureux, et trouvait de nouveaux motifs de contentement dans un mariage qu'il contracta vers cette époque.

Peu de temps après la mort de son frère aîné, dont il fut vivement affecté, son jeune frère vint le voir, et lui témoigna le pressentiment de sa fin prochaine, prétendant être atteint de la même maladie. Cette confidence frappa fortement l'esprit de M. D**; il en ressentit vivement l'impression vers l'estomac, son appétit se dérangea de suite, la bouche devint pâteuse et un peu amère, la langue était enduite d'un limon blanchâtre, et la tête embarrassée. Ces accidens, qui constituaient en quelque sorte un embarras gastrique, furent très-affaiblis par l'usage des délayans et de deux potions purgatives. Mais M. D** resta en outre tourmenté par les idées les plus noires, les plus sinistres; s'il regardait sa femme, il se persuadait qu'elle serait veuve avant peu; s'il sortait de chez lui, il se figurait que bientôt la porte-cochère serait tendue en noir, et lui-même exposé sur une bierre; s'il assistait au spectacle, il n'y prêtait aucune attention, et s'abandonnait tout entier aux rêveries les plus sombres. Il désirait beaucoup ma présence, parce que je le rassurais; mais aussitôt qu'il entendait prononcer mon nom, qu'il reconnaissait ma voix ou qu'il m'apercevait, un trouble involontaire le saisissait. Il me demandait souvent s'il ne périrait pas bientôt, s'il n'était pas malade de la poitrine ou du foie, si j'étais bien persuadé que son affection était nerveuse, et qu'il n'en mourrait pas.

Tantôt il se plaignait de la tête, de la poitrine ou de l'estomac, etc.; tantôt des bras, des mains et des jambes, où il ressentait du malaise, des inquiétudes ou des chaleurs erratives (1); mais la physionomie restait bonne, et les forces générales n'étaient pas sensiblement diminuées. Depuis, l'appétit s'est rétabli, et les fonctions digestives se font maintenant fort bien; mais il éprouve encore de temps à autre des inquiétudes et des chaleurs dans les membres; il est en outre poursuivi par les mêmes idées sinistres; cependant celles-ci sont moins fréquentes et moins prononcées. Ces accidens lui donnent du relâche; souvent même il en est, pendant plusieurs jours, entièrement exempt. Une disposition hémorrhoï-

_____

(1) Ces derniers symptômes surtout dépendent bien d'une lésion, ou plutôt d'une affection du système nerveux général.

daire, qui survint à diverses époques, me fit lui conseiller deux fois l'application des sangsues au siége. Je lui recommandai en outre de rechercher les sociétés qui lui étaient agréables, de fuir la solitude et l'oisiveté, de faire de fréquentes promenades, de s'inquiéter le moins possible, et d'user avec sobriété des médicamens, de continuer l'usage du vin de Malaga et de quinquina, parce que l'estomac et tout le système digestif restaient un peu faibles; du reste, de n'abuser de rien, mais de se bien vêtir, de se bien nourrir, et de s'amuser aussi souvent que l'occasion s'en présenterait.

M. D** n'est pas guéri, mais son état s'est beaucoup amélioré. Ainsi voilà une hypocondrie qui serait sur la fin une névropathie : pour nous, c'est la même maladie dont les phénomènes ont varié.

Dans l'observation qui suit, le désordre du système digestif est moins apparent que la lésion de la sensibilité générale et les aberrations mentales; mais le diagnostic ne doit pas pour cela varier.

Hypocondrie avec prédominance du désordre, et sans lésion permanente d'un organe particulier.

M. D**, âgé de vingt-huit ans, fut doué dès son enfance d'une forte constitution et d'un tempérament lymphatico-sanguin, avec légère prédominance du tissu cellulaire et graisseux sur le système musculaire. Il unit à une sensibilité réfléchie un caractère fort doux, mais concentré, et à une grande timidité des connaissances très-étendues.

A l'âge de vingt-quatre ans, il éprouva des symptômes cérébraux graves, qui furent dissipés par de promptes saignées et des applications de sangsues réitérées, etc.

Une vie trop sédentaire, des contentions d'esprit excessives et la lecture des livres de théologie contribuèrent beaucoup au développement d'une affection hypocondriaque dont nous allons tracer les premiers phénomènes. D'abord lenteur des digestions, diminution de l'appétit, borborygmes, tensions spasmodiques vers les hypocondres, constipation presque habituelle ; plus tard , palpitations nerveuses vers la région du cœur , gêne de la respiration , fourmillemens et par fois engourdissemens dans les membres thoraciques, étourdissemens, bourdonnemens d'oreilles, propension continuelle à s'entretenir de sa santé , craintes non motivées de maladies diverses , sommeil en général assez bon, mais souvent interrompu par des rêves. Il fuyait non-seulement les réunions ordinaires, mais même la société de ses amis et de ses parens qu'il aimait autant qu'il en était aimé : ses jours entiers se passaient dans une inaction, dans un désœuvrement des plus absolus. En vain on lui conseillait de fréquenter les spectacles, et de rechercher toute espèce de distractions. Il convenait lui-même des avantages qu'il pouvait s'en promettre ; mais la force morale, la faculté d'agir, même selon ses désirs, lui manquait, et il se replongeait de nouveau dans l'apathie la plus décidée.

Le médecin, désespéré de ne pouvoir rien obtenir sur l'esprit du malade par la raison et de sages conseils, engagea ses parens à le faire partir pour Paris.

Ce fut alors que le jeune homme reçut mes soins. Lors de ma première visite, il était taciturne, avait l'air étonné, comme stupéfait. Afin de gagner sa confiance, je feignis d'abonder dans plusieurs de ses idées : je lui dis qu'il était bien malade, bien souffrant, que le traitement de sa maladie serait long, mais que je pouvais lui assurer, d'après plusieurs exemples analogues, que son rétablissement était presque certain. Bientôt il voulut me dépeindre son état : *Je suis*, me dit-il, *privé d'intelligence, de sensibilité, je ne sens rien, je ne vois ni n'entends, je n'ai aucune idée, je n'éprouve ni peine ni plaisir ; toute action, toute sensation m'est indifférente, je suis une machine, un automate incapable de conception, de sentimens, de souvenirs, de volontés, de mouvemens ; ce qu'on me dit, ce qu'on me fait, mes alimens, tout m'est indifférent.* Tel était à peu près son lan-

gage : à la vérité il y avait dans toutes ses facultés
mentales, une lenteur d'action étonnante, mais
en même temps une grande rectitude ; son jugement était sain, son imagination, sa mémoire
l'étaient également, toutes ses actions et tous
ses mouvemens étaient raisonnés et raisonna-
bles. Du reste, à cette époque, les digestions
s'exécutaient assez bien, et le malade s'en plaignait à peine ; mais la constipation, qui était
presque habituelle, n'avait pas cédé. Un examen
superficiel aurait pu faire croire qu'il était fou ;
je ne vis cependant dans cet exposé que les idées
vagues, les rêveries d'un hypocondriaque portées
au plus haut degré.

La réaction du moral sur le physique était également sensible : la détermination était tardive,
et le résultat s'opérait lentement. Il apportait
cette même paresse dans toutes ses actions, pour
se lever, s'habiller, marcher, manger, promener, et pour se coucher ; encore fallait-il presque
toujours qu'il fût aidé ou suivi par un domestique.

J'étais bien convenu avec lui que sa maladie
était réelle ; mais je l'assurai que les conséquences
qu'il en tirait étaient erronées, qu'il prenait pour
abolition de ses facultés physiques et mentales
une certaine lenteur dans leurs phénomènes.
Ainsi, lui dis-je, si vous regardez devant vous,
vous ne voyez rien, ou vous voyez si confusément,

qu'il vous semble ne rien voir ; mais regardez
plus long-temps et plus attentivement, et vous
reconnaîtrez successivement les différens objets.
En les lui nommant dans un certain ordre et
doucement, il convenait qu'il les voyait : donc
vous voyez. Vous savez bien , ajoutai-je, à quoi
sert telle chose? Après un moment de réticence,
il m'avouait en connaître l'usage ; donc , vous
concevez, vous raisonnez. En le reportant sur
une époque mémorable et récente , je lui prou-
vais également que la mémoire existait chez lui,
mais seulement qu'elle était lente.

Tout le traitement moral fut dirigé d'après
ces premiers essais. Quand je ne pouvais le faire
convenir d'une vérité sensible, relative à son état,
je l'attaquais avec ses propres armes. Vous n'avez,
dites-vous, point d'idées , ou que des idées inexactes, erronées? Je jouis , je pense, d'un jugement sain ; il est par conséquent très-probable
que c'est vous qui vous trompez, et j'ai, de plus
que vous, l'expérience de ma profession. Quant
à l'exercice, à la promenade qu'il prétendait lui
être impossibles, il me fut assez difficile de l'y
déterminer; cependant un jour, en occupant son
esprit par une conversation variée, je parvins à
le faire promener, et même assez long-temps ;
depuis lors il devint plus aisé de le faire sortir.

J'engageai ses parens et ses amis à ne pas lui
parler de sa maladie et à l'entretenir de toute

autre chose, et lorsque j'estimais que son imagination était tranquille, je lui défendais de me parler de son état, afin de ne pas changer sa disposition mentale. Quand, au contraire, il était inquiet, tourmenté, morose, je restais avec lui et ne cessais la conversation que lorsqu'il me semblait disposé favorablement.

Ce traitement moral fut secondé par toutes les ressources de l'hygiène et par une application bien motivée de quelques moyens pharmaceutiques, tels que les sangsues lorsqu'il y avait apparence de congestion sanguine vers le cerveau; ou quand il survint quelques tumeurs hémorrhoïdales, *quò vergit natura eò ducendum.* Des boissons laxatives furent administrées dans la même indication. Comme il existait chez lui une légère disposition dartreuse, on donna les pastilles soufrées, on mit un vésicatoire dont l'application fut suivie d'une éruption considérable et de plusieurs furoncles. Dans le principe, on remédia au mauvais état du système digestif par l'ipécacuanha, les purgatifs, puis les calmans et les toniques.

Son état s'améliora sensiblement chaque mois, et après un an il fut en pleine convalescence. Pour la confirmer et maintenir sa guérison, il fut convenu que M. D** alternerait pendant plusieurs années entre une vie très-active dans son pays, et des voyages dans les états étrangers.

L'écart de toutes les causes, qui avaient contribué au développement de cette maladie, lui fut
également recommandé. Depuis huit ans qu'il est
rétabli, sa santé s'est parfaitement maintenue.

En nous résumant sur ce point, nous pensons
que la névropathie est une variété d'hypocondrie
avec prédominance des symptômes dépendant
d'une affection de la sensibilité générale, et non
une espèce particulière de cette névrose, encore
moins une maladie spécifique.

Les observations d'hypocondrie sont aussi variées que les individus qui en sont atteints.
Toutes, à la vérité, ont des caractères communs
qui permettent au médecin observateur d'en reconnaître les symptômes pathognomoniques au
milieu des nuances infinies et des anomalies
sans nombre qu'elles présentent; mais aucune
observation ne ressemble entièrement à une
autre; loin d'être identiques, toutes offrent des
différences plus ou moins prononcées, qui indui-
sent en erreur les gens du monde, et jettent
dans un embarras inextricable les hommes superficiels qui ne s'attachent pas aux signes primordiaux, et s'occupent quelquefois beaucoup plus
de quelques accessoires. Disons encore que tous
les symptômes ne se reproduisent pas dans tous
les cas, et que la marche et la gradation que
nous leur avons assignées n'ont pas lieu constamment.

Les premiers accidens, nous le répétons, qui annoncent cette affection nerveuse, dépendent presque toujours du trouble du système digestif, et surtout de l'estomac, dont les fonctions s'exécutent difficilement. Mais par la suite la scène change; on voit le plus grand désordre, tantôt vers la poitrine ou dans le système respiratoire, tantôt dans le système circulatoire ou nerveux; d'autres fois les organes de la locomotion sont les plus fortement entrepris, etc.; souvent enfin nos facultés morales ou nos fonctions intellectuelles sont plus spécialement compromises. Alors les phénomènes résultant du trouble des nerfs qui se distribuent aux organes abdominaux sont moins sensibles, et comme masqués par l'exaltation mentale ou par le désordre des autres parties, en raison de ce grand principe, qu'une irritation plus vive fait presque toujours cesser une irritation moins forte. Ces malades recouvrent quelquefois l'appétit; mais en examinant attentivement leur état, on reconnaîtra, nous l'avons déjà dit, presque toujours l'altération des fonctions digestives comme principe de la maladie.

Voyons maintenant les phénomènes accidentels qui surviennent dans la marche de cette vésanie, et qui forment en quelque sorte autant de nuances. Outre les symptômes primordiaux et les plus ordinaires que nous avons notés jus-

qu'ici, d'autres symptômes se rencontrent encore accidentellement dans l'hypocondrie, sans
constituer aucun de ses caractères principaux;
ainsi nous ferons remarquer le vomissement nerveux, indépendant d'une affection organique,
et qui peut même exister isolément de toute
autre maladie; ce vomissement est précédé d'un
malaise, et se déclare plus ou moins long-temps
après le repas; il est ordinairement muqueux,
et peut devenir par la suite alimentaire. On a
rencontré quelquefois dans l'hypocondrie, mais
rarement, l'horreur des liquides; je l'ai vue dernièrement, dit un médecin aussi modeste que
savant, chez un homme qui parvint à la vaincre (1). Cette hydrophobie symptomatique était
survenue à la suite d'excès vénériens et de chagrins.

Quelques-uns de ces malades éprouvent des
quintes de toux très-vives, surtout après avoir
pris leurs alimens, ce qui tient à l'affection sympathique du poumon, produite par l'irritation
des nerfs de l'estomac. Ce phénomène mérite
d'être pris en considération, dans la crainte qu'il
ne soit l'avant-coureur d'une maladie de poitrine
imminente.

Le hoquet qui se manifeste quelquefois dans
cette névrose, n'est pas aussi dangereux que

_____

(1) Traité de Séméiotique, par M. *Landré Beauvais*.

celui qui survient vers le déclin d'une fièvre maligne, ou de toute autre maladie également grave;
c'est un accident spasmodique, et qui cède ordinairement aux moyens que nous indiquerons.

Il existe assez fréquemment, dans l'hypocondrie, une débilité générale dans les organes de la
digestion, dont il résulte parfois une surcharge
de sucs variés ou de mucosités intestinales. L'action de l'estomac et des intestins est si faible
alors, que leurs contractions sont probablement
insuffisantes pour les débarrasser de ces matières
qui deviennent stagnantes dans le tube intestinal, surtout chez les malades qui ne font aucun
exercice. On distinguera cet engouement d'une
altération organique, à l'absence des symptômes
graves de cette dernière; tels que douleurs lancinantes, trouble de la plupart des fonctions, quelquefois fièvre symptomatique, urines rares et
blanches, à l'ancienneté du désordre; rien n'est
plus ordinaire qu'une hypocondrie plus ou moins
invétérée, tandis qu'on voit rarement une altération organique dont l'existence ne soit pas attes-
tée, après un certain laps de temps, par des
signes palpables. Enfin le diagnostic sera encore
éclairé, dans ce cas, par la présence des symptômes caractéristiques de cette névrose.

D'autres fois il se développe dans l'hypocondrie un dégagement de gaz si considérable, que
le ventre est comme ballonné et distendu : ce

B b

symptôme, qui dénote une extrême débilité ou un mode particulier du canal intestinal, et que les Anciens considéraient comme une maladie essentielle, a été regardé, par *Fracassini*, comme une espèce particulière de cette névrose, qu'il désignait sous le nom d'*hypocondrie tympanite;* mais ce symptôme ne pourrait tout au plus constituer qu'une variété ou une complication.

Outre ces variétés, dont on pourrait peut-être augmenter le nombre, mais sans aucun avantage pour la science, il est encore quelques particularités accidentelles ou circonstances de la maladie auxquelles il convient d'accorder un examen particulier.

L'apparition de tumeurs hémorrhoïdales et celle d'un écoulement sanguin qui en résulte, sont deux accidens très-ordinaires dans l'hypocondrie, et auxquels se rattachent plusieurs considérations assez importantes. Les tumeurs hémorrhoïdales soit internes, soit externes, et le flux qui en est la suite, sont le plus souvent exempts d'inconvénient majeur ; ils peuvent être le résultat d'une surabondance sanguine générale, ou d'un état pléthorique local ; d'autres fois ils dépendent de la constipation ou de la diarrhée qui peuvent également, mais par un mode d'action différent, irriter le tissu cellulaire de cette partie. On les rencontre parfois chez des malades épuisés, et, dans ces cas, ils ne sont nullement l'annonce d'une crise salutaire ; aussi *Haller* a-t-il observé que le flux hémor-- rhoïdal, chez des sujets très-affaiblis, ajoutait au danger de la maladie.

L'observation suivante, extraite d'*Hoffmann*, vient confirmer l'opinion de ce grand physiolo- giste.

Un homme âgé de quarante ans, d'un tem- pérament mélancolique, menait habituellement une vie sédentaire, et se livrait aux travaux du cabinet, qu'il prolongeait jusque dans la nuit. Il tomba dans l'hypocondrie. Le flux hémor- rhoïdal, auquel il était sujet depuis l'âge de dix ans, devint plus abondant, et n'apporta aucun soulagement. Une goutte vague vint se joindre à cet état fâcheux. Lorsque les attaques étaient ré- gulières et occupaient les extrémités, tous les symptômes de la vésanie diminuaient.

Nous voyons dans ce cas deux faits dignes de remarque : 1°. le flux hémorrhoïdal, qui n'est d'aucun avantage ; 2°. les attaques de goutte qui suspendent l'hypocondrie.

Mais quand l'écoulement hémorrhoïdaire sur- vient chez un malade doué d'un tempérament sanguin, ou dont l'hypocondrie est la suite d'un flux hémorrhoïdal supprimé, c'est un fanal que la nature établit pour guider la marche du pra- ticien, si l'hémorrhagie tarde à s'établir complè- tement, ou si elle se supprime par la suite. Cet

écoulement, soit qu'il ait déja existé, soit qu'il se
déclare pour la première fois, est alors presque
toujours favorable aux malades qui ne sont pas
réduits à une grande débilité ; aussi cette observation nous a-t-elle été transmise par *Hippocrate.*
*Hemorrhoïdes melancholiam et lienis morbum
curant;* et a été confirmée par un grand nombre
de médecins, *Stahl, Alberti, Hygmore,* etc.
Galien avait également observé que le flux hémorrhoïdal était un préservatif contre cette affection nerveuse.

L'apparition des règles, leur suppression, leurs
anomalies, leur retour, leur trop grande abondance, influent beaucoup aussi sur les phénomènes propres à cette névrose, ainsi que sur sa
terminaison, et doivent singulièrement fixer l'attention du médecin. L'absence des menstrues
chez une femme hypocondriaque, mérite, par
les mêmes raisons, d'être considérée sous plusieurs rapports, selon qu'elle a été cause ou conséquence de la névrose, ou qu'elle est accidentelle. Lorsque l'aménorrhée a produit celle-ci,
la circonstance est moins fâcheuse ; rarement
alors, l'hypocondrie se prolonge-t-elle pendant
long-temps, quand, de bonne heure, on emploie
les moyens recommandés pour rappeler l'hémorrhagie supprimée. Si l'aménorrhée est le résultat
des progrès de l'affection nerveuse, de la débilité
croissante, elle aggrave l'état des malades, et

peut être en quelque sorte oubliée, parce qu'en combattant la maladie générale, en relevant les forces, on fait ce qu'il y a de plus avantageux et de plus propre à faire reparaître le flux menstruel.

La suppression des règles qui survient spontanément ou accidentellement au milieu d'une hypocondrie simple, et sans être provoquée par une cause physique ou morale, de nature à bouleverser de nouveau l'économie, n'est pas toujours un événement très-défavorable : en cherchant à régulariser une fonction, on parvient quelquefois à réhabiliter les autres, et le retour des mois n'est souvent qu'un premier pas vers le rétablissement de la santé. Les autres hémorrhagies, comme l'épitaxis, l'hémoptysie, l'hématémèse, l'hématurie, etc., doivent également modifier la marche de la maladie, et influer sur le traitement; mais les inductions qu'on en peut déduire, sont d'une moindre importance, et d'ailleurs faciles à saisir.

On voit en outre d'autres maladies suspendre, ou même dissiper entièrement cette vésanie. *Réveillon*, qui fut hypocondriaque au suprème degré, rapporte que, pendant le cours d'une fièvre quotidienne qui lui dura six mois, il ne ressentit aucun symptôme de son hypocondrie; celle-ci reparut quinze jours après la terminaison de la fièvre intermitente.

Lorsqu'une maladie incidente quelconque a

suspendu les symptômes nerveux, ceux-ci se reproduisent quelquefois à l'improviste. Une jeune femme fort vaporeuse éprouve une fièvre bilieuse très-intense ; son hypocondrie paraît suspendue. Vers le quatorzième jour, au milieu d'un redoublement, il survient des symptômes, résultat de l'exaltation habituelle. Un médecin, témoin de cet orage, en fut effrayé, et fit partager aux parens l'inquiétude qu'il éprouvait. On réunit une consultation, et il fut reconnu que ce nouveau désordre dépendait, non d'une forte affection cérébrale, mais d'une sensibilité exquise qui avait développé, au milieu d'une pyrexie aiguë, des accidens nerveux qui furent bientôt diminués; et notre malade, plus heureuse que *Réveillon*, fut dès-lors presque entièrement guérie. Dans une autre circonstance, une fièvre intermittente pernicieuse a paru suspendre les phénomènes de l'hypocondrie.

Quand un organe prédominant, ou plus encore, un système entier est frappé, l'économie en général paraît bien moins susceptible des impressions étrangères ; c'est ainsi que les hypocondriaques sont rarement exposés aux affections épidémiques ou contagieuses; cette remarque a été faite par un grand nombre d'auteurs, et spécialement par *Reil. Hypocondriaci à morbis contagiosis et epidemicis rarius corripiuntur; nervi, ad spasmos efficiendos activi, sensu pro contagio carent; si quondam inficiuntur, hypocondria ces-sat.* REIL. Heureuse prérogative : il semble que la nature , juste dispensatrice des plaisirs et des peines, des jouissances et des regrets, ait voulu les consoler de leurs maux par cette inaptitude à beaucoup d'autres maladies. Enfin pourrait-on appliquer à ces malades ce qu'a dit *Hippocrate : Qui acidum eructant ad peripneumoniam non sunt prædispositi.*

Pendant la grossesse, les accidens de l'hypocondrie sont quelquefois suspendus, ce qu'on peut attribuer , ou à l'activité particulière dont jouit alors l'utérus qui devient un centre d'action , ou à l'influence qu'exerce cet événement sur l'esprit de la malade : en effet , la femme n'est plus alors constamment occupée de ses retours sur elle-même , qui favorisaient son état maladif ; elle se livre à d'autres pensées, elle vit dès-lors, moins pour elle que pour son enfant ; elle se prépare de bonne heure aux soins qu'elle lui devra , et qui formeront sa plus grande comme sa plus douce occupation. On conçoit ainsi facilement par quel mécanisme ou par quelle heureuse diversion la grossesse peut dissiper, au moins pour quelque temps, tous les phénomènes de cette affection. Nous citerons à ce sujet l'exemple d'une dame qui, pendant deux gestations consécutives, a été exempte de tout signe hypocondriaque.

Ces vésanies présentent souvent une multitude de symptômes incohérens, de phénomènes
inextricables; tantôt elles sont simples, et simulent néanmoins une foule d'autres maladies,
tantôt elles sont réellement compliquées par
une ou plusieurs affections, et cet état com-
plexe peut paraître simple, vu la prédominance
du désordre nerveux. Mais comme il est rare
qu'un grand nombre de lésions organiques
coexistent ensemble, ou se prolongent long-
temps, lorsqu'il se rencontre simultanément chez
un hypocondriaque beaucoup d'accidens divers
et propres à faire soupçonner la réunion simultanée de plusieurs désorganisations dans nos
viscères, cette multitude de symptômes est, en
quelque sorte, un motif qui doit les faire attribuer
à la présence d'une névrose, plutôt qu'à une altération profonde ou à la concomitance de plusieurs
complications. Il importe donc d'être familiarisé
avec les phénomènes et les nombreuses anomalies
de la nature, afin de ne pas prendre le change
dans le diagnostic et le traitement des diverses
maladies.

A l'aspect de tant de symptômes si variés et
rendus quelquefois si confus par la coexistence
de ceux qui appartiennent à d'autres affections,
on ne peut méconnaître le besoin de recourir
a une méthode analytique : c'est donc un grand
service qu'a rendu à la science le professeur cé-

lèbre qui, le premier en France, a appliqué
avec tant de succès l'analyse à l'étude des maladies.

Nous venons d'examiner l'influence qu'exercent sur la marche de cette névrose certains phénomènes physiologiques ou morbifiques : nous
verrons également l'action de quelques médicamens, les diverses conditions de la vie, l'état de
l'atmosphère , etc. , agir en sens contraire les
uns des autres, sur les symptômes de l'hypocondrie. Ainsi tels médicamens produisent chez un
malade un soulagement marqué, tandis que,
paraissant également bien indiqués, ils ajoutent
chez un autre, au malaise. La même substance
qui, à une époque, a soulagé, à une époque plus
éloignée et dans les mêmes circonstances, du
moins en apparence, sera nuisible au même individu ; tandis que le remède, qui naguère a
échoué, réussira peut-être plus tard, quoique
employé d'une manière identique ; parce que la
sensibilité varie, non-seulement suivant les constitutions, mais encore selon les différens états
dans lesquels on se trouve ; elle n'existe pas non
plus au même degré dans tous nos organes, dans
toutes nos parties ; ces effets opposés peuvent en
outre dépendre de causes qui , plus ou moins
imperceptibles, échappent parfois à l'observation
la plus attentive. Bien convaincus des modifications singulières qu'exerce l'action des médica-

mens sur les accidens de cette vésanie, nous avons
souvent conseillé de renoncer aux moyens qui
semblaient le mieux en rapport avec l'état morbifique, toutes les fois que le malade ou plutôt
ses organes les repoussaient.

L'habitude d'une vie active, de l'exercice,
une bonne nourriture et l'aisance, l'*aurea me-
diocritas*, rendent en général la marche de l'affection beaucoup moins rapide, ou la maintien-
nent quelquefois, pendant un grand nombre
d'années, à un degré modéré; plus souvent encore ils en facilitent la guérison; tandis qu'un
état sédentaire, un travail de tête continu, forcé
ou volontaire, la pénurie, quelquefois un climat ou une habitation insalubres, accélèrent
les progrès du mal, et favorisent l'invasion des
complications.

Les phases de la lune, le retour des saisons,
l'intensité du froid ou de la chaleur, les variations
brusques de l'atmosphère, les détonations électriques, l'impression trop prolongée d'un temps
humide, le cours orageux des vents, etc., ajoutent
presque toujours à l'intensité des accidens nerveux. On connaît l'influence de ces différens états
atmosphériques sur la sensibilité des individus
tourmentés par des rhumatismes, par la goutte,
ou seulement par de simples callosités aux pieds;
cette même sympathie s'observe, mais plus constamment encore, chez les personnes en proie

aux affections hypocondriaques. Une température douce, un temps serein, les vents du nord
et du nord-est sont en général favorables à ces
malades qui sont avertis par l'exaltation générale
ou locale de leur sensibilité, des variations atmosphériques avant même qu'elles s'opèrent.

Une autre source, et plus puissante de modifications nombreuses, ce sont les affections morales : considérées comme causes, elles jouent
un très-grand rôle dans l'histoire de cette vésanie,
mais elles en modifient encore singulièrement la
marche, quand elles surviennent dans le cours
de l'affection; si elles plongent de nouveau le
malade dans la tristesse ou la douleur, elles
aggravent d'autant plus son état fâcheux, que
leur action est plus intense ou plus continue, et
l'individu qu'elles atteignent plus nerveux. Mais
lorsque les affections morales participent de la
joie, quand elles sont un sujet puissant de satisfaction solide et durable, elles affaiblissent, suspendent ou dissipent l'hypocondrie. La différence de leur action dépend d'une foule de circonstances de l'ancienneté ou de l'intensité de
la vésanie, de la cause plus ou moins amovible
qui l'a produite, et enfin de l'énergie et de la
durée de l'impression contraire ou favorable
qu'elles exercent.

Telles sont, du moins en grande partie, les
formes que revêt le plus ordinairement l'hypo-

condrie ; ces variétés, ces nuances sont nombreuses, et méritent d'être prises en considération , puisqu'elles influent sur la marche et la
durée des accidens, sur le pronostic, sur le choix
des moyens thérapeutiques, enfin sur le mode
de terminaison de cette névrose.

Nous avons considéré jusqu'ici les causes de
l'hypocondrie, sa marche, ses symptômes et ses
variétés; il nous reste maintenant à étudier ses
diverses terminaisons, ses complications, son
diagnostic, son pronostic et son traitement.

CHAPITRE VI.

Terminaisons de l'Hypocondrie.

LES terminaisons de l'hypocondrie sont variées;
tantôt cette vésanie finit par le retour à la santé,
tantôt elle se juge d'une manière critique, ou se
convertit en d'autres maladies qui en sont la crise,
et qui se dissipent elles-mêmes immédiatement
après; dans quelques cas, cette névrose est remplacée par d'autres affections qui se prolongent
plus ou moins, et alors elle disparaît entièrement; en dernier lieu il s'y joint d'autres maladies avec qui elle marche de concert, et c'est ce
qu'on nomme les complications, qui feront le
sujet du chapitre suivant.

Terminaisons favorables, suites du traitement.

Les exemples de guérison due aux efforts de
l'art n'ont pas été jusqu'ici aussi multipliés qu'ils
auraient pu l'être, et l'on s'en étonne avec raison,
quand on considère la nature de cette vésanie
toujours compatible, au moins dans le principe
ou dans son état de simplicité, avec l'intégrité des
tissus organiques. Le défaut de succès dans bien
des cas doit être attribué aux erreurs dans le
diagnostic de ces maladies, à la négligence ou à
l'ignorance de leurs causes, à l'application inconsidérée d'une thérapeutique banale et exclusive,
soit les délayans, soit les purgatifs trop long-
temps employés avec une aveugle prédilection.
Tout porte à croire, ainsi que les médecins qui
font aujourd'hui la médecine d'observation en
sont convaincus, que l'on comptera désormais
un bien plus grand nombre de terminaisons
heureuses ; et les succès aussi nombreux qu'in-
contestables obtenus dans le traitement des affections les plus analogues, donnent à notre
sentiment un nouveau poids. Ainsi donc, la solution favorable de l'hypocondrie peut être le
résultat d'un traitement bien dirigé ; c'est un
mode de terminaison très-fréquent : mais la
guérison ne s'opère ordinairement que d'une
manière lente et progressive ; toutefois cette vésa-

nie, dans un petit nombre de cas, a été dissipée
très-promptement. Je pourrais citer deux dames
chez qui l'affection nerveuse était produite par
une vie trop sédentaire, etc., et qui toutes deux
ont été guéries en moins de huit jours, par un régime approprié, et un genre de vie tout différent.
On voit également le retour d'une hémorrhagie,
dont la suppression avait déterminé l'hypocondrie, fixer un terme à cette névrose : tous les
praticiens ont observé, dans des cas analogues,
les bons effets des saignées ou de l'application
des sangsues pour rappeler les diverses hémorrhagies. Qui ne sent l'influence d'une vie active-
ment occupée, sur l'homme dont la maladie reconnaît pour principe les contentions d'esprit
les plus soutenues !

La guérison participe encore, dans l'observation que nous allons rapporter, de la nature de
la cause qui avait produit la névrose hypocondriaque. Un boucher fort aisé, et livré, par suite
de son aisance, à une vie peu active, éprouvait
la plupart des symptômes de l'hypocondrie; ses
digestions s'exécutaient avec peine et lenteur; il
se plaignait de borborygmes, de tensions ou de
gonflemens, et parfois de douleurs vives, tantôt aux hypocondres, tantôt à l'épigastre; son
pouls ne présentait aucune fréquence; il n'y
avait ni soif ni chaleur, et le malade buvait et
mangeait comme en parfaite santé. Des spasmes

variés se manifestaient tantôt à la poitrine, tantôt à la tête, où il ressentait des élancemens,
des pesanteurs, des étourdissemens, etc. Ces divers accidens augmentaient d'une manière sensible, quand une affection dartreuse, fixée habituellement à la partie supérieure des cuisses,
s'affaiblissait ou disparaissait complètement. Conduit par cette observation à soupçonner le transport sur les organes intérieurs du principe dar-
treux, et à prescrire un régime approprié, j'engageai ce malade à diminuer progressivement
la quantité de liqueurs, de vin et de café pur
qu'il prenait à son ordinaire, à augmenter d'une
manière également graduée, les alimens doux,
les légumes herbacés qui devaient remplacer la
nourriture plus excitante dont il faisait usage
habituellement. En même temps je lui conseillai
les sucs d'herbes pendant deux ou trois mois, des
bains tièdes de temps à autre, des lavemens émolliens et des demi-lavemens avec huit à dix gouttes
de laudanum, pour diminuer l'irritabilité de
l'abdomen ; je lui recommandai enfin une vie
plus active. Au bout de peu de temps notre
hypocondriaque retira un très-grand avantage de
ce traitement, et depuis cette époque il jouit
d'une fort bonne santé.

Je termine mes citations en ce moment par
l'observation suivante, qui me semble encore
appuyer l'opinion que j'ai émise : c'est le seul

exemple d'hypocondrie bien caractérisée que j'aie observé à un âge aussi peu avancé. Un jeune homme, âgé de dix-huit ans, vient à Paris pour se livrer à l'étude de la médecine : le regret d'avoir quitté ses parens, le souvenir d'une jeune personne qu'il aimait beaucoup, et qui se maria peu de temps après son départ, enfin les obstacles qu'il rencontra dans ses travaux, renforcèrent chez lui la malheureuse habitude de l'onanisme; il tombe, par suite d'excès journaliers, dans une hypocondrie des plus prononcées : constriction douloureuse vers l'estomac, borborygmes, digestions pénibles, lassitudes spontanées, toux fréquente, expectoration muqueuse, palpitations, teint pâle et jaune, sommeil agité, trouble léger dans les idées, craintes non motivées de maladies diverses, aversion pour la société, tristesse habituelle, impatiences et bizarreries fréquentes.

Dans cette situation déplorable, ce jeune homme réclame mes conseils : j'intéressai son amour-propre, je lui parlai le langage de l'amitié et de la bienveillance; j'eus soin de l'assurer que, pour renoncer à ce funeste penchant, il suffisait de le vouloir fermement; je lui recommandai d'éviter les occasions qui favorisaient cette fatale habitude, et lui indiquai, autant que possible, les moyens de la surmonter.

Les toniques, et surtout le vin de quinquina,

quelques légers calmans, et les conseils moraux
dont nous avons fait mention, rendirent bientôt
à la société et à une santé parfaite cet individu,
qui sentait toute la honte de sa conduite, mais
qui, abandonné à lui-même, n'avait pu jusqu'alors rentrer dans la bonne voie.

DEUXIÈME SECTION.

Crises ou Guérisons opérées exclusivement par la nature.

L'hypocondrie se termine quelquefois sans le
secours d'aucun médicament, sans l'intervention
d'aucune satisfaction morale, sans aucune crise
accessible à nos sens; dans d'autres cas, la guérison est également spontanée; mais il existe des
phénomènes critiques qui ne sont point en rapport avec les médicamens mis en usage, et qui
n'en sont point le résultat immédiat. Ainsi, tantôt ce sont les propriétés vitales qui recouvrent
leur type naturel, tantôt c'est un appareil dont
les fonctions se rétablissent; d'autres fois c'est
un organe qui renaît à l'ordre régulier, un système qui rentre dans son état naturel, après avoir
repoussé les obstacles qui entravaient la marche
de l'organisation.

Nous allons indiquer ces mouvemens vitaux,
connus généralement sous le nom d'*efforts critiques de la nature* (1). Nous verrons, par ce

_____

(1) On appelle *crise* l'effort de la nature qui tend à porter

C c

court exposé, que les crises sont tantôt incomplètes, tantôt complètes, et qu'il faut souvent
plusieurs évacuations ou mouvemens de la nature pour opérer une crise complète.

Febris spasmum solvit, a dit *Hippocrate;* et
cette sentence, confirmée par l'expérience, est
applicable ici, puisqu'on voit l'hypocondrie se
dissiper spontanément après un mouvement fébrile, une fièvre aiguë ou intermittente; d'autres
fois après une inflammation. Nous allons examiner rapidement ces mouvemens critiques dans
les différens systèmes qui les fournissent le plus
ordinairement.

Système cutané. C'est un des plus féconds en
phénomènes critiques; des sueurs générales ou
partielles aux mains, aux aisselles, et surtout
aux pieds, ont produit la solution de cette névrose : des éruptions chroniques, des dartres ont
amené le même résultat : *Nam sæpè subitò exan-*
themata, ulcera, etc., oriuntur et eodem momento
morbus nervosus præsens cessat. REIL. Le traité
de *Melancholiá*, par *Lorry*, fait également mention de ce mode de crise. *Sæpè scabies, impetigo,*

au-dehors un principe délétère dont la présence gêne l'exercice de nos fonctions : peut-être serait-elle mieux définie :
l'augmentation subite des propriétés et fonctions vitales d'un
ou plusieurs organes, par suite de laquelle l'organe malade,
ou le système en général éprouve un changement utile, ou
même un retour parfait à l'état de santé.

herpes erumpentes, sanitatem retulére. LORRY. Au rapport de *Boërhaave*, un malade fut guéri de son affection nerveuse par l'apparition sponta-née d'une gale humide.

La convalescence d'un de mes malades fut pré-cédée par l'éruption d'une grande quantité de petits boutons, qui se manifestèrent sur plusieurs points de la surface du corps.

Système cellulaire. Le tissu cellulaire peut éga-lement être le siége d'accidens salutaires : il s'y forme en effet des clous, des furoncles, des phlegmons, des abcès qui exercent sur certaines affections nerveuses une influence très-favorable. Le docteur *Heim* a vu l'hypocondrie et la dys-pepsie disparaître très-promptement après l'érup-tion de plusieurs furoncles : *Attulit sæpè cura-tionem superveniens scabies fœda aut varix nu-merosa, ingens, enata, valdè tumentium fluxus hæmorrhoïdum atrabilis per superiora et inferiora rejectio.* VAN-SWIETEN.

M. W**, sujet depuis long-temps à une hypo-condrie des plus fâcheuses, ne commença à éprouver d'amélioration sensible qu'après l'ex-plosion d'un grand nombre de furoncles qui sur-vinrent particulièrement vers le dos.

Système glanduleux. Il peut également s'éta-blir dans les glandes des engorgemens critiques, des sécrétions ou des efforts salutaires; quelque-fois cependant le mouvement de la nature n'est pas assez prononcé, et n'amène qu'une crise incomplète, comme nous l'avons déjà dit.

Un citoyen distingué, tourmenté par une hypocondrie grave, rendit pendant plusieurs jours une urine noire comme de l'encre, et en fut soulagé. Après plusieurs mois l'urine revenait avec la même couleur, et produisait le même soulagement. (*Dol. ann. VIII, p.* 144, *Éphém. des Cur.*)

On a prétendu qu'une sécrétion abondante de larmes avait fourni la crise dans des cas de vésanie hypocondriaque : je n'ai point observé ce phénomène, mais je conçois qu'une affection morale puisse émouvoir vivement la sensibilité d'un malade, exciter ses pleurs, et ramener la santé en dissipant l'état physique et moral qui constituait la névrose. Les glandes salivaires sont aussi très-aptes à fournir des écoulemens critiques.

Système fibreux. Si l'on range la goutte dans les affections du système fibreux, qu'elle semble affecter par une sorte de prédilection, nous rappellerons que son apparition fixe souvent le terme de cette névrose ; mais dans ce cas, il y a plutôt conversion de maladie qu'une crise véritable, à moins que l'accès de goutte ne soit unique : *Sub schemate hypocondriasis cum materiá seu melancholiœ imò et maniœ, nam hœc œgritudines subortá arthritide curantur, nec est infrequens*

*futuros arthriticos fieri priùs hypocondriacos cum
vel sine materiá , vel hæmorrhoïdarios qui morbi
subortá podagrá regulari disparent.* STOLL.

Un homme âgé de trente-deux ans était sujet,
depuis deux ans, à une hypocondrie dont il fut
tout à coup délivré par une attaque de goutte.
Dans ce cas, la névrose a-t-elle été guérie par une
irritation plus vive qui a fait cesser une irritation
plus faible , ou bien la goutte qui , errante sur
les organes abdominaux, déterminait les accidens de l'hypocondrie , a-t-elle fait cesser le désordre en occupant un autre siége ? L'une et
l'autre opinion est admissible, mais on ne peut
en adopter aucune de préférence, faute de renseignemens plus détaillés.

Système muqueux. Le système muqueux est
celui dont les sécrétions opèrent le plus grand
nombre de crises; il fournit les sécrétions nasale,
buccale, gastrique, intestinale, vaginale, etc.;
ce sont surtout les diarrhées qui amènent fréquemment la guérison de ces vésanies ; la leucorrhée et les écoulemens de l'urèthre n'ont produit que bien rarement un résultat analogue ;
cependant un de mes cliens ne s'est jamais mieux
porté que pendant la durée d'un catarrhe de
l'urèthre , qui fit cesser tout symptôme hypocondriaque.

Kœmpf, ayant vu des obstructions terminées
par des flux de ventre, employait des lavemens

composés pour obtenir des crises analogues. C'est
cette observation de la marche, suivie par la
nature, qui justifie et autorise l'emploi raisonné
des purgatifs, dont on fit jadis un abus monstrueux.

Système sanguin. Sans adopter aveuglément
l'opinion des stahliens, nous reconnaîtrons cependant avec eux tout le bénéfice que l'économie
retire dans une foule de maladies et de névroses,
des hémorrhagies naturelles ou accidentelles, du
retour spontané des règles, des saignemens du
nez, et surtout du flux hémorrhoïdal; mais ces
hémorrhagies ne sont pas toujours phénomènes
critiques, et ne forment chez quelques malades
qu'un symptôme particulier de la maladie, comme
on l'observe dans quelques cas d'hypocondrie,
d'engorgement, ou même d'altération du foie et
de la rate ; plus rarement encore l'hémopthysie,
l'hématémèse et l'hématurie constituent-ils des
crises complètes ou même incomplètes.

Outre ces différens systèmes, plusieurs de nos
organes peuvent fournir les mêmes résultats :
ainsi l'estomac, par des vomissemens copieux;
le foie, en sécrétant une grande quantité de bile;
enfin le poumon, par une expectoration des plus
abondantes : *Hipocondriacis accedentes vomitus,*
tam cruenti quam non cruenti, sæpè salutares
existunt, modò non sint nimii, nec diuturni; com-
modus et utilis est vomitus ubi pituitæ bilis per

mixta est flava exquisitè, iisque nec valdè crassus est, nec admodùm copiosus. In viris ex hemor-rhoïdibus interceptis, hypocondriacis redditis no-tavimus indemnes cruentos vomitus periodicos et vertiginem junctam gravem stomachicam dixero sic simul depulsam. KLEIN (1).

Il est encore un autre mode de guérison, et qui de tous est le plus fréquent, c'est celui où la cure de l'hypocondrie est le résultat des mou-vemens de la nature secondés par les efforts de l'art; mais il rentre également dans les deux sec-tions précédentes. Souvent aussi un sujet de satisfaction, la fin d'une grande peine, dissipent entièrement cette névrose.

TROISIÈME SECTION.

Terminaisons de l'Hypocondrie par d'autres maladies.

Les maladies qui terminent le plus ordinaire-ment l'hypocondrie, sont les affections des or-ganes abdominaux, leurs phlegmasies aiguës, et surtout chroniques; la dégénérescence de leur tissu, la phthisie pulmonaire, les anévrismes du cœur.

Nous ne chercherons point à démontrer lon-guement l'influence de cette névrose sur le dé-

(1) On voit, d'après ces conditions du vomissement cri-tique, que celui-ci diffère du vomissement symptôme de l'hy-pocondrie ou du squirrhe de l'estomac.

veloppement de ces diverses affections; nous
avons déja fait sentir combien l'exaltation permanente de la sensibilité des viscères de l'abdomen, favorise leur inflammation et la lésion de
leur tissu ; combien les palpitations fréquentes
du cœur exposent un organe aussi important,
combien enfin les spasmes nerveux et le trouble
de la circulation portent atteinte à l'organisation
si délicate des poumons; nous ne pourrions d'ailleurs indiquer ici les terminaisons de ces diverses
maladies, sans aborder le sujet des complications,
et sans tomber, en traitant de ces dernières,
dans des répétitions fastidieuses; aussi préférons-
nous exposer l'histoire des terminaisons de l'hypocondrie associée à d'autres maladies, lorsque
nous tracerons celle de ses complications. Il
nous paraît suffisant d'énoncer ici les signes généraux qui font appréhender la terminaison de
cette névrose par d'autres maladies; ce sont les
symptômes propres à une affection, à une lésion
le plus souvent locale; ce sont leur immobilité,
leur constance, leur continuité, et leur développement progressif; c'est ordinairement le trouble, tôt ou tard prédominant, d'une fonction
importante; par exemple, la perte de l'appétit
et la difficulté croissante des digestions, une
diarrhée ou une constipation permanente, quand
surtout celle-ci n'est pas habituelle ou constitu-
tionnelle; c'est encore l'altération de la physio-

nomie ; enfin c'est un mouvement fébrile continu ou avec des intermissions, et accompagné
de sécheresse à la langue, de chaleur, et surtout
de soif. Nous reviendrons sur cet objet en traitant des complications, et plus encore en exposant l'histoire du diagnostic.

CHAPITRE VII.

Complications de l'Hypocondrie.

On appelle complication, la réunion simultanée de plusieurs maladies : quelquefois celles-ci
se déclarent en même temps , ou à peu de distance les unes des autres ; dans d'autres cas , il
existe une affection première à laquelle il s'en
joint, au bout d'un temps plus ou moins long ,
une seconde et quelquefois une troisième , etc.;
tantôt celle-ci se manifeste spontanément, tantôt elle n'est que favorisée par le désordre primitif, assez souvent elle en est une conséquence
directe.

Ces distinctions sont peu importantes : celles
relatives à la nature ou au danger que présente
la maladie qui forme la complication , sont d'un
plus grand intérêt. En exposant les affections
qui aggravent le plus ordinairement la marche
de l'hypocondrie , nous indiquerons, en général,
l'influence qu'elles peuvent exercer ou le degré
du péril dont elles menacent le malade.

Il ne faut pas conclure du grand nombre de
complications qui vont être rapportées, que l'hypocondrie s'observe presque toujours réunie avec
d'autres affections ; il est au contraire très-cer-
tain que le plus souvent on la rencontre simple
et parfaitement isolée ; d'ailleurs, plusieurs de
ces complications sont extrêmement rares ; on
doit en outre, considérer qu'elles peuvent également, pour la plupart, surprendre l'homme
au milieu de la santé la plus florissante ; enfin,
parmi ces maladies, il en est dont les rapports
avec l'affection hypocondriaque sont très-peu
directs, et qui coïncident avec celle-ci, en raison du grand nombre d'individus qui en sont
atteints, ou de la longue durée dont elle-même
est souvent susceptible.

Un de ces malades fut pris de douleurs vives
dans la cuisse droite : elles allèrent en augmentant, et l'on reconnut bientôt un rhumatisme de
toute la cuisse avec périostose considérable du
grand trochanter et du tiers supérieur du fémur:
la maladie fut long-temps rebelle et ne céda
qu'aux sudorifiques les plus rapprochés.

Au milieu de son hypocondrie, un homme
éprouve une attaque d'apoplexie, qui fut combattue de suite et traitée avec succès. Il est bien
évident que ces deux complications n'ont aucun
rapport direct avec l'affection hypocondriaque.

Les circonstances qui donnent naissance chez

les hypocondriaques aux complications, sont, en général, toutes les causes des maladies, mais nous indiquerons, comme agissant dans ce cas d'une manière spéciale, d'abord, les affections pénibles de l'âme ; en second lieu, l'abus des purgatifs, des fortifians ou des toniques spiritueux, puis les excès dans le régime, enfin le dérangement de nos sécrétions, des hémorrhagies habituelles ou accidentelles. Nous pourrions présenter ici les signes primordiaux de chacune des maladies qui compliquent le plus ordinairement cette névrose, mais nous aimons mieux faire connaître ces complications par des histoires particulières, qui nous semblent plus propres à frapper l'attention, devant surtout rappeler leurs différens symptômes en traitant du diagnostic ; nous nous bornons à annoncer en ce moment, d'une manière sommaire, qu'à mesure qu'il s'établit une autre affection, et particulièrement une lésion organique, on doit, avec une observation attentive, d'une part, voir augmenter les signes locaux de celle-ci, et de l'autre, diminuer progressivement les phénomènes sympathiques de l'hypocondrie, qui, de toutes nos maladies, est la plus féconde en résultats sympathiques.

Parmi les affections qui viennent aggraver l'hypocondrie, on remarque quelquefois l'hystérie et la mélancolie, plus rarement les aliénations,

mais souvent la phthisie, et surtout les phlegmasies chroniques abdominales, et la dégénérescence des tissus organiques de l'abdomen : nous
nous contenterons d'indiquer quelques-unes de
ces complications, et d'en offrir les caractères
principaux; car, pour en traiter l'histoire à fond,
il faudrait consacrer à cet objet seulement un
espace très-considérable.

Ce sont ces dernières complications que beaucoup de médecins, et spécialement *Van-Swieten*,
ont désignées sous le titre de *mélancolie avec matière*. Ce qui précède me dispense de faire ressortir la double erreur de *Van-Swieten* dans l'abus
du mot mélancolie pour hypocondrie, et dans
l'idée que celle-ci peut être due à des lésions
d'organes, tandis qu'elle n'est essentiellement
qu'une maladie nerveuse, et une maladie nerveuse tout-à-fait différente de la mélancolie :
cette dénomination inexacte peut, en outre,
faire confondre la mélancolie avec les complications de l'hypocondrie, *et vice versá*.

Nous allons donc exposer d'abord les autres
névroses ou vésanies qui sont une conséquence
assez ordinaire de l'hypocondrie, et qui s'en rapprochent par leur nature, tandis qu'elles en diffèrent par leur siége ; nous ferons ensuite succéder un court exposé des phlegmasies lentes et
des lésions organiques qui atteignent les viscères
abdominaux, et qui dépendent fréquemment des

névroses digestives. Ces lésions ont un siége commun avec l'hypocondrie, mais leur nature est
toute différente; aussi forment-elles une classe
séparée. Enfin, nous terminerons l'article des
complications, en exposant quelques-unes des
maladies qui n'émanent ni directement ni indirectement de l'affection hypocondriaque, et dont
la concomitance est le résultat de leur extrême
fréquence.

PREMIÈRE SECTION.

Complications de l'Hypocondrie avec les Névroses et Vésanies.

Nous avons rapporté, pages 23 et 102, des
exemples d'hystérie compliquée d'hypocondrie;
aussi renvoyons-nous à ces histoires particulières
pour les complications de l'hypocondrie avec
l'hystérie.

L'observation suivante, relative à une demoiselle pour laquelle nous avons été consulté,
nous offre une sorte de complication triple de
l'hypocondrie avec l'hystérie et la mélancolie.

Une demoiselle, âgée de vingt-neuf ans, d'une
faible constitution et d'une santé languissante,
n'ayant jamais été réglée, fut sujette à une leucorrhée dont le cours a souvent été dérangé et
qui s'est totalement supprimée depuis un an.
Dès son enfance, elle a montré un caractère décidé, une imagination vive, une susceptibilité

extrême; au point que tout ce qui se passait dans sa famille, ce qui même lui était étranger, l'affectait fortement. On remarque bientôt chez elle un mélange de peines et d'inquiétudes continuelles : elle se persuade un jour que son père n'a plus pour elle la même tendresse, et manifeste tout à coup le désir et l'impatience de voir sa mère qui était absente. En même temps, ses digestions deviennent difficiles, elle se plaint de malaise à l'estomac, de vents, de gonflemens dans les hypocondres, de palpitations, d'une céphalalgie habituelle et plus ou moins forte, d'insomnie, de rêves pénibles. Elle témoigne beaucoup d'empressement aux personnes qui veulent s'entretenir de son état, et repousse avec humeur toute autre conversation.

Elle éprouve aussi des spasmes convulsifs, des resserremens à la gorge, des cloux ou douleurs locales, souvent elle pleure sans motifs; d'autres fois elle est prise de convulsions générales avec perte incomplète de connaissance.

Le retour de sa mère ne la calme pas; elle devient au contraire plus agitée, plus emportée, s'irritant de tout, menaçant, à la moindre contrariété, de se détruire; bientôt, désespoir encore plus prononcé, dégoût de la vie, penchant au suicide, suivi de tentatives.

On eut recours successivement à l'application des sangsues à la vulve, aux pédiluves, aux

bains tièdes. On prescrivit intérieurement les
boissons délayantes, la liqueur minérale d'*Hoffmann*, l'opium, les purgatifs ; on insista en
outre sur l'exercice, sur les moyens de diversion et sur les consolations de l'amitié. Au bout
de sept à huit mois, cette demoiselle éprouva
un mieux sensible qui, avec le temps, a fait
encore de nouveaux progrès.

Le premier paragraphe nous paraît offrir les
symptômes de l'hypocondrie ; dans le deuxième,
on trouve ceux qui appartiennent à l'hystérie,
et le troisième enfin, nous représente les phénomènes particuliers de la mélancolie avec penchant au suicide.

Nous trouvons dans l'observation qui suit, un
exemple d'hypocondrie compliquée avec une
mélancolie bien prononcée, mais peu grave.

Un jurisconsulte très-distingué, âgé de cinquante-deux ans, doué d'une bonne constitution et d'un caractère aimable, éprouve depuis
long-temps du trouble dans sa santé : ses digestions sont lentes et pénibles, et surtout facilement dérangées par le moindre écart dans son
régime ordinaire ; il se plaint de flatuosités, de
borborygmes, et d'alternatives de constipation
ou de diarrhée. A diverses époques il a ressenti
des spasmes vers la poitrine, de l'oppression et
des palpitations : les variations atmosphériques
et le vent nord-est spécialement exercent sur lui

une influence remarquable : il parle de sa santé avec un plaisir spécial et une exaltation constante ; à l'en croire, personne n'a des nerfs aussi délicats, aussi susceptibles ; mais si vous parvenez à détourner son attention, ou s'il s'engage dans une conversation étrangère à sa maladie, il montre un jugement des plus sûrs, un tact des plus fins, et un esprit très-orné.

Une singularité non moins extraordinaire, c'est la crainte de se trouver mal, qui le poursuit constamment dans certaines circonstances, crainte qu'il sait n'être pas fondée, puisque jamais il n'est tombé en syncope, mais que sa raison et sa volonté ne peuvent surmonter. Ainsi, au palais, dès qu'il porte la parole, il est aussitôt saisi par la crainte d'une lipothymie qui appellerait sur lui, d'une manière désagréable, l'attention du public. Au spectacle, dans une loge, et sur le dernier rang, il n'éprouve aucune inquiétude, parce qu'il peut sortir librement ; mais à l'orchestre, au milieu d'un grand nombre de spectateurs, de même, dans une assemblée publique, il a toujours cette frayeur panique, et qu'il reconnaît comme telle sans pouvoir la dompter ; sa crainte est d'autant plus forte, qu'il voit plus d'obstacles pour se soustraire à l'attention de la société, s'il venait à se trouver mal. Jadis toutes les sensations un peu vives se faisaient sentir à l'épigastre ; maintenant elles se rapportent à la tête.

Nous avons conseillé à ce légiste une vie active, un régime tonique bien réglé, et une certaine contention d'esprit, dont il sent également la nécessité, et nous avons ainsi contribué à diminuer sensiblement le désordre physique et moral; maintenant sa santé est habituellement très-bonne.

En parcourant la vie de *Zimmermann*, nous verrons une hypocondrie grave qui, par la suite, s'est compliquée avec une mélancolie, dont la terminaison a été funeste.

Zimmermann naquit à Brug, d'une famille distinguée depuis plusieurs siècles par l'estime la mieux méritée. A la fin de ses études, il se trouve livré à lui-même par la mort de ses parens; isolement pénible, surtout pour l'homme qui joignait à une imagination vive une sensibilité extrême. Dès-lors, celui qui ne vivait que pour les siens, se consacre de son propre mouvement à l'art dont le but est la santé des hommes. Il eut pour maître, ou plutôt pour ami, le célèbre *Haller*; ce rapprochement garantissait déjà l'éclat futur du nom de *Zimmermann*. A vingt-deux ans il écrit à M. *Tissot*: *Je mène dans ce pays la vie d'un homme qui voudrait vivre après sa mort.* Mais ces travaux trop prolongés altérèrent bientôt sa faible constitution; et il éprouve alors une première atteinte d'hypocondrie. Nous verrons *Zimmermann*, de plus en plus affecté dans son

Dd

existence physique, payer bien cher une célébrité précoce.

Une de ses lettres à son ami nous fournit une nouvelle preuve de sa disposition constante à cette vésanie. *J'aime la solitude,* lui marquait-il, *et je ne trouve de plaisir que chez moi ; j'écris pour me procurer un amusement.*

Dès-lors un séjour plus tranquille, isolé de toute société, vint accroître cet amour de la retraite et de l'étude, dont il faisait ses délices. Sa vive sensibilité fut bientôt mise en jeu par diverses contrariétés, et les symptômes d'hypocondrie s'exaspérèrent ; il éprouvait entre autres phénomènes, un trouble marqué dans les fonctions digestives, des alternatives de tristesse et de gaîté passagères, et la nuit des songes inquiétans.

Dans son *Traité de l'Expérience*, il lui est échappé quelques plaisanteries qui semblent s'être introduites sous les auspices d'une excessive gaîté ; *c'est*, dit M. Tissot, *le bout de l'oreille d'un hypocondriaque qui laisse apercevoir ses momens d'inégalité ;* bientôt léger soulagement, fruit de ses voyages et de la guérison d'une hernie compliquée, dont *Mekel* l'opéra ; mais un excès de travail le jette de nouveau dans l'hypocondrie. Un projet d'écrire sur cette maladie, à laquelle il eût pu fournir de son propre fonds, fut aussitôt abandonné que conçu, et son ouvrage sur la solitude, auquel il travaillait depuis long-temps, le ramenait sans cesse à des idées mélancoliques.

Si personne ne fut plus que lui en butte aux basses intrigues de la jalousie, personne n'en fut mieux vengé par la haute considération qu'il mérita, et qui le fit appeler successivement par Léopold II, le roi d'Angleterre, Catherine II et le grand Frédéric.

En 1794, des chagrins, nés de la révolution française, et l'invasion qui menaçait son pays, vinrent augmenter l'amertume de son existence, qu'il dépeint dans ces mots à son ami : *Je cours risque de devenir encore cette année un pauvre émigré, forcé d'abandonner sa maison, avec la chère compagne de sa vie, sans savoir où donner de la tête, où trouver un lit pour y mourir.....*

A ce trouble moral succède le désordre physique le plus prononcé : bientôt insomnies fréquentes, illusions d'optique, apparition de fantômes pendant la nuit ; dégoût, perte d'appétit, des forces et de l'embonpoint ; perversion des fonctions de l'estomac, dépérissement gradué, tremblemens, étourdissemens exaspérés, surtout par l'usage du café ; syncopes après le moindre exercice, versalité morale et défaut de confiance pour les conseils qu'il réclamait à chaque instant, confusion légère et fugace dans les idées, terreurs paniques et pusillanimité qui contrastait avec le caractère mâle de *Zimmermann.* Au milieu de ces phénomènes nombreux dûs à l'hypocondrie, on retrouve de bonne heure une propension à la mélancolie dans cet amour extrème de la solitude ; propension exaltée ensuite, et prenant le caractère d'un délire exclusif, *la crainte continuelle de voir l'ennemi entrer chez lui et dévaster sa maison.* Tourmenté de plus en plus par divers chagrins, et réduit, par suite de cette hypocondrie mélancolique, à un état de marasme, cet illustre médecin termina sa carrière en 1795.

On trouve dans une très-bonne dissertation sur la mélancolie, par le docteur *Charpentier*, des exemples d'hypocondrie mélancolique ; et le *Traité de la Manie*, par le professeur *Pinel*, nous offre également la mélancolie et même la manie compliquant les névroses hypocondriaques (1).

En examinant la réunion fréquente de la mélancolie et des aliénations avec l'hypocondrie, on est facilement convaincu qu'il existe une sorte d'affinité entre ces diverses vésanies ; toutefois nous ferons remarquer que quand une aliénation telle que la manie, la démence ou l'idiotisme, compliquent l'hypocondrie ; celle-ci semble totalement dissipée ou tellement affaiblie, qu'on aurait souvent beaucoup de peine à en apercevoir les traces ou les phénomènes ; au contraire, dans

---

(1) *Voyez* Traité de la Manie, p. 54.

les cas de complication d'hypocondrie et de mélancolie, les symptômes propres à l'une et l'autre
affection sont ordinairement distincts, et rendent
ainsi toute méprise très-difficile. La même considération peut aussi s'appliquer aux lésions de
la mémoire ou amnésies (1).

Manget a consigné dans ses œuvres l'observation d'un homme âgé de soixante-quatre ans,
qui, au milieu d'une hypocondrie invétérée,
ressentit, deux années de suite, à une certaine
époque, une perte de mémoire telle, que pendant plusieurs jours il ne se rappelait ni son
nom, ni ce qu'on lui avait dit, ni ce qu'il voulait
écrire, etc. *Manget* penche à croire que cette lésion de la mémoire dépendait de l'hypocondrie;
mais comme un pareil symptôme est fort rare
dans cette névrose, je serais porté à le considérer
plutôt comme une complication accidentelle.

Une autre observation, rapportée par le même
auteur, nous offre le tableau d'une hypocondrie
des plus graves, avec altération des facultés intellectuelles, et surtout de la mémoire, que le
malade recouvrait vers le soir; alors seulement
il pouvait lire et écrire, car jusque-là il avait
oublié tous les caractères. Cette amnésie fut de

---

(1) Voyez, pour ces maladies, dont l'histoire est si peu
avancée, la dissertation que nous avons insérée dans les Mémoires de la Société de Médecine de Paris. (*Paris,* 1816.)

peu de durée; mais elle me semble également
pouvoir constituer une complication par son retour régulier, son intensité, etc.

Cette névrose peut coexister avec l'épilepsie,
ou celle-ci se joindre à la première, sans que l'une
ou l'autre de ces deux circonstances puisse constater une espèce particulière d'hypocondrie ou
d'épilepsie; on doit considérer cette réunion
comme une complication. Mais l'histoire d'un
épileptique chez qui l'on rencontre deux ou trois
symptômes nerveux, et qui n'offre d'ailleurs
aucun des signes primordiaux propres à l'hypocondrie, ne peut caractériser cette complication.
Un de nos confrères, dans une dissertation, très-
bien faite d'ailleurs, sur l'épilepsie, a désigné sous
le titre d'*épilepsie hypocondriaque ou vaporeuse*,
l'observation suivante, qui pour nous n'est ni
une complication ni une espèce particulière.

« Jacques-Joseph S**, âgé de soixante-quatre
ans, d'une mobilité peu ordinaire à cet âge, né à
Paris de parens sains, fut bien portant jusqu'à
l'âge de dix ans, qu'effrayé par son frère, qui
s'était caché pour lui faire peur, il eut un accès
épileptique. Huit à dix jours après, nouvel accès;
ensuite accès tous les deux ou trois mois, et même
plus rarement.

» A dix-huit ans, se trouvant en route pendant
un orage, il vit le tonnerre tuer une personne
non loin de lui, ce qui lui causa beaucoup de

frayeur. Arrivé chez lui, il raconte à ses parens l'événement dont il a été temoin, et se sentant fatigué, il se déshabille pour se mettre au lit ; mais en ôtant son habit, il en trouve les deux pans de derrière enlevés. L'odeur de soufre et la trace de la brûlure lui découvrent la cause de cet accident ; il frémit du danger qu'il a couru et éprouve sur le champ un accès d'épilepsie. Le lendemain, ictère universel, et dès-lors, accès tous les trois ou quatre jours jusqu'à dix-neuf ans. Dans cet intervalle, il fut électrisé par *Comus*, quinze jours de suite, sans succès.

» A dix-neuf ans, les accès s'éloignèrent ; à vingt ans ils ne revenaient plus que tous les quinze jours ou trois semaines ; à vingt-sept ans ils étaient plus éloignés encore, mais un mouvement de colère, un excès de vin, les rappelait constamment.

» A vingt-huit ans, les accès cessèrent ; à trente et un ans, il se maria, eut sept enfans de sa femme avec laquelle il vécut onze ans. Dans cet intervalle, il se souvient cependant d'avoir eu deux accès, l'un à la suite d'une peur, l'autre dans un mouvement de colère (1) ; mais il n'en eut

(1) Ce malade a éprouvé beaucoup moins d'accès pendant les onze années de son mariage : est-ce à cette dernière circonstance qu'il faut attribuer la suspension des accidens ? J'en doute, puisqu'ils avaient cessé trois ans avant cette époque, et qu'ils ont encore diminué sensiblement depuis cinq ans,

aucun jusqu'en 1793, qu'affaibli par la disette,
la mauvaise nourriture, accablé d'inquiétudes et
de peines relatives à tout ce qui se passait à cette
époque, il eut de nouveaux accès revenant tous
les deux jours : il était alors âgé de cinquante-
quatre ans.

» Jusqu'à cinquante-sept ans ils suivirent la
même marche ; alors Jacques–Joseph entra à
Bicêtre, où il a toujours demeuré depuis ce temps.
Ses accès, très-fréquens les deux premières années, ont toujours été en s'éloignant depuis. Il
y a maintenant près d'un an qu'il n'en a eu.

» Dans les premiers temps de l'invasion de son
épilepsie, il ne sentait pas venir l'accès. A vingt
ans, celui-ci s'annonçait quelques secondes d'a-
vance, par le sentiment d'une boule qui, mon-
tant et descendant dans l'abdomen, se fixait au
cœur. Alors, perte de connaissance, chute, cris,
pleurs, agitation de tout le corps, et par intervalles, mouvemens convulsifs si violens, que trois
personnes pouvaient à peine le retenir ; point
d'écume à la bouche. Après l'accès qui durait
depuis quinze jusqu'à vingt-cinq minutes, le
malade se sentait très-fatigué, sans toutefois être
obligé de garder le lit.

---

postérieurement à son veuvage ; dans tous les cas, le fait
fût-il démontré, il ne constituerait à nos yeux qu'une exception à l'opinion que nous avons émise, page 133.

» Depuis le retour de l'épilepsie, en 1793, les signes précurseurs de l'accès sont encore plus marqués. Cinq à six jours d'avance, il éprouve une palpitation incommode que remplacent, au moment de l'accès, le sentiment de la boule et le reste des symptômes décrits ci - dessus. Après chaque accès, le malade se sent une grande disposition à se mettre en colère. Comme il y a un an qu'il n'a eu d'accès, il est probable qu'il guérira de cette deuxième rechute, surtout en éloignant avec soin les causes occasionnelles qui ont toujours rappelé l'épilepsie ». (MAISONNEUVE.)

Nous ne voyons, comme nous l'avons annoncé déjà, dans cette observation, qu'une épilepsie bien constatée, mais simple : ce n'est, à notre avis, ni une espèce particulière d'épilepsie, ni une complication de celle-ci avec l'hypocondrie, car quelques symptômes éphémères, et encore moins un symptôme unique, ne peuvent, suivant nous, faire admettre cette complication.

DEUXIÈME SECTION.

Complications de l'Hypocondrie avec les affections ou lésions des organes abdominaux.

Nous avons dit qu'un état habituel d'irritation du système nerveux de l'estomac ou des intestins, etc., déterminait peut-être constamment l'hypocondrie ; nous ajouterons que les phlegmasies aiguës ou chroniques peuvent se joindre

d'autant plus facilement à l'hypocondrie, que la
sensibilité exaltée des viscères qui président ou
coopèrent à la digestion, est une circonstance très-
favorable à leur inflammation , et qu'elle peut
même, dans quelques cas, constituer un premier
degré de cette dernière maladie.

Le nombre et la durée des affections hypocondriaques nous expliquent la fréquence de leur réunion avec les phlegmasies chroniques qui sont
elles-mêmes très-nombreuses : remarquons, en
outre, que l'identité de siége peut encore favoriser la complication de ces diverses maladies. A
mesure que les symptômes de l'affection locale
se dessinent , les phénomènes dépendans de la
névrose s'affaiblissent ordinairement , et tôt ou
tard les premiers deviennent prédominans , au
point qu'alors l'hypocondrie peut être masquée
presque entièrement.

L'observation suivante nous offre plusieurs
traits de la complication de l'hypocondrie avec
une phlegmasie gastro-intestinale, d'abord aiguë,
puis chronique.

Un artiste , doué d'une sensibilité très-exquise
et d'un talent distingué, aimait la littérature avec
passion et s'adonnait à l'étude de l'art dramatique
avec le plus grand zèle. Né de parens sains, et qui
ont prolongé leur carrière fort loin, il parvint jusqu'à l'âge de quarante ans sans avoir ressenti aucune atteinte notable dans sa santé; mais depuis

lors, son estomac n'exécuta plus ses fonctions
avec la même régularité ; les digestions devinrent
difficiles ; le malade était souvent fatigué par des
vents, des nausées et quelquefois par des vomissemens alimentaires qui se calmaient promptement à l'aide d'un régime un peu plus sévère.
Il se plaignait fréquemment de palpitations,
d'étourdissemens, de bourdonnemens d'oreilles,
de frayeurs paniques, de bruits violens et singuliers qu'il entendait la nuit et qui troublaient
son sommeil. Sa susceptibilité était eu général
très-prononcée.

Des affections morales fort pénibles vinrent
aggraver cet état nerveux auquel le malade s'ef-
força inutilement de remédier par l'usage de
l'eau-de-vie et du thé. Son caractère mélancolique
se prononça de plus en plus ; et tout discours,
toute description, propres à faire connaître sa situation, étaient remarquables par son exagération, et par l'inquiétude dont il était empreint.
Ce fut dans ces circonstances qu'un nouveau
désordre se prononça ; la langue devint muqueuse
et chargée ; il s'y joignit une douleur de tête
sus-orbitaire, l'amertume de la bouche et une
fièvre continue. Néanmoins l'émétique ne fut
pas administré, on s'en tint aux délayans, aux
lavemens émolliens, et de temps à autre, à quelques légers laxatifs. La maladie parcourut ses
trois septenaires, et tout annonçait une guérison

prochaine, lorsque M. R** prit de son chef sept pilules drastiques (invasion de la phlegmasie). Dès le soir il survint une cardialgie violente, une syncope, des sueurs froides, suivies de vomissemens bilieux.

Les jours suivans il y avait nausées, hoquet, rapports fréquens, sensibilité à l'épigastre, et de temps à autre vomissemens de mucosités jaunâtres, et même par fois de matières alimentaires, fièvre continue avec redoublemens irréguliers qui étaient surtout déterminés par la moindre quantité d'alimens ou de boisson excitante; soif plus ou moins vive, dégoût général, haleine fétide, par suite peut-être du mauvais état des dents: la langue offrait constamment un enduit saburral très-épais et tenace. Il y avait toujours une sensibilité sourde dans différens points de l'abdomen, et des évacuations de couleur et de consistance variées, plus fréquentes en général que dans l'état de santé. Pendant toute la durée de cette phlegmasie il eût été très-difficile de reconnaître les symptômes spéciaux de l'hypocondrie. Deux causes contribuèrent singulièrement à perpétuer la maladie, et à en produire les redoublemens, l'indocilité du malade et son irascibilité. Après quatre mois de souffrances, il se soumit enfin au régime sévère qu'on lui recommandait depuis long-temps, et dès-lors les accidens diminuèrent.

On employa successivement les adoucissans,

les délayans, les fondans unis aux légers narcotiques. Plusieurs vésicatoires volans furent appliqués sur l'abdomen. Dans la suite, on eut recours aux légers toniques, à l'eau rougie et
sucrée que le malade supportait mieux que
toute autre boisson, et plus tard au vin de Malaga,
par petites doses, etc. Enfin, après six mois de
maladie et de traitement, bien plus par le travail
de la nature que par les efforts de l'art, M. R**
recouvra une très-bonne santé; il a cependant
depuis lors ressenti une nouvelle attaque de son
hypocondrie, mais peu prononcée et sans aucune
réminiscence de l'inflammation abdominale.

Hypocondrie compliquée de Phlegmasie chronique.

Mademoiselle Adèle, âgée de vingt-deux ans,
d'un tempérament nervoso-bilieux, d'une constitution délicate, douée de beaucoup de gaîté et
d'une grande vivacité, appartient à des parens
très-sains et dont la santé est encore fort bonne,
quoiqu'ils soient avancés en âge. Les premières
années de sa vie ont été orageuses; elle a éprouvé
à cette époque la plupart des maladies qui affec-
tent les enfans. A douze ans elle a eu la petite
vérole, et à seize, ses règles ont paru sans douleur
et sans causer le moindre désordre. Elles ont été
assez abondantes les premiers mois, mais ensuite
elles ont diminué en quantité; de sorte que

chaque mois elle perdait au plus deux onces de
sang dans l'espace de quatre à cinq jours.

Il y a deux ans que, par suite d'une violente
jalousie, elle devint sombre et rêveuse, perdit le
goût du travail, maigrit, s'éloigna du monde, et
fut prise d'une fièvre bilieuse qui dura peu, mais
qui la laissa dans un état de langueur et d'abattement (invasion de l'hypocondrie). Peu de temps
après ses parens inquiets appelèrent un médecin,
qui, après avoir recueilli les renseignemens ci-
dessus, observa les phénomènes suivans : pâleur
de la face, air inquiet et triste, langue blanchâtre, bouche pâteuse, légèrement amère; douleur vers l'estomac, digestions pénibles, accompagnées de beaucoup de vents qui, rendus par
le haut, soulageaient momentanément; ventre
douloureux avec borborygmes, constipation,
chaleur naturelle de la peau, pouls serré, parfois
irrégulier, mais sans fréquence; douleurs dans
les cuisses et dans les jambes; urines abondantes, tantôt très-rouges, d'autres fois citrines,
toujours avec sédiment. La malade se plaignait
de passer les nuits dans une agitation considérable et dans des songes effrayans qui détermi-
naient le réveil; alors des palpitations se faisaient sentir pendant quelques heures; elles
étaient suivies d'une sueur abondante de tout
le corps. Cet état a duré sept à huit mois sans
changement marqué dans les phénomènes qui

viennent d'être énoncés; mais au bout de ce temps
des terreurs paniques sont venues aggraver les
souffrances de la malade; tantôt elle craignait
d'être affectée de phthisie, d'autres fois de devenir folle pour le reste de sa vie. Elle avait souvent, pendant un mois, un appétit dévorant;
durant ce temps les digestions se faisaient facilement, quoique les borborygmes continuassent
avec une éruption de vents considérable; il arri-
vait souvent qu'à cette espèce de boulimie suc-
cédait une anorexie complète avec une sorte
d'horreur pour tous les liquides colorés; enfin
il s'y joignait des bâillemens incomplets et fréquens. On a opposé à cette maladie des purgatifs,
des anti-spasmodiques, des fondans, et sans succès pendant l'espace de vingt mois; au contraire,
le mal semblait faire des progrès, surtout par
l'emploi des purgatifs.

C'est ici que commence une autre série de
symptômes qui dénotent une phlegmasie chronique. Il y a quatre mois qu'un flux dysentérique
s'est manifesté; et malgré tous les moyens que
divers médecins appelés tour à tour ont indiqués, ce flux subsiste encore et s'accompagne de
douleurs abdominales plus ou moins vives, et
qui n'ont pu être calmées. La face est pâle,
grippée, la langue peu humide; il y a dégoût,
soif plus forte le soir, désir des boissons froides,
éructations fréquentes avec nausées, de temps

en temps vomissemens de matières muqueuses,
et alors cardialgie, mais peu intense (les vomissemens sont survenus depuis peu). L'abdomen
est un peu tendu, sonore, douloureux d'une manière obtuse ordinairement, mais par fois, et
surtout lorsqu'on presse la région ombilicale,
les souffrances deviennent d'une *acuité* insupportable. Il y a tous les jours sept ou huit selles
et un peu de soulagement après chaque évacuation; les urines peu abondantes sont tantôt
rouges, tantôt presque incolores, recouvertes
d'une pellicule graisseuse, ou avec un sédiment
d'un jaune rouge. Du côté de la poitrine on ne
remarque qu'une gêne très-légère, qui nous paraît
dépendre de la faiblesse. La peau est généralement
sèche, terreuse en certains endroits, comme aux
bras, au ventre; sa chaleur est plus élevée que
dans l'état naturel, principalement vers l'ombilic.
Le pouls est petit, serré, faible, donnant 92 pulsations par minute, et le soir la fièvre devient
plus prononcée : cette exacerbation dure de cinq
à six heures; vers la fin, il y a une moiteur légère
et partielle. Les nuits sont pénibles, et le sommeil n'a lieu qu'autant qu'on le provoque : la
malade est singulièrement maigrie. Les règles ont
manqué à la dernière époque, pour la première
fois. Au moral, situation des plus fâcheuses
en général : l'idée de tous les maux vient sans
cesse assaillir son imagination; à chaque instant

elle désire un nouveau médecin, de nouveaux remèdes ; tantôt elle désespère de son rétablissement, et alors les pensées les plus noires, les plus sinistres occupent son esprit : tantôt l'espérance la séduit sous toutes les formes, et dans cette disposition elle organise mille plans de conduite pour sa prochaine convalescence. Les médicamens qui paraissent maintenant le plus la soulager, sont les adoucissans calmans, unis aux légers toniques.

Il nous semble bien évident qu'il a existé chez cette malade une hypocondrie qui s'est compliquée, au bout de vingt mois, avec une phlegmasie chronique des intestins; celle-ci s'est prolongée par la suite jusqu'à l'estomac. Je ne doute pas enfin que l'abus des purgatifs n'ait beaucoup favorisé le développement de l'inflammation.

L'observation suivante, tracée par *Hoffmann,* nous paraît offrir une hypocondrie qui s'est compliquée de très-bonne heure, avec une phlegmasie chronique intestinale.

Un homme distingué, âgé de trente-deux ans, d'un tempéramment phlegmatique et sanguin, ayant les chairs molles et flasques, fut élevé tres-mollement et avec beaucoup de soin : il n'éprouva aucune maladie et ne fut jamais sujet aux constipations.

A trente-huit ans, il s'adonna à la bonne chère dans de grands repas, et but avec profusion du vin

E e

acidule de Franconie ou du Rhin , pendant plusieurs semaines. Il fut pris d'un dévoiement très-
intense qu'il modéra , sans toutefois l'arrêter
entièrement , avec des poudres opiacées dont il
força imprudemment la dose, contre l'avis de son
médecin. Dès-lors il ressentit du malaise dans
les hypocondres , des anxiétés précordiales , des
spasmes , des flatuosités, des borborygmes , des
gonflemens ; les digestions devinrent pénibles ,
les forces diminuèrent , le sommeil fut agité , inquiet ; des idées tristes et des absences de raison
se joignirent à ces divers accidens (1).

On consulta plusieurs médecins, qui reconnurent tous l'affection hypocondriaque, et opposèrent tantôt les martiaux et les stomachiques
chauds, d'autres fois les volatils et les aromatiques ; mais tous leurs efforts furent inutiles , le
dévoiement continuait avec des douleurs terribles : les déjections étaient fréquentes (il allait
cinq fois et plus par jour), et semblaient cor-
roder l'anus ; il s'élevait par la bouche des rots
acides et brûlans ; enfin le malade rendait des
vents dont l'issue diminuait ses coliques : cette
série d'accidens subsista pendant deux ans.

_____

(1) Jusqu'ici nous ne voyons qu'une hypocondrie simple,
dont l'origine provient de la suppression d'une diarrhée par
l'usage inconsidéré des narcotiques ; dans le paragraphe suivant, il nous semble permis de reconnaître une phlegmasie
intestinale chronique, compliquant l'hypocondrie.

On pratiqua une saignée du pied, on mit en usage les pilules de *Becher*, des sels apéritifs et des eaux minérales; le mal n'en fit pas moins de progrès.

L'appétit se maintenait (1), mais les alimens étaient rendus sans être digérés : le matin, et à la fin de la digestion, il vomissait, après beaucoup d'anxiétés, de chaleurs intérieures et de froid aux extrémités, une lymphe corrosive comme de l'eau forte. La bouche était sèche; il y avait de la soif : vers le soir, lorsqu'à l'extérieur il avait froid, il lui survenait au dos une chaleur accompagnée de sueur. Les martiaux ne réussirent pas, et il survint une si grande difficulté de respirer, avec froid des extrémités, qu'il paraissait très souvent prêt à suffoquer.

C'est alors qu'il réclama nos soins : nous fîmes appliquer, sur une tumeur placée à l'anus des sangsues, et nous lui donnâmes notre élixir viscéral avant les repas : nous lui conseillâmes, à prendre après sa digestion, la poudre *précipitante* faite avec l'écorce de cascarille, etc.; le matin une infusion théiforme pour boisson ordinaire;

_____

(1) Quand les malades conservent un bon appétit et n'éprouvent point de vomissemens, il est presque certain que l'inflammation est bornée aux intestins; mais lorsqu'aux symptômes ci-dessus il se joint l'anorexie, la douleur à l'épigastre, le vomissement, etc., alors l'estomac participe presque toujours à l'inflammation.

une décoction appropriée ; de deux jours l'un
les pilules anti-spasmodiques composées avec
l'extrait de mille feuilles, de camomille, le suc
de férule, la myrrhe, le safran et le casto-
reum, etc. A ces moyens nous ajoutâmes un bon
régime et l'usage des eaux de Schwalbach. Le
malade, ayant suivi ce traitement, en retira, au
bout de quelque temps, un très-grand soulagement (HOFFMANN).

Hypocondrie convertie en une Gastrite chronique,
et terminée par une Gastrite aiguë mortelle.

M. P**, âgé de quarante-six ans, fut doué
d'un caractère fort gai et d'une bonne constitution : il se livra dans sa jeunesse, et sans mesure,
aux plaisirs de l'amour; long-temps sa santé ne
parut pas en souffrir, mais un rhumatisme articulaire, ou des grandes articulations, atteignit
enfin cette organisation qui semblait inébran-
lable : la crise se fit sur la vessie, qui devint le
siége d'un catarrhe chronique. Cette crise, et la
continuation de l'affection de vessie qui en résulta, furent sans doute favorisées par les excès
auxquels M. P** s'était adonné pendant long-
temps. L'urine fut d'abord blanchâtre, sédimen-
teuse, puis muqueuse; le malade se plaignit dès-
lors de douleurs légères à la vessie, et de fréquentes envies d'uriner qui le tourmentaient

même le jour, et l'obligeaient à se lever cinq ou
six fois chaque nuit.

Ce fut alors que je le vis pour la première fois,
en 1802 (1) : il avait à cette époque trente-quatre
ans. Je l'engageai à faire examiner d'abord l'état
de sa vessie par un des grands maîtres de l'art ;
et peu de temps après il fut sondé par M. *Dubois*,
qui confirma l'existence d'un catarrhe vésical.
Des souffrances habituelles, et la gêne qu'il éprouvait quand il était dehors, lui firent prendre la
résolution de renoncer à toute société.

Cet isolement presque absolu, qui contrastait
avec son genre de vie ordinaire, une application
plus soutenue et pénible aux travaux de sa profession, l'ennui de sa position, la douleur,
l'insomnie, la vie sédentaire et des chagrins de
diverse nature,, amenèrent insensiblement le
trouble des fonctions digestives, une véritable
hypocondrie.

M. P** ne digérait qu'avec peine ; il était tourmenté par des vents, des borborygmes, une
constipation presque habituelle, et ressentait un
malaise générale, des étourdissemens et une
faiblesse très-grande qui avoisinait la syncope :
on remarquait en outre au moral un abattement

_____

(1) Je l'ai suivi pendant douze ans, sauf quelques intervalles assez courts, durant lesquels je ne le perdais pas de
vue, et j'ai été le triste témoin de ses derniers momens.

très-prononcé, des craintes relatives à diverses maladies, et une très-grande versatilité dans ses idées.

L'intensité et la persévérance des causes de cette maladie firent échouer tous les efforts de l'art : M. P** ne pouvait se livrer à aucun exercice, ni rechercher dans la société la distraction qui lui était nécessaire, puisqu'il était obligé d'uriner de quart d'heure en quart d'heure. Les médicamens toniques qui exerçaient sur l'estomac une action favorable lui étaient fréquemment interdits, parce qu'ils exasperaient la sensibilité de la vessie. Ce malade était en outre fort indocile : il se refusa long-temps à l'usage des bains sulfureux, aux vésicans (sans cantharides), et à d'autres moyens qui paraissaient indiqués. Il se mit à plusieurs reprises entre les mains des charlatans, qui le fatiguèrent de remèdes échauffans, d'anti-vénériens, etc. Ce fut à leur ignorante témérité qu'il dut une nouvelle série d'accidens, pendant laquelle les symptômes de l'hypocondrie furent en grande partie masqués. La difficulté des digestions augmenta, il s'y joignit la perte de l'appétit; plus tard, un dégoût presque général, une cardialgie légère, mais habituelle. Il existait souvent des rapports, des nausées, et même des vomissemens, de la soif, et un mouvement fébrile avec sécheresse de la langue et de la peau; d'autres fois il survenait de vives exacerbations souvent produites par le repas le plus léger, ou de nouvelles contrariétés ; les évacuations tantôt plus, tantôt moins abondantes, étaient bilieuses ou séro-muqueuses ; on ne pouvait méconnaître dans cette succession de symptômes ceux qui appartiennent à une inflammation lente de l'estomac.

Après sept à huit mois de ce nouveau genre de souffrances, M. P** fut pris, le 20 novembre 1814, par suite de fatigues, d'un frisson suivi de chaleur, de soif, de mal de tête, et de douleurs vers l'épigastre. Le 21, le pouls était dur et fréquent, mais non développé, la physionomie annonçait un état d'angoisse et d'altération profonde ; la bouche était amère, la langue sèche ; il y avait céphalalgie violente, tension et sensibilité à l'épigastre ; le reste de l'abdomen était souple. Je prescrivis les adoucissans, une potion antispasmodique, les applications émollientes sur l'épigastre, des lavemens émolliens et un peu laxatifs ; des sinapismes furent appliqués aux extrémités inférieures.

Le 22, même état auquel il se joignit des nausées et des vomissemens très-pénibles, composés de mucosités blanchâtres et bilieuses.

Le 23, léger amendement ; les 24 et 25, retour des accidens au même degré que le 21 et le 22. Le 26 novembre (septième jour de la phlegmasie aiguë), le mal de tête augmenta, et une inflammation très-douloureuse survint à l'œil droit : un vésicatoire fut appliqué à la nuque. Le 29 novembre (dixième jour), le malade fut toute la journée en proie à un très-grand malaise, et à un hoquet convulsif; le lendemain (onzième jour), il y eut quelques momens de rémission, le hoquet ne revint pas; l'ophthalmie et la douleur de tête parurent céder au vésicatoire; le pouls était moins dur, mais toujours fréquent; la bouche de plus en plus mauvaise, et la langue sèche et brunâtre. Du onzième au quinzième jour les accidens restèrent à peu près les mêmes; le hoquet reparut à plusieurs reprises, mais sans persévérance soutenue; la soif fut moins vive, la figure resta toujours altérée, et l'état d'angoisse et de souffrance ne diminua pas sensiblement : on revint plusieurs fois, dans le cours de la maladie, aux sinapismes. Le seizième, prescription de deux vésicatoires aux cuisses, que le malade refusa, et qui ne furent appliqués que le lendemain; apparence de mieux, qui ne pouvait tromper sur un péril aussi imminent : vomissemens de matières ou stries brunâtres et noirâtres qui nageaient dans une certaine quantité de sérosité; sueur froide et visqueuse, pouls petit, misérable. Le 6 décembre, dix-septième jour de l'inflammation, respiration convulsive, assoupissement et alternatives de rêvasseries. M. P** succomba après une agonie très-douloureuse.

Ouverture. Le cerveau était un peu injecté ; les ventricules contenaient environ deux onces de sérosité, les poumons et le cœur n'offraient rien de particulier, l'estomac était diminué de volume, épaissi ; sa membrane muqueuse était d'un rouge livide, et présentait plusieurs points noirâtres ; tous les intestins étaient rétrécis ; la vessie rapetissée offrait une consistance comme squirrheuse ; sa membrane interne était fongueuse.

Dans l'observation suivante nous verrons une hypocondrie qui nous paraît avoir fini, après de longues années, par une péritonite aiguë, dont la terminaison a été également funeste.

M. de Ch., âgé de cinquante-deux ans, unissait une assez bonne constitution à un tempérament des plus nerveux ; l'invasion de son hypocondrie remonte à l'âge de trente-trois ans, et cette maladie fut renforcée par une vie molle et sédentaire, par un régime alimentaire trop recherché, et enfin, par l'abus des plaisirs de l'amour. Dèslors diminution de l'appétit, borborygmes fréquens, constipation, douleurs erratives, et parfois vomissement de mucosités abondantes, langue muqueuse, douleur et resserrement habituel vers la gorge ; palpitations très-pénibles, froids irréguliers, amaigrissement, étourdissemens, tintemens d'oreille, illusions d'optique, idées bizarres, maux imaginaires ou plutôt exagérés, aversion contre la société, le mouvement et

l'exercice, et tendance irrésistible au sommeil
après les repas ; crainte de perdre la raison, et
attention minutieuse pour tout ce qui est relatif
à sa santé.

Les premiers moyens mis en usage furent les
sangsues au siége, un grand nombre de bains
tièdes, des boissons anti-spasmodiques, les infusions de tilleul, de narcisse des prés, de feuilles
d'oranger, de menthe, de mélisse, etc. L'ensemble de ces moyens parut diminuer les accidens ;
mais des affections de l'âme très-pénibles, et la
continuité d'un régime aussi irrégulier, ramenè-
rent les accidens. L'exercice du cheval, les voyages, la fréquentation des spectacles agirent plusieurs fois d'une manière utile ; mais revenu à
ses habitudes favorites, M. de Ch. en retrouvait les
conséquences ordinaires ; par la suite, l'abdomen
devint plus sensible, et tout écart un peu prononcé dans le régime lui causait des coliques.
C'est dans cette disposition occulte aux phlegmasies qu'il fut saisi, après un refroidissement, d'un
frisson violent, de douleurs dans l'hypocondre
gauche et l'épigastre, et de vomissemens très-
abondans. La fièvre s'alluma, le pouls était fréquent, dur et serré, la soif vive, et la physionomie profondément altérée, grippée ; les différens points de l'abdomen devinrent successivement le siége de souffrances inexprimables contre
lesquelles échouèrent les saignées, les sangsues,

les bains, les cataplasmes, les lavemens émolliens, les boissons adoucissantes, les potions
huileuses, etc. Des syncopes fréquentes se manifestèrent ; il survint une rétention d'urine, ou
plutôt une suppression, puisque la sonde ne fit
sortir qu'une très-petite quantité de ce liquide.
Le hoquet, les vomissemens moins rapprochés,
mais noirâtres, l'état misérable du pouls, les
sueurs visqueuses, et la diminution des souffrances remplacées par un état d'anxiété plus
fâcheux encore, terminèrent le sixième jour de
l'inflammation cette scène déchirante (1).

Le fait suivant nous présente cette névrose terminée d'une manière également fâcheuse, par un
engorgement squirrheux du foie. M. G** reçut en
partage une bonne constitution, mais en même
temps une complexion délicate, et joignait à des
traits distingués un caractère aimable et une vive
sensibilité. Dès l'âge de dix-huit ans, il s'attache
à une jeune personne qui le flatte de l'espoir d'un
tendre retour ; mais ses parens s'opposant à cette
inclination, le font partir pour Paris. L'étude
des beaux-arts, et surtout de la peinture, qu'il
aimait avec passion, apporte quelque distraction
à sa peine. Bientôt, comme si tous ses goûts
devaient être contrariés, on l'oblige à entrer chez
un banquier, où il remplace, par un travail fasti-

_____

(1) Je n'ai pu obtenir l'ouverture.

dieux, la culture d'un art favori. En vain cherche-t-il à s'étourdir en se livrant aux plaisirs bruyans de la capitale, de nouveaux chagrins l'attendent encore, et troublent insensiblement la bonne santé dont il avait joui jusqu'alors.

Les fonctions digestives sont les premières lésées; l'estomac devient paresseux; chaque repas est suivi d'un état de souffrance; dans les intervalles, le malade est tourmenté par des tensions et des gonflemens vers l'épigastre et les hypocondres, par des flatuosités, des palpitations, des bâillemens, et un sentiment de malaise habituel; il répugne à faire de l'exercice, parce que ses jambes sont faibles et vacillantes; son caractère, naturellement très-gai, devenu morose, lui faisait prendre en aversion toute société, même peu nombreuse : un petit nombre d'amis intimes étaient son unique refuge.

Ce fut dans ces circonstances, et trois ou quatre mois après l'invasion de sa maladie nerveuse, qu'il partit pour Milan, où il obtint un emploi à la suite de l'armée. Pendant tout son voyage, lors de nos glorieuses campagnes d'Italie, il n'éprouva aucun dérangement dans sa santé; mais la paix de *Campo Formio* le ramène à Paris, où il reprend sa palette et ses pinceaux. Forcé, au bout de deux ans, à les abandonner de nouveau, il retourne en province, et y apprend la séparation de ses parens et la ruine de leur for-

tune, ainsi que le mariage de la jeune personne
qu'il avait aimée. Accablé sous le poids de son
malheur, il revient dans la capitale, et ressent
chaque jour de nouveaux symptômes nerveux;
l'hypocondrie reparaît avec le même cortége à
peu près que nous avons indiqué déjà. Je le
revis au bout de six mois, et son état n'était plus
le même. La physionomie, profondément altérée, offrait une teinte jaunâtre; l'embonpoint
était diminué, l'appétit presque nul, et la bouche
habituellement mauvaise; souvent les alimens
étaient rejetés, et des douleurs vives occupaient
l'épigastre et l'hypocondre droit. Je soupçonnai
une lésion organique; et quelque temps après
il fut reconnu, par deux praticiens également
recommandables, feu M. *Jeanroi* et le professeur
Dubois, que le foie était réduit à un état squirrheux.

Un traitement approprié apporta quelque soulagement à ses souffrances : c'était tout ce qu'on
pouvait espérer ; mais entraîné par des conseils
indiscrets, il se livre entre les mains d'un char-
latan, qui, par des purgatifs drastiques, avance
le terme de son existence. Ainsi périt à vingt-
quatre ans, un jeune homme que la nature avait
d'abord favorisé, mais dont les dernières années
furent une suite non interrompue de peines et
de malheurs.

On trouve dans *Morgagni*, épître trente-neuvième, une observation très-détaillée, qui nous offre l'exemple d'une complication analogue : c'était une tumeur squirrheuse de l'iléum et d'une partie du jéjunum.

Les hypocondriaques sont encore sujets à d'autres complications ; l'estomac et ses annexes sont parfois le siége d'hémorrhagies atoniques qui constituent cette affection, connue sous le nom de *méléna*. Dans ce cas, le vomissement fournit un sang noir et décomposé ; les selles sont ordinairement de la même nature ; rarement observe-t-on alors une constipation opiniâtre. Il faut distinguer cette maladie, qui est parfois exempte de désorganisation squirrheuse, du vomissement noir, atrabilaire que l'on rencontre dans les altérations cancéreuses ou organiques de l'estomac, du foie ou de la rate, et même dans les squirrhes du pylore non ulcérés, lorsque le malade approche du dernier terme de son existence.

L'observation suivante nous offre encore l'exemple d'une terminaison fâcheuse (1) produite par la réunion d'une hypocondrie et d'une lésion organique du rein droit. Un homme âgé de quarante-neuf ans, d'un tempérament mélancolique, et depuis plusieurs années hypocondriaque très-prononcé, se plaignait surtout d'une douleur vive à l'hypocondre gauche. Bientôt un

(1) *Sepulchretum anatom.*, lib. II, p. 660. BONNET.

flux hémorrhoïdal, dont il éprouvait du soulagement, vint à cesser : deux hémophthisies lui succédèrent dans l'espace de six mois; une troisième fut si considérable, que le malade succomba pendant l'accès.

Ouverture. La rate était livide et flasque, les vaisseaux mésentériques et gastro-épiploïques injectés et variqueux; le rein droit, plus volumineux que le gauche, *offrait à sa partie supérieure et entre ses membranes, un kyste très-étendu, contenant une sérosité jaunâtre.* Les poumons étaient engorgés, la rate, la veine-porte et le ventricule droit étaient également distendus par un sang noir et comme fermenté.

Les altérations organiques ne produisent presque jamais l'hypocondrie, mais elles viennent quelquefois compliquer cette névrose dont elles forment une des complications les plus fâcheuses. C'est ainsi que les vices organiques du pylore, du foie, de la rate, et même du pancréas, des reins, du canal intestinal, etc., succèdent aux maladies nerveuses des organes digestifs, et c'est alors qu'on peut dire *qu'à la peur du mal* succède *le mal de la peur.* En effet, après avoir long-temps redouté des maux qui souvent n'existaient pas, les hypocondriaques en éprouvent de très-réels, et dont le développement peut être favorisé par leurs craintes continuelles, ou par l'affection première qui les suscitait. Les symptômes géné-

raux qui peuvent faire craindre une altération
dans le tissu de nos viscères, sont l'ancienneté
et les progrès de la maladie, sa résistance à tous
les moyens rationnels, l'affaiblissement du malade, la perte de l'appétit, l'amaigrissement
général, l'expression de la physionomie, qui
annonce l'inquiétude et la douleur, souvent la
fréquence et la petitesse du pouls, la soif, avec
redoublement vers le soir; la sécheresse de la
peau, de la langue, et l'agitation de la nuit;
ces signes ont été indiqués déjà page 408. Mais
on doit s'attacher surtout, pour reconnaître la
complication, aux symptômes spéciaux de chacun de ces vices organiques, c'est-à-dire, aux
accidens qui résultent de la lésion même de
l'organe.

Le précepte que donne *Baglivi* peut en outre
aider à faire reconnaître les lésions organiques
qui compliquent cette névrose : *In chronicis morbis, si facies naturalis sit ac boni coloris, num-
quam crede adesse obstructiones aliaque vitia in
visceribus.* BAGL. Ce précepte est sans doute conforme à l'observation, mais il est trop général,
et serait souvent en défaut, si on l'appliquait au
début de ces désorganisations : apprécié à sa
juste valeur, c'est un signe des plus importans.

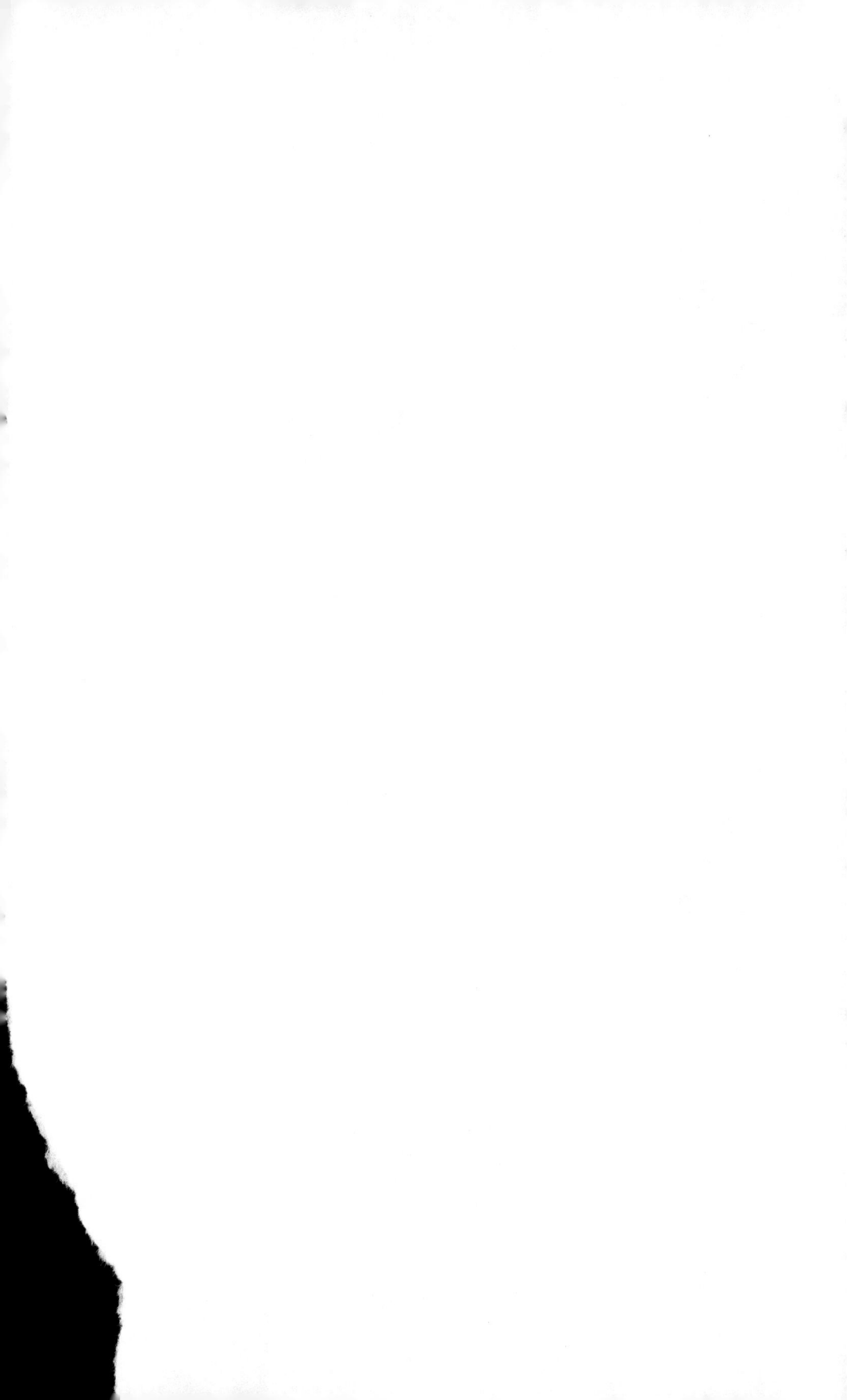